U0249606

爱健康 ｜ 爱生活　　凤凰含章
Phoenix-HanZhang

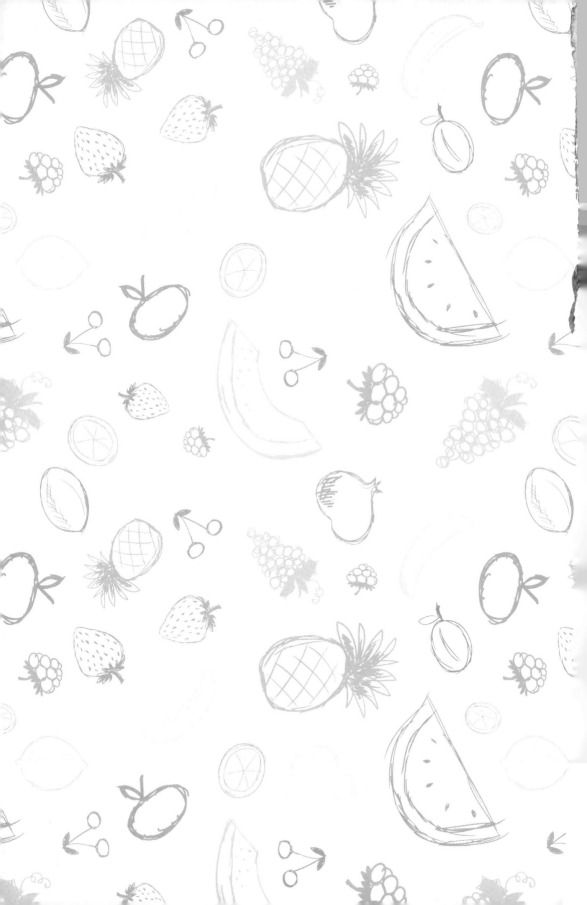

杨玲 于雅婷 主编

五脏养生
这样吃就对了

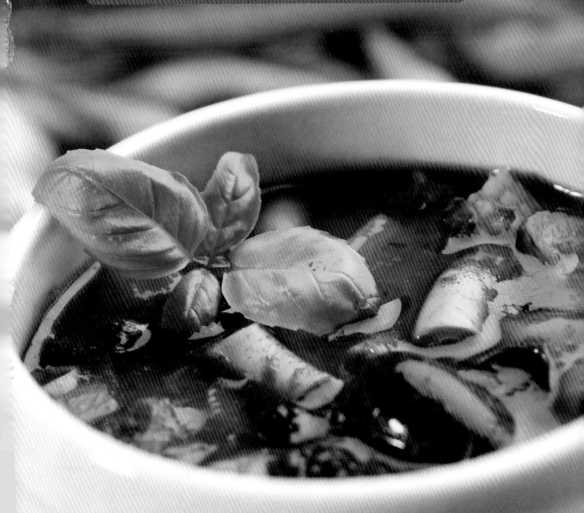

江苏凤凰科学技术出版社　凤凰含章

图书在版编目（CIP）数据

五脏养生这样吃就对了 / 杨玲, 于雅婷主编. -- 南京 : 江苏凤凰科学技术出版社, 2015.3

（含章·食在好健康系列）

ISBN 978-7-5537-3897-0

Ⅰ. ①五… Ⅱ. ①杨… ②于… Ⅲ. ①五脏—食物养生—食谱 Ⅳ. ①R247.1②TS972.161

中国版本图书馆CIP数据核字(2014)第230368号

五脏养生这样吃就对了

主　　　编	杨　玲	于雅婷	
责 任 编 辑	樊　明	葛　昀	
责 任 监 制	曹叶平	周雅婷	

出 版 发 行	凤凰出版传媒股份有限公司
	江苏凤凰科学技术出版社
出版社地址	南京市湖南路 1 号 A 楼，邮编：210009
出版社网址	http://www.pspress.cn
经　　　销	凤凰出版传媒股份有限公司
印　　　刷	北京鑫海达印刷有限公司

开　　　本	718mm×1000mm　1/16
印　　　张	15
插　　　页	4
字　　　数	250千字
版　　　次	2015年3月第1版
印　　　次	2015年3月第1次印刷

标 准 书 号	ISBN 978-7-5537-3897-0
定　　　价	39.80元

图书如有印装质量问题，可随时向我社出版科调换。

药膳调五脏　强身又祛病
——五脏养生从此吃出健康人生

通气血、补五脏，是促发生命机体活力的根本。不论是体质养生、饮食养生，还是四季养生，其本质都是对五脏的养护。要想百病不生，就要调养好五脏、清除掉体内暗藏的毒素，让各个脏腑组织良好地协力运作，从而疏通全身气血，达到祛除百病、延年益寿的目的。

五脏之中无论哪一脏器受损，生命都会受到威胁，可见保养五脏是何等重要。

五脏即心、肝、脾、肺、肾，是人体生命的核心，其中心主血脉、肺主气、肝主生发、脾主运化、肾主藏精，各显其能，缺一不可。所以，补养五脏尤为重要。那么，我们该如何从日常生活的方方面面来保护自己，使五脏健康，让自己的生命活得更精彩呢？

药膳养生，可以说是人们养护五脏、延年益寿的一条最有效的途径。人皆"厌于药，喜于食"，而药膳"寓医于食，药食同源"，既能让人们享受到食物的美味，又能起到药用疗效，一举两得。当然，各脏器的药膳食疗方是不同的，我们需要正确、合理地选择使用。如养心可多吃人参、红枣、桂圆、酸枣仁、猪心等具有益气安神、补养气血功效的药材和食材；养肝可多吃枸杞、菊花、香附、牡蛎、猪肝等具有疏肝理气、下火明目功效的药材和食材；养脾可多吃黄芪、山药、党参、山楂、猪肚等具有补气健脾、生津养血功效的药材和食材；养肺可多吃川贝、百合、白果、玉竹、猪肺等具有养阴润肺、化痰止咳功效的药材和食材；养肾可多吃熟地、杜仲、芡实、冬虫夏草、猪腰等具有补肾助阳、补血滋阴功效的药材和食材。

本书详细介绍了五脏与六腑，五脏与五行、五色、五味之间的养生关系，以期读者全方位掌握五脏养生知识，做好最健康、最科学的五脏养护。同时，介绍了在选择食疗药膳时，我们需要弄清楚的原料之间的搭配宜忌、药膳的烹饪方法等一些必要的常识。本书独到之处在于根据心、肝、脾、肺、肾各自的生理功能，有针对性地介绍日常养护常识，并列举了多种本草和药膳食疗方，让人们真正体验到药膳"功效在饱腹之后，收益在享受之中"的神奇魅力。

我们特别制作了"阅读导航"这一单元，对全书各章节的部分功能、特点等做一大概说明，必然会大大提高读者阅读本书的效率。

阅读导航

对治要点
用最简单的词语提炼出调治该疾病的关键要点。

疾病概述
用简洁的文字、专业的医学术语对疾病做一总体概述，简略但不简单。

解构分析
对该疾病的易发人群、症状表现和生活调理等基础常识分条目解析。精心编辑，条理明析。

推荐食物
提示该病患者在日常生活中应该多吃的食物，只要持之以恒，一定大有裨益。

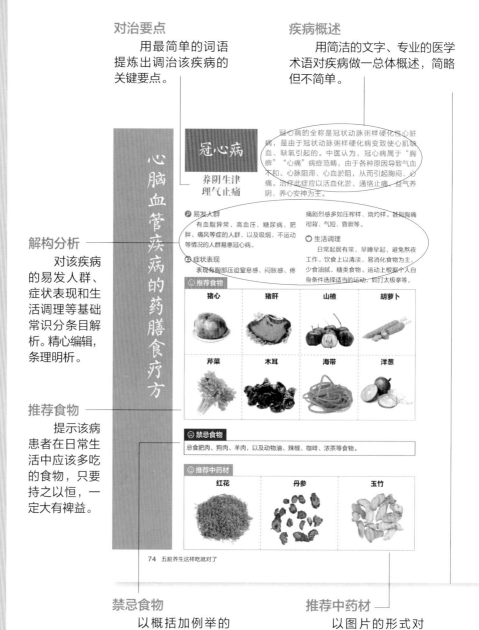

心脑血管疾病的药膳食疗方

冠心病

养阴生津
理气止痛

冠心病的全称是冠状动脉粥样硬化性心脏病，是由于冠状动脉粥样硬化病变致使心肌缺血、缺氧引起的。中医认为，冠心病属于"胸痹""心痛"病症范畴，由于各种原因导致气血不和、心脉阻滞、心血淤积，从而引起胸闷、心痛。治疗此症应以活血化淤、通络止痛、益气养阴、养心安神为主。

易发人群
有血脂异常、高血压、糖尿病、肥胖、痛风等症的人群，以及吸烟、不运动等情况的人群易患冠心病。

症状表现
表现有胸部压迫窒息感、闷胀感、疼痛剧烈感多如压榨样、烧灼样。甚则胸痛彻背、气短、晕厥等。

生活调理
日常起居有常，早睡早起，避免熬夜工作。饮食上以清淡、易消化食物为主，少食油腻、糖类食物。运动上根据个人自身条件选择适当的运动，如打太极拳等。

推荐食物

| 猪心 | 猪肝 | 山楂 | 胡萝卜 |
| 芹菜 | 木耳 | 海带 | 洋葱 |

禁忌食物
忌食肥肉、狗肉、羊肉，以及动物油、辣椒、咖啡、浓茶等食物。

推荐中药材

| 红花 | 丹参 | 玉竹 |

74 五脏养生这样吃就对了

禁忌食物
以概括加例举的形式提出该病患者应禁食的食物。

推荐中药材
以图片的形式对该病患者推荐适宜的中药材，但须遵医嘱。

每种疾病配有2种对症的药膳食疗方，并配以详细的做法和精美的图片，以供读者烹制食用。

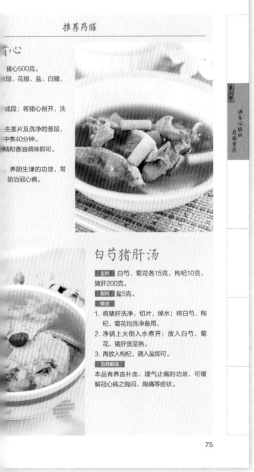

白芍猪肝汤

主料 白芍、菊花各15克，枸杞10克，猪肝200克。

配料 盐5克。

做法
1. 将猪肝洗净，切片，焯水；将白芍、枸杞、菊花均洗净备用。
2. 净锅上火倒入水煮开；放入白芍、菊花、猪肝煲至熟。
3. 再放入枸杞，调入盐即可。

功效解读
本品有养血补血、理气止痛的功效，可缓解冠心病之胸闷、胸痛等症状。

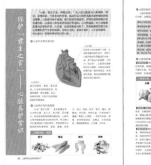

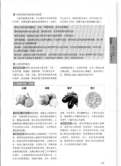

五脏养护常识

以牵线文字的形式阐述五脏各自的生理功能，介绍各脏器的养护常识和保健药食材；列举其易发症状以及生活保养要点。

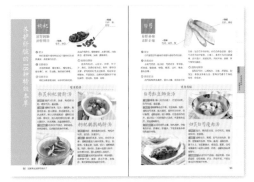

养护五脏的特效本草

根据五脏各自的保养要点，分别详细地介绍了养护各个脏器的特效本草；有针对性地列出以该本草为主料制作的健康药膳。

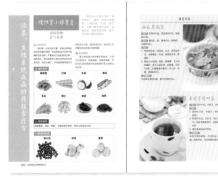

五脏常见病症药膳食疗

列举每种脏器易发病症，分条目解析该病症的概念、治疗要点、推荐药食材、生活调理等知识点；有针对性地提出适宜该病症的药膳食疗方。

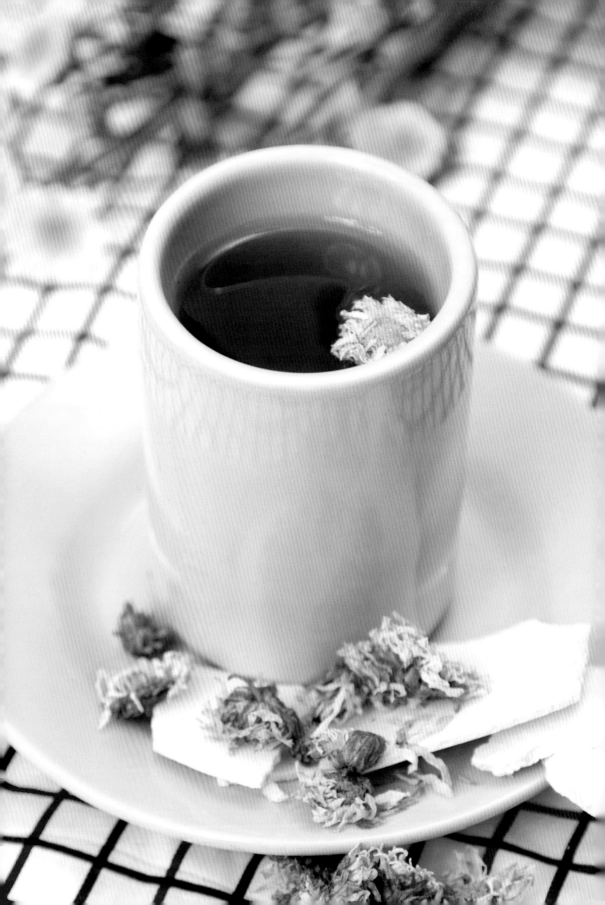

目录 | Contents

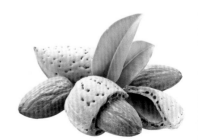

第一章
五脏养生知识全方位掌握

第二章
调养心脏的药膳食疗

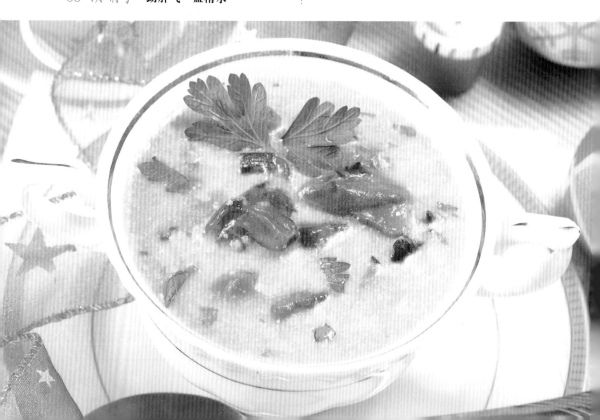

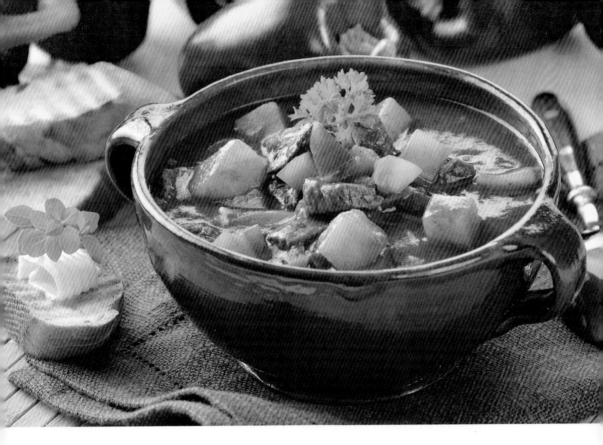

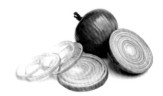

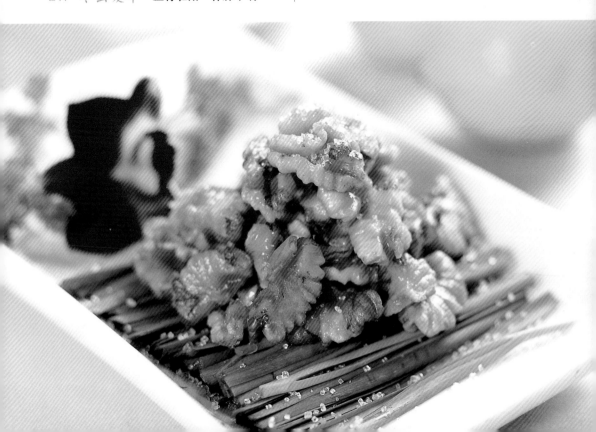

"君主之官"
——心脏的养生食材、中药材图鉴

心脏有主全身血脉之功，是人体整个血液循环系统中的动力。若心气不足、心血不充，易出现惊悸、健忘、失眠、癫狂等症，而且还可引起其他脏腑功能的紊乱。因此，宜选择具有养心补气、补血功效的食材及中药材，且饮食应遵循低热量、低脂肪、低胆固醇的原则。

杏仁

性味归经 性温，味甘、酸；归肺、大肠经。

功效 润肺化痰，生津止渴，定喘；此外，还能预防血小板凝结，可降低患心脏病的风险。

主要营养成分 维生素B_{17}、脂肪酸、绿原酸等。

选购与贮藏 选购时，以颗粒均匀、有深棕色脉纹、饱满肥厚、味苦、不发油者为佳。贮藏时应置于通风干燥处，防虫、防霉。

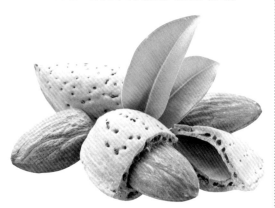

猪心

性味归经 性平，味甘、咸；归心经。

功效 补虚，安神定惊，养心补血。

主要营养成分 蛋白质、脂肪、维生素B_1、维生素B_2、维生素C及钙、磷、铁等。

选购与贮藏 新鲜的猪心呈淡红色，脂肪呈乳白色或微红色，组织结实有弹性、湿润，用力挤压时有鲜红的血液或血块排出，无异味；不新鲜的猪心呈红褐色，脂肪污红或藻绿色，血不凝固，挤压不出血液，表面干缩，组织松软无弹性。

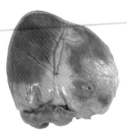

薏仁

性味归经 性凉，味甘、淡；归脾、胃、肺经。

功效 解热，镇静，镇痛，降低胆固醇含量。

主要营养成分 淀粉、蛋白质、多种维生素，以及人体所需的多种氨基酸等。

选购与贮藏 选购薏仁时，以粒大、饱满、色白、完整者为佳。贮藏前要筛除薏仁中的粉粒、碎屑，以防生虫或生霉。

黑芝麻

性味归经 性平，味甘；归肝、肾、肺、脾经。

功效 防止血管硬化，强身健体，补肝益肾，润五脏。

主要营养成分 脂肪油、芝麻素、芝麻酚、维生素E、叶酸、蔗糖、烟酸、卵凝脂、蛋白质等。

选购与贮藏 选购时，先看里面是否掺有杂质、砂粒；然后，将一小把黑芝麻放在手心里搓一下，看是否会掉色，闻闻是否新鲜。另外，好的黑芝麻价格较高些。家庭贮藏要密封，放在干燥通风处保存。

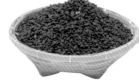

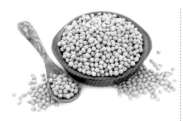

黄豆

性味归经 性平，味甘；归脾、大肠经。

功效 降低胆固醇含量，补血，利水。

主要营养成分 蛋白质、铁、镁、钼、锰、铜、锌、硒、氨基酸等。

选购与贮藏 选购时要选择鲜艳有光泽的，若色泽暗淡、无光泽，则为劣质；以颗粒饱满且整齐均匀、无破瓣、无缺损、无虫害、无霉变、无挂丝的为佳。储存时应将其放在高处，且保持通风、避光、干燥，尽量不要放在冰箱里。

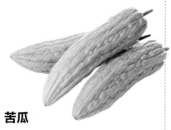

苦瓜

性味归经 性寒，味苦；归心、肝、脾、胃经。

功效 清心泻火，解毒，明目，补肾健脾，益气壮阳。

主要营养成分 维生素B$_1$、维生素C、各种矿物质等。

选购与贮藏 苦瓜身上一粒一粒的果瘤，是判断苦瓜好坏的特征。果瘤越大越饱满，表示瓜肉也越厚。苦瓜不耐保存，即使在冰箱中存放也不宜超过2天。

人参

性味归经 性平，味甘、微苦；归脾、肺、心经。

功效 益气生血，强心提神，复脉固脱，补脾益肺。

主要营养成分 人参皂苷、氨基酸、糖类、脂肪酸、维生素、挥发油、黄酮类物质、无机元素、胆碱等。

选购与贮藏 选购时，红参类中以体长、色棕红或棕黄半透明、皮纹细密有光泽、无黄皮、无破疤者为佳；生晒参类以体重、无杂质、无破皮者为佳。对已干透的人参，贮藏时可用塑料袋密封以隔绝空气，置于阴凉处或冰箱冷冻室内。

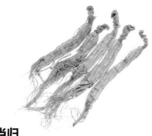

当归

性味归经 性温，味甘、辛；归肝、心、脾经。

功效 补血和血，润燥滑肠，调经止痛。

主要营养成分 多种氨基酸、维生素A、维生素B$_{12}$、维生素E、硒、多糖、阿魏酸、精氨酸等。

选购与贮藏 选购当归时，以主根粗长、皮细、油润，外皮呈棕黄色、断面呈黄白色，质实体重，粉性足，香气浓郁者为质优。当归必须密封后，贮藏在干燥和凉爽的地方。

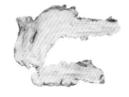

灵芝

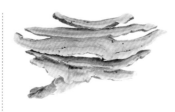

性味归经 性平，味甘；归心、肝、脾、肺、肾五经。

功效 养心益智，抗老防衰，补气安神，止咳平喘。

主要营养成分 麦角甾醇、真菌溶菌酶、酸性蛋白酶、L–甘露醇、浠醇等。

选购与贮藏 选购灵芝时，以菌盖半圆形、赤褐如漆、环棱纹、边缘内卷、侧生柄的特点来选购。灵芝应放在阴凉干燥处保存，不得与有毒物品、异味物品同置一处。

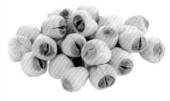

莲子

性味归经 鲜者性平，味甘、涩；干者性温，味甘、涩。归心、脾、肾经。

功效 清心醒脾，养心安神，益肾固精，涩精止带，滋补元气。

主要营养成分 蛋白质、钙、铁、磷、维生素C、淀粉质、棉子糖等。

选购与贮藏 选购莲子时，以颗粒大、饱满、整齐者为佳。莲子最忌受潮受热，受潮容易虫蛀，受热则莲芯的苦味会渗入莲肉，因此，莲子应保存于干爽处。

"将军之官"
——肝脏的养生食材、中药材图鉴

肝脏有藏血之功，是人体内最大的解毒器官。若肝血不足，易出现两目干涩、视物昏花、肌肉拘挛等症。因此，宜选择具有养肝补血、疏肝利胆功效的食材及中药材。

西红柿

性味归经 性微寒，味甘、酸；归肺、肝、胃经。

功效 清热解毒，保护肝细胞，减肥降脂。

主要营养成分 糖类、脂肪、蛋白质、维生素A、维生素B_1、维生素B_2、维生素C、维生素P、钙、磷、铁等。

选购与贮藏 挑选西红柿时，以颜色粉红、果形浑圆、表皮有白色小点点、感觉表层有淡淡的粉、捏起来很软者为佳。蒂的部位一定要圆润，最好带淡淡的青色；籽粒呈土黄色；肉质红色、沙瓤、多汁。不要买带尖、底很高或有棱角的，也不要挑选拿着感觉分量很轻的。可将西红柿放在冰箱内保存，但保存时间不宜过长。

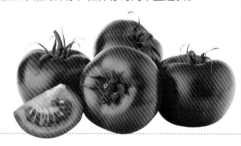

葡萄

性味归经 性平，味甘；归肺、脾、肾经。

功效 保护肝脏，助消化，增强食欲，改善疲劳。

主要营养成分 葡萄糖、果酸、有机酸、天然生物活性物质、纤维素、多种维生素等。

选购与贮藏 新鲜的葡萄表面有一层白色的霜，用手一碰就会掉，所以没有白霜的葡萄可能是被挑挑拣拣剩下的，白霜都掉了。将葡萄放入保鲜袋中，存放在冰箱内即可。

猪肝

性味归经 性温，味甘、苦；归肝经。

功效 补肝，明目，养血。

主要营养成分 蛋白质、卵磷脂、铁、磷、维生素A、维生素C、微量元素等。

选购与贮藏 选购猪肝时，以质软且嫩、手指稍用力可插入切开处者为佳。最好现买现吃，不宜保存。

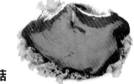

香菇

性味归经 性平，味甘；归胃、肾、肝经。

功效 补肝肾，健脾胃，益气血，益智安神，美容养颜。

主要营养成分 B族维生素、铁、钾、维生素D等。

选购与贮藏 选择体圆齐正、菌伞肥厚、盖面平滑、质干不碎、手捏菌柄有坚硬感、放开后菌伞随即膨松如故的产品。鲜香菇可以放在2~4℃的低温环境条件下保存1周左右。

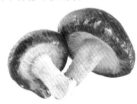

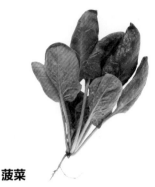

菠菜

性味归经 性凉，味甘；归大肠、胃经。

功效 补血止血，利五脏，通血脉，滋阴平肝，助消化，清理肠胃热毒。

主要营养成分 胡萝卜素、维生素C、钙、磷、铁、维生素E等。

选购与贮藏 挑选菠菜以菜梗红、短，叶子新鲜有弹性者为佳。储存时，将菠菜用潮湿的报纸包好后放入保鲜袋，再竖直放入冰箱内。

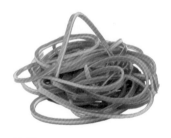

海带

性味归经 性寒，味咸；归肝、胃、肾经。

功效 清肝火，破积湿。

主要营养成分 碘、铁、钙、甘露醇、胡萝卜素等。

选购与贮藏 选购海带时，以质厚实、形状宽长、身干燥、色淡黑褐或深绿、边缘无碎裂或黄化现象者为佳。将干海带剪成长段、洗净，加淘米水共煮30分钟，放凉后切成条，分装在保鲜袋中放入冰箱冷冻室保存。

乌梅

性味归经 性平，味酸、涩；归肝、脾、肺、大肠经。

功效 养护肝脏，生津止渴。

主要营养成分 柠檬酸、谷固醇、齐墩果酸样物质等。

选购与贮藏 选购乌梅时，以个大、肉厚、核小、外皮乌黑色、不破裂露核、柔润、味极酸者为佳。将乌梅置于阴凉干燥处保存，防霉、防虫。

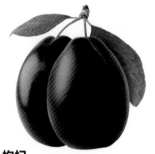

枸杞

性味归经 性平，味甘；归肝、肾、肺经。

功效 平肝补肾，滋肾润肺，补肝明目。

主要营养成分 维生素B$_1$、维生素B$_2$、维生素C、甜菜碱、胡萝卜素、铁、亚油酸、酸浆果红素等。

选购与贮藏 选购枸杞时，以粒大、肉厚、种子少、色红、质柔软者为佳。同时，要特别注意，如果枸杞的红色太过鲜亮，可能曾被硫黄熏过，品质已受影响，吃起来也会有酸味，不宜购买。应将枸杞置阴凉干燥处保存，防闷热、防潮、防蛀。

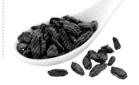

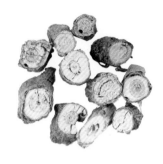

柴胡

性味归经 性微寒，味苦；归肝、胆经。

功效 疏肝解郁，清热祛火。

主要营养成分 柴胡皂苷、挥发油、脂肪酸、多糖、黄酮、多元醇、香豆素等。

选购与贮藏 选购柴胡时，以根条粗长、皮细、支根少者为佳。应将柴胡置于通风干燥处保存，防霉、防蛀。

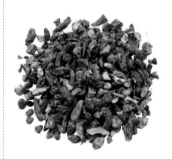

香附

性味归经 性平，味辛、微苦、甘；归肝、肺、脾、胃经。

功效 疏肝理气，调经止痛，安胎。

主要营养成分 淀粉、葡萄糖、果糖、挥发油等。

选购与贮藏 选购香附时，以个大、色棕褐、质坚实、香气浓郁者为佳。应将香附置于阴凉通风干燥处密封保存，以免香气挥发殆尽。

"仓廪之官"
——脾胃的养生食材、中药材图鉴

脾胃有受纳运化之功，是消化食物的器官。若脾胃运化功能失常，易出现肌肉消瘦、四肢倦怠、腹胀便溏、水肿等症。因此，宜选择具有补益脾胃、利水消肿功效的食材及中药材。

鲫鱼

性味归经 性平，味甘；归脾、胃、大肠经。

功效 健脾，益气，利水。

主要营养成分 蛋白质、脂肪、钙、磷、铁等。

选购与贮藏 挑选活的鲫鱼要看其鳞片、鳍条是否完整。以体表无创伤、体色青灰、体形健壮的鲫鱼为佳。活鲫鱼可直接放入水盆中，每天换水；或者将鲫鱼宰杀处理好，放入冰箱内冷冻。

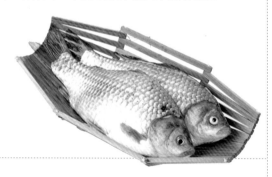

燕麦

性味归经 性平，味甘；归肝、脾、胃经。

功效 益肝和胃，养颜护肤。

主要营养成分 粗蛋白、脂肪、淀粉、磷、铁、钙、水溶性膳食纤维、B族维生素、维生素E等。

选购与贮藏 选购燕麦时，要选择洁净、饱满、不含谷壳和杂物、无异味的产品；也可选择加工好的燕麦片。保存时要将燕麦密封起来，放在阴凉、干燥的地方。

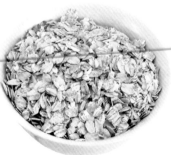

鸡内金

性味归经 性平，味甘；归脾、胃、小肠、膀胱经。

功效 消食健胃，治疗厌食。

主要营养成分 胃激素、角蛋白等。

选购与贮藏 选购鸡内金时，以干燥、完整、个大、色黄者为佳。应将鸡内金置于通风干燥处保存。

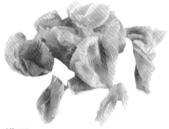

佛手

性味归经 性温，味辛；归肝、脾、胃经。

功效 芳香理气，健胃止呕，化痰止咳。

主要营养成分 柠檬内酯、橙皮甙、香柑内酯等。

选购与贮藏 干佛手以质硬而脆、干燥者为佳。应将佛手置于阴凉干燥处保存，防霉、防蛀。

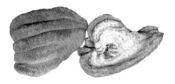

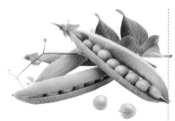

豌豆

性味归经 性平，味甘；归脾、胃经。

功效 补益脾胃，调营卫，利小便，消痈肿，解乳石毒。

主要营养成分 蛋白质、脂肪、碳水化合物、粗纤维、胡萝卜素、维生素B_1、维生素B_2、钙、磷、钠、铁等。

选购与贮藏 要选择颜色好、鲜味足、荚果扁圆形、手握一把时咔嚓作响的豌豆。储藏豌豆时，应将其剥壳后装入食品袋里，放入冰箱冷冻室，可保存1年。注意将剥壳后的豌豆直接放入冷冻室，不要水洗。

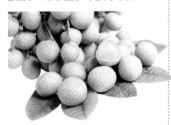

桂圆

性味归经 性温，味甘；归心、脾经。

功效 补血安神，养心脾，益脑力。

主要营养成分 葡萄糖、蔗糖、酒石酸、维生素A、B族维生素等。

选购与贮藏 选购时，以颗粒较大、外壳颜色为黄褐色、壳薄而脆，较光滑者为佳。若商家允许试吃，则以桂圆肉质软糯、味道浓甜的为优质品。

芒果

性味归经 性热，味甘；归肺、脾、胃经。

功效 理气止咳，健脾益胃，止呕止晕。

主要营养成分 糖类、蛋白质、粗纤维、维生素A、维生素C等。

选购与贮藏 选皮质细腻且颜色深的，这样的芒果新鲜且已熟透。不要挑有点发绿的，这是没有完全成熟的表现。最好将芒果放在避光、阴凉的地方贮藏，如果一定要放入冰箱，应置于温度较高的蔬果箱中，保存的时间最好不要超过2天。

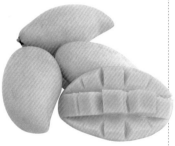

白术

性味归经 性温，味苦、甘；归脾、胃经。

功效 健脾益气，燥湿利水，止汗，安胎。

主要营养成分 挥发油、苍术酮、苍术醇、白术内酯A、白术内酯B等。

选购与贮藏 选购白术时，以体大、表面灰黄色、断面黄白色、有云头、质坚实者为佳。应将白术置于阴凉干燥处保存，防蛀。

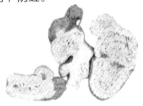

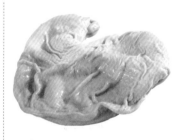

猪肚

性味归经 性微温，味甘；归脾、胃经。

功效 补虚损，健脾胃。

主要营养成分 钙、钾、钠、镁、铁、维生素A、维生素E、蛋白质、脂肪等。

选购与贮藏 新鲜猪肚色黄白，手摸劲挺、黏液多，肚内无块和硬粒，弹性足。将猪肚用盐腌好，放于冰箱保存。

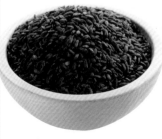

黑米

性味归经 性平，味甘；归脾、胃经。

功效 开胃，活血，健脾，明目。

主要营养成分 蛋白质、脂肪、B族维生素、钙、磷、铁、锌等。

选购与贮藏 一般黑米有光泽，米粒大小均匀，很少有碎米、爆腰（米粒上有裂纹），无虫，不含杂质。优质黑米具有清香味，无异味。

"相傅之官"
——肺脏的养生食材、中药材图鉴

肺脏有主气、司呼吸之功，负责气的宣发肃降。若肺热或肺寒，宣发肃降功能失调，人的气机运行就会受阻，就会生病，最典型的症状是咳嗽。因此，宜选择具有润肺止咳、清肺热功效的食材及中药材。

生姜

性味归经 性温，味辛；归肺、脾、胃经。

功效 发散风寒，化痰止咳，温中止呕，解毒。

主要营养成分 蛋白质、多种维生素、胡萝卜素、钙、铁、磷等。

选购与贮藏 选购生姜时，以修整干净，不带泥土、毛根，不烂，无菱萎、虫伤，无受热、受冻现象者为佳。储存时可将生姜用报纸包好放在冰箱的冷藏室内，冷藏室的温度不宜过低。

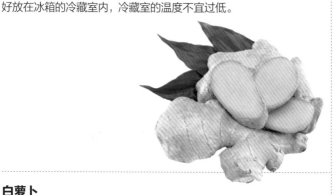

白萝卜

性味归经 性凉，味甘；归脾、胃经。

功效 清肺热，凉血止血，顺气消食。

主要营养成分 葡萄糖、蔗糖、果糖、腺嘌呤、精氨酸、胆碱、淀粉酶、B族维生素、维生素C、钙、磷、锰、硼等。

选购与贮藏 要选择根茎白皙细致、表皮光滑、整体有弹性、带有绿叶、掂起来分量比较重的。可将其储存在冰箱里，需分开放。

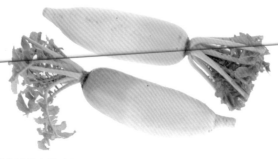

川贝母

性味归经 性凉，味苦、甘；归肺、心经。

功效 清热化痰，润肺止咳，散结消肿。

主要营养成分 甾体生物碱（川贝碱）、西贝碱等。

选购与贮藏 购买川贝母时，以质坚、色白、粉性足者为佳。宜将川贝母置于低温、干燥、通风处保存，防霉、防蛀。

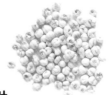

枇杷叶

性味归经 性凉，味苦；归肺、胃经。

功效 润肺燥，散痰结。

主要营养成分 苦杏仁甙、熊果酸、维生素B_1、维生素C、鞣质、有机酸、糖类等。

选购与贮藏 选购枇杷叶时，以叶大、色灰绿、叶脉明显、不破碎者为佳。应将枇杷叶置于通风干燥处保存。

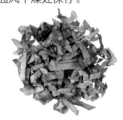

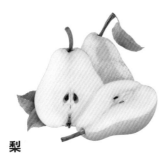

梨

性味归经 性寒，味甘、微酸；归肺、胃经。

功效 止咳化痰，清热降火，养血生津，润肺去燥，润五脏。

主要营养成分 蛋白质、脂肪、糖类、粗纤维、钙、磷、铁、胡萝卜素、鞣酸、膳食纤维、维生素B$_1$、维生素C等。

选购与贮藏 选购梨时，以果粒完整、无虫害、无压伤、坚实者为佳。将梨置于室内阴凉处存放即可。如需冷藏，可将其装在纸袋中放入冰箱储存2~3天。

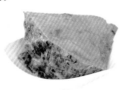

猪肺

性味归经 性平，味甘；归肺经。

功效 补肺，止咳，止血。

主要营养成分 蛋白质、脂肪、钙、磷、铁、维生素B$_1$、维生素B$_2$等。

选购与贮藏 选购猪肺时，以色泽粉红、有光泽且均匀、富有弹性者为最佳。充血猪肺的颜色鲜红，炖出来会发黑，最好选择颜色稍淡的猪肺；变质肺的颜色褐绿或灰白，有异味，不能食用；异常猪肺的外表有水肿、气块、结节以及脓样块节，不能食用。猪肺置于冰箱内保存。

百合

性味归经 性微寒，味甘；归肺、心经。

功效 养阴润肺，清心安神，补中益气，健脾和胃。

主要营养成分 秋水仙碱、淀粉、蛋白质、脂肪等。

选购与贮藏 选购百合时，以鳞片均匀、肉厚、色黄白、质硬、脆，筋少，无黑片、油片者为佳。鲜百合的贮藏要掌握"干燥、通气、阴凉、遮光"的原则，贮藏期间，若发现包装内温度过高或有轻度霉变、虫蛀，应及时拆包摊晾、通风，虫患严重时，可用磷化铝等药物熏杀。

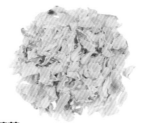

荸荠

性味归经 性寒，味甘；归肺、胃经。

功效 滋阴润肺，清热止渴，化痰。

主要营养成分 蛋白质、脂肪、粗纤维、胡萝卜素、B族维生素、维生素C、铁、钙、磷、碳水化合物等。

选购与贮藏 荸荠的生产季节在冬春两季。选购时，应选择个体大、外皮呈深紫色而且芽短粗的。不宜将荸荠置于塑料袋内，应将其置于通风的竹箩筐内贮藏。

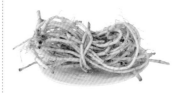

鱼腥草

性味归经 性微寒，味辛；归肺经。

功效 清肺热，排脓痰。

主要营养成分 挥发油、氯化钾、硫酸钾、蕺菜碱等。

选购与贮藏 选购鱼腥草时，以淡红褐色、茎叶完整、无泥土杂质者为佳。干燥的鱼腥草应置于阴凉通风处保存，防止返潮。

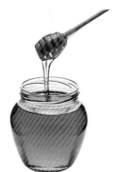

蜂蜜

性味归经 性平，味甘；归肺、脾、大肠经。

功效 润肺止咳，润燥通便，解毒，护肝。

主要营养成分 葡萄糖、果糖、多种有机酸、蛋白质、多种无机盐、维生素B$_1$、维生素C、维生素D、维生素E、氧化酶、还原酶、过氧化酶、淀粉酶、酯酶、转化酶等。

选购与贮藏 蜂蜜以含水分少、有油性、稠和凝脂、味甜而纯正、无异臭及杂质者为佳。将蜂蜜放铁桶或罐内盖紧，置于阴凉干燥处，宜在30℃以下保存，防尘、防高温。

"作强之官"
——肾脏的养生食材、中药材图鉴

肾脏有主藏精气之功，肾的精气盛衰，关系到生殖和生长发育的能力。若肾虚，易出现遗尿、小便失禁、夜尿增多、水肿、阳痿、早泄等症。因此，宜选择具有补肾壮阳、利尿功效的食材及中药材。

扇贝

性味归经 性平，味甘；归肝、胆、肾经。

功效 滋阴补肾，调中下气，利五脏。

主要营养成分 蛋白质、脂肪、碳水化合物、维生素A、钙、钾、铁、镁、硒等。

选购与贮藏 应选择外壳颜色比较一致且有光泽、大小均匀的扇贝，不能选太小的，否则会因肉少而影响食用价值；然后看其壳是否张开，活扇贝受外力影响会闭合，而张开后不能合上的为死扇贝，不能选用。将扇贝置于冰箱冷冻存放即可。

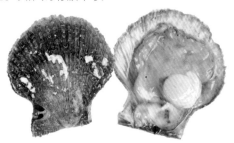

海参

性味归经 性温，味咸；归肺、肾、大肠经。

功效 滋阴补肾，养血益精，抗衰老，抗癌。

主要营养成分 蛋白质、脂肪、钙、磷等。

选购与贮藏 选购海参时，以野生海参为最佳，野生海参底足长得短而粗壮，沙嘴大而坚硬，肉质厚实有弹性，筋宽厚饱满，外观是纺锤形的，两头尖中间粗，短粗胖，看起来很结实。将海参放入冰箱冷冻即可。

黑豆

性味归经 性平，味甘；归心、脾、肾经。

功效 补肾强身，活血利水，解毒，润肤。

主要营养成分 蛋白质、多种维生素、矿物质、花青素等。

选购与贮藏 选购的时候要选择颗粒均匀、饱满、坚硬、杂质少的。储存时应将黑豆放到密封的罐子里，再放入冰箱里保存。

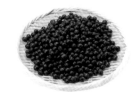

杜仲

性味归经 性温，味甘；归肝、肾经。

功效 降血压，补肝肾，强筋骨，安胎气。

主要营养成分 维生素C、木脂素、杜仲胶、杜仲醇、杜仲苷等。

选购与贮藏 选购杜仲时，以皮厚而大、糙皮刮净、外面黄棕色、里面黑褐色而光、折断时白丝多者为佳。应将杜仲置于干燥处保存，防霉变。

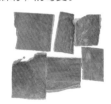

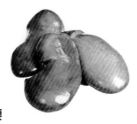

猪腰

性味归经 性平，味甘、咸；归肾经。

功效 补肾气，通膀胱，消积滞，止消渴。

主要营养成分 蛋白质、脂肪、碳水化合物、多种维生素、钙、磷、铁等。

选购与贮藏 挑选猪腰，首先看表面有无出血点，有则不正常。其次看形体是否比一般猪腰大和厚，如果是又大又厚，应仔细检查是否有肾红肿。购买猪腰后要趁鲜制作菜肴，短时间内可放保险室内保鲜。如果必须放冰箱内冷冻，解冻后的猪腰不宜制作腰花菜肴，可把猪腰切成丝或片，再用来制作菜肴。

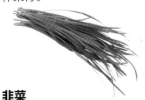

韭菜

性味归经 性温，味甘、辛；归肝、肾经。

功效 温肾助阳，益脾健胃，行气理血。

主要营养成分 蛋白质、脂肪、糖类、钙、磷、铁、维生素A、维生素B_1、维生素B_2、维生素C、膳食纤维等。

选购与贮藏 选购韭菜时，以叶直、鲜嫩翠绿者为佳。将新鲜的韭菜洗净后切成段，沥干水分，装入塑料袋后，再放入冰箱，其鲜味可保存两个月。

板栗

性味归经 性温，味甘、平；归脾、胃、肾经。

功效 健脾健胃，补肾强筋，活血止血。

主要营养成分 蛋白质、氨基酸、钙、磷、铁、钾、胡萝卜素、B族维生素等。

选购与贮藏 颜色浅一些，表层看似覆了一层薄粉且不太光泽，尾部绒毛一般比较多的是新鲜的板栗；颜色较深（如巧克力），表层看起来光亮，尾部绒毛一般比较少的是陈年的板栗。板栗怕热、怕干、怕冻，可先将板栗洗干净，晾干后用膜帐或打洞薄膜袋装起来，放在竹笼、纸筐或木箱里保存。

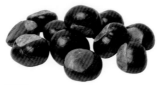

墨鱼

性味归经 性平，味甘；归肝、肾经。

功效 益肾滋阴，养血通经，补脾催乳，调经止带。

主要营养成分 蛋白质、碳酸钙、壳角质、黏液质、少量氯化钠、磷酸钙、镁等。

选购与贮藏 背面全白或骨上皮稍有紫色的，为质量上乘的墨鱼；背面全部深紫色或稍有红色的，为质量差的墨鱼。一般在冰箱的冷冻室内存放即可。

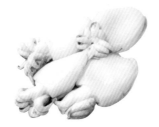

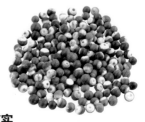

芡实

性味归经 性平，味甘、涩；归脾、肾经。

功效 补中益气，滋养强身，固肾涩精，健脾止泻。

主要营养成分 蛋白质、脂肪、碳水化合物、膳食纤维、尼克酸、核黄素、硫胺素等。

选购与贮藏 芡实以颗粒饱满均匀、断面粉性足、无碎末及皮壳者为佳。应于暴晒后，将芡实带热密封保存，并置于通风干燥的地方，防蛀、防鼠食。

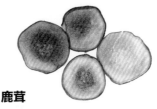

鹿茸

性味归经 性温，味甘、咸；归肾、肝经。

功效 补肾壮阳，益精生血。

主要营养成分 氨基酸、葡萄糖、半乳糖胺、骨胶质、脑素、酸性黏多糖、脂肪酸、核糖核酸、脱氧核糖核酸、维生素A、蛋白质、钙、磷、镁等。

选购与贮藏 鹿茸以梅花鹿茸较优。选购粗壮，主支圆，顶端丰满，"回头"明显，毛细，皮色红棕，较少骨钉或棱线，有光泽者为佳。鹿茸不宜长时间放在冰箱里，而且容易受潮，药性易被破坏。宜将其放入樟木箱内，置阴凉干燥处，密闭保存，防蛀、防潮。

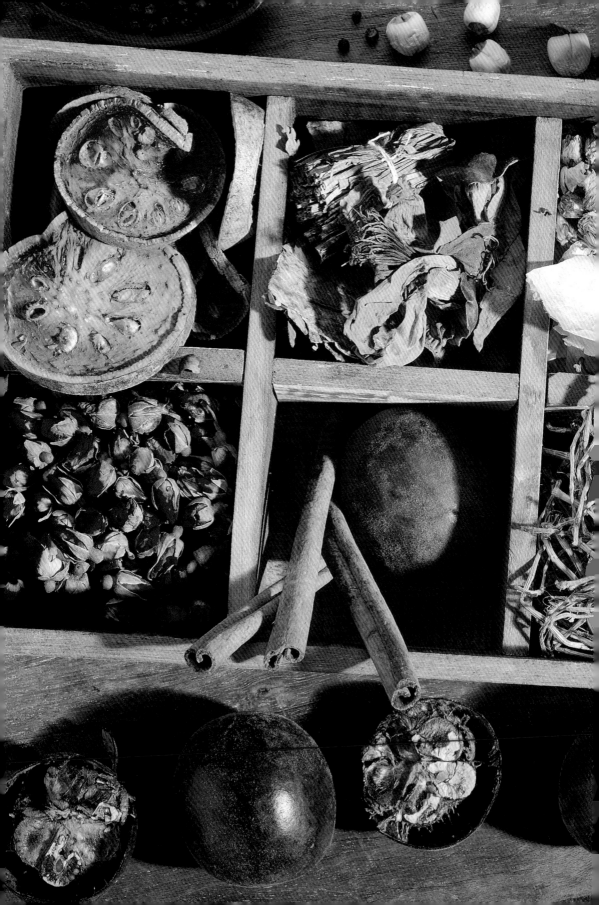

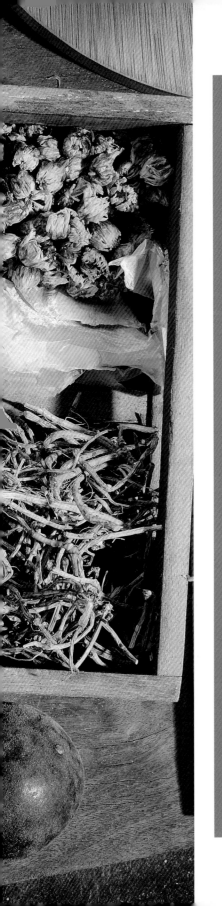

第一章

五脏养生知识
全方位掌握

　　所谓"五脏"，是心、肝、脾、肺、肾的统称，它们是人体内的主要器官。五脏的功能特点是藏蓄精气而不妄泻，所以只为精气所充满，而不为水谷所充实。可见，五脏对于人体的重要性。本章集中介绍了五脏的生理功能及五脏与六腑、五行、四季、五色、五味之间的关系。此外，还有养生食材的属性、搭配禁忌及药膳制作的基础知识，希望对读者掌握本书全旨有所助益。

人体的五脏六腑

五脏六腑统指人体内的各种器官。五脏为心、肝、脾、肺、肾；六腑为胆、胃、大肠、小肠、膀胱、三焦。五脏六腑是中国人用了几千年的一个名词。本节我们就以中医的观点对人体的五脏六腑做一简要的介绍。

🔍 五脏、六腑与奇恒之腑

按照生理功能的特点，人体脏腑可分为五脏、六腑和奇恒之腑三类。以五脏为中心，一脏一腑，一阴一阳为表里，再由经络相互络属，形成系统。《黄帝内经》中将五脏六腑都称为"官"，是说人体五脏六腑各有职能，并根据这些不同的生理功能特点，各封以"官"位。五脏具有制造并储存气、血、津液的功能，六腑则具有消化吸收的功能。五脏与六腑不仅各有功能，同时也和对应的脏腑互相协力运作。

🔍 五脏六腑各自的生理功能

五脏中，心主管血脉与精神意识和思维活动，有着统率协调全身各脏腑功能活动的作用；肝主管藏血与疏泄，有着调节情志、促进人体消化与吸收的功能；脾主管肌肉，并与胃共管接受、消化饮食，将其转化为营养物质供给人体周身；肺主管皮肤与人体一身之气，协助心脏调节全身的功能活动；肾主管骨骼、生殖与人体生长发育，其所藏之精能够化生骨髓而滋养骨骼，起到保持人体精力充沛、强壮矫健的功效。

六腑中，胃的主要功能是腐熟水谷，汲取营养后再向下传送于大小肠；主管决断的胆通过所藏胆汁的排泄，能够起到促进食物消化的作用；小肠受盛从胃传来的饮食，对饮食进行再消化吸收，并将水液和糟粕分开；作为传输通道的大肠主管吸收水分，传导糟粕；作为人体全身水液汇聚的地方，膀胱主管多余水液的排出；三焦主管疏通水液，使全身的水道通畅。

专家这样讲

脏与腑之间的关系

脏腑是内脏的总称，脏与腑之间，就其主要关系而言，是五脏配六腑的关系。脏属阴，腑属阳；阴主里，阳主表。这样，一脏一腑，一阴一阳，一表一里相互配合，就形成了五对脏腑之间的组合关系，即心合小肠、肺合大肠、脾合胃、肝合胆、肾合膀胱。每一对脏腑之间，在结构上，主要有经脉相互络属；在生理上，则相互为用、相互协调；在病理上，又可相互影响。

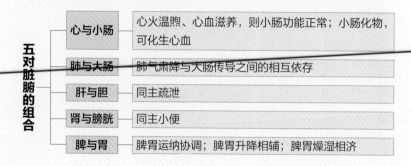

五对脏腑的组合		
	心与小肠	心火温煦、心血滋养，则小肠功能正常；小肠化物，可化生心血
	肺与大肠	肺气肃降与大肠传导之间的相互依存
	肝与胆	同主疏泄
	肾与膀胱	同主小便
	脾与胃	脾胃运纳协调；脾胃升降相辅；脾胃燥湿相济

肝

❶ 肝主疏泄

疏泄，即传输、疏通、发泄。肝负责将人体内部的气机生发、疏泄出来，使气息畅通无阻

❷ 肝主筋

筋的活动有赖于肝血的滋养。肝血不足，筋失濡养就会导致一系列的症状

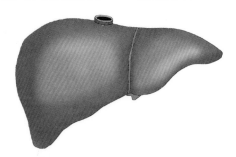

❸ 肝主藏血

肝有贮藏血液和调节血量的功能。人在休息或情绪稳定时，需血量减少，大量血液贮藏于肝；当劳动或情绪激动时，需血量增加，肝就排出所储藏的血液，以供应人体活动的需要

脾

❶ 脾主统血

脾有统摄血液在脉中运行而不致溢出脉外的功能，机制在于脾主运化、脾为气血生化之源

❷ 脾主运化

一是运化食物水谷的精微；二是运化水液

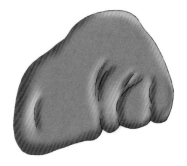

❸ 脾主升清

脾将水谷精微向上输送至心肺、头目，营养人体上部组织器官，并通过心肺的作用化生气血，以营养全身

心

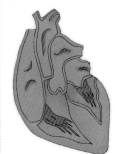

❶ 心主血脉

心脏是血液循环的动力器官，它推动血液在脉管内按一定方向流动，从而运行周身，维持各脏腑组织器官的正常生理活动

❷ 心主神志

神志指精神、思维、意识活动。心主神志的功能正常，则精神健旺；反之，则神志异常，而且可引起其他脏腑的功能紊乱

肺

❶ 肺主气

肺不仅是呼吸器官，还可以把呼吸之气转化为全身的正气、清气并输布全身

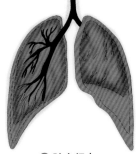

❷ 肺主皮毛

人体全身皮肤都有毛孔，毛孔又叫气门，是气出入的地方，都由肺来主管

❸ 肺主行水

肺气的宣发和肃降作用能推动和调节全身水液的输布和排泄

肾

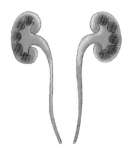

❶ 肾藏精

肾主要是藏先天的精气。肾还主管一个人的生殖之精，是主生殖能力和生育能力的

❸ 肾主纳气

纳气就是接收气。肺主的是呼气，肾主的是纳气，肺所接收的气最后都要下达到肾

❷ 肾主水液代谢

中医学认为，人体水液代谢主要与肺、脾、肾三脏有关，其中肾最为关键

🔍 脏腑的功能

人体各脏腑器官就像金銮殿上的皇帝与大臣之间的关系一样，互相协调，又各有分工，共同维持着人体的阴阳调和。正是各脏腑器官在人体内不停地工作，才使得我们能够正常吃饭，正常睡觉，正常工作。

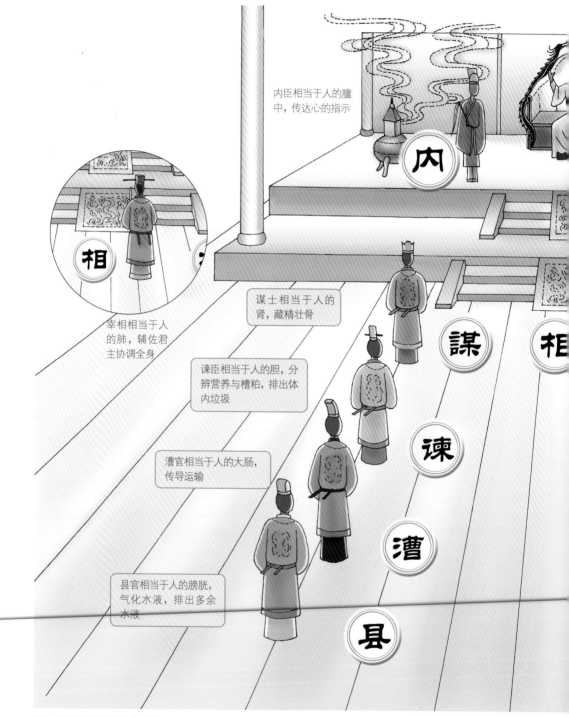

内臣相当于人的膻中，传达心的指示

宰相相当于人的肺，辅佐君主协调全身

谋士相当于人的肾，藏精壮骨

谏臣相当于人的胆，分辨营养与糟粕，排出体内垃圾

漕官相当于人的大肠，传导运输

县官相当于人的膀胱，气化水液，排出多余水液

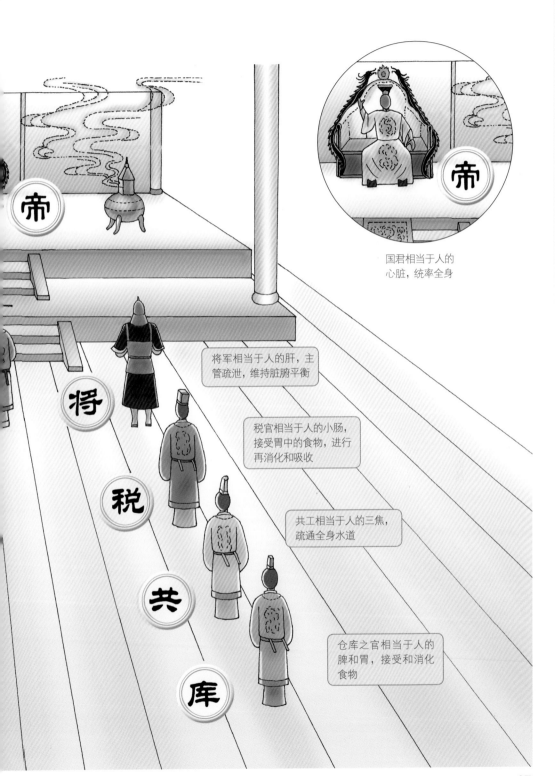

帝

国君相当于人的
心脏，统率全身

将军相当于人的肝，主
管疏泄，维持脏腑平衡

税官相当于人的小肠，
接受胃中的食物，进行
再消化和吸收

共工相当于人的三焦，
疏通全身水道

仓库之官相当于人的
脾和胃，接受和消化
食物

五行与五脏

五行，即金、木、水、火、土，分别代表五种属性，是抽象概念。在中医学里，也可用五行描述人体五脏系统的功能和关系。五行之间存在着相生相克的关系，五脏亦同，五脏之间也有一定的"生"与"克"的关系。

🔍 五行与人体五脏的对应关系

中医学里能用五行描述人体五脏系统的功能和关系，但这里的五脏只是一个功能概念，即藏象，并不限于具体的解剖上的五脏。藏象就是指人体的脏腑、经络、气血津液等的生理构成和生理功能，以及它们在运动变化中显露于外的生理病理现象。藏象学说的特点是以五脏为中心，配合六腑，联系五体、五官、九窍等，联结成为一个"五脏系统"的整体。

中医用"五行"来说明五脏功能时用的是比喻的方法。因为藏象系统是无形的，不能像描述一件器物一样讲述它的形状、特点、功能。于是使用了比喻的方法，取人们熟悉的五种事物为比喻对象，借此说明被比喻对象的形状、功能和特点。古人找到了金、木、水、火、土五种元素，借以比喻藏象五脏。

五行与五脏关系表

五行		五脏		特征
金		肺		肺主声，肺气宜清，如金属般铿锵有声
木		肝		肝的特性是怕郁结，要像树木般得到舒展
水		肾		生命的本源来自水，而肾属先天的本源
火		心		心推动气血，温暖整个身体
土		脾		脾主消化吸收，滋润身体，如大地孕育万物

肺为金，清洁、清肃、收敛 金属禀性庄重，外表冰冷，有肃降的特性；金属坚硬沉重，说明它原子结构很紧密，所以有收敛的特性。藏象五脏中的肺有清肃之性，以降为顺，故肺属金。

肝为木，生长、柔和、条达舒畅 大树枝叶繁茂，树干枝横交叉，有的笔直，有的弯曲，有的向上生长，有的向外生长。藏象五脏中的肝，禀性喜条达疏通，不喜欢被抑制，表现出疏通开泄的功能特点，故肝为木。

肾为水，寒凉、滋润、向下运行 溪流顺势而下，滋养着周围土地上的万物；水性冰冷，故水为寒。藏象五脏中的肾脏，就如同水利工程枢纽，具有藏精、主水濡润的作用，故肾属水。

火为心，温热、升腾、明亮 篝火很温暖，火焰永远是向上升的；上面烧壶水，水汽蒸腾四溢；篝火的周围也会散发出热烈的气氛。五脏中心为阳，阳为热，温暖着全身各部位，它推行血液循环全身，故心为火。

脾为土，生化、承载、受纳 黄土禀性敦厚、朴实无华，它默默承载着万物，生化出各种食物供养着包括人在内的一切生物，可以说天下万物依土以存、赖土以活。五脏中脾的作用是运化水谷并提取营养物质，以供养全身，它是气、血生化之源，故脾为土。

🔎 五行的生克关系

相生和相克是一对相反意义的概念，相生是指这一事物对另一事物有促进、助长和滋生的作用；相克是指这一事物对另一事物的生长和功能具有抑制和制约的作用。相生和相克是自然界普遍存在的正常现象。无生则发育无由，无制则亢而为害。两者都很重要，不能总是认为相生即好，相克即坏。相生和相克，是不可分割的两个方面。没有生就没有事物的发生和成长；没有克，就不能保持事物发展变化的平衡与协调。

五行相生 金生水，因为地球上最原始的水就是从地球内部转化而来的；水生木，因为水灌溉树木，树木便能欣欣向荣；木生火，因为火以木料作燃料的材料，木烧尽，则火会自动熄灭；火生土，因为火燃烧物体后，物体化为灰烬，而灰烬便是土；土生金，因为金蕴藏于泥土石块之中，经冶炼后可提取金属。

五行相克 金克木，因为金属铸造的割切工具可锯毁树木；木克土，因为树根吸收土中的营养以补己用，土壤如果得不到补充，自然削弱；土克水，因为土能防水；水克火，因为火遇水便熄灭；火克金，因为烈火能溶解金属。

🔎 五脏的生克关系

根据五行学说，中医将人体五脏统一在一个体系之中，并从生克制化关系中体现相互之间的联系。如肝的健康，不但与心有关，且与脾、肺都有关系。

五行相生，五脏相互滋生

木生火，即肝脏血以济心。

火生土，即心主阳可以温脾。

土生金，即脾运化水谷精微可以益肺。

金生水，即肺气清肃则津气下行以滋肾。

水生木，即肾精以滋养肝的阴血等。

五行相克，五脏相互制约

木克土，即肝木的条达，可以疏泄脾气的壅滞。

土克水，即脾的运化，可以防止肾水的泛滥。

水克火，即肾阴的上济，可以制约心阳亢烈。

火克金，即心火的阳热，可以制约肺金的清肃太过。

金克木，即肺金的清肃下降，可抑制肝阳的上亢等。

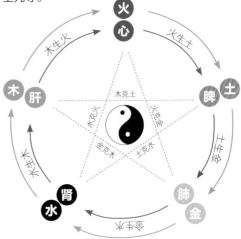

中医认为，养生的最高境界是顺应天时、地利，最后达到人和。具体来讲，人的活动应该顺应天时之变，按照四季的特点来养生健体，此乃"寿命之本"。由此可见，要想调养五脏使之健康，也需顺应季节。中医认为，春养肝、夏养心、秋养肺、冬养肾，而脾则对应着四季，属于四季都能调养的范畴。以自然之道养自然之生，天人合一，即是五脏与四季养生的关系。

春季宜养肝

🔍 春季的特点

春属木，其气温，通于肝，风邪当令，为四季之首。春天万物复苏、万象更新，人体生理功能、新陈代谢也是最活跃的时期。这个时期，由于风邪当令，人体易为风邪所伤，而且人体免疫力也比较低，如果维生素、膳食纤维等摄入不足，人们容易出现口舌生疮、牙龈肿痛、大便秘结等内热上火的症状。

❤ 春季宜养肝

春季养生，尤其要注重肝脏的保养。中医认为，肝脏有藏血之功。《黄帝内经·素问》中说道："故人卧血归于肝，肝受血而能视，足受血而能步。"若肝血不足，易使两目干涩、视物昏花、肌肉拘挛。因此养肝补血，是春季养生的重中之重。

根据春天阳气生发、肠胃积滞较重、肝阳易亢以及春季瘟疫易于流行的特点，应逐步调整食物结构，减少高脂肪膳食，增加植物性食物，如多摄入水果和蔬菜等。饮食应以辛温、甘甜、清淡为主，这样可使人体抗拒风寒、风湿之邪的侵袭，健脾益气，减少患病。

推荐药膳

党参枸杞猪肝汤

配方 党参、枸杞各15克，猪肝200克，盐适量。

做法 ❶将猪肝洗净切片，氽水后备用；❷将党参、枸杞用温水洗净后备用；❸净锅上火倒入水，将猪肝、党参、枸杞一同放进锅里煲至熟，用盐调味即可。

功效解读
本汤具有滋补肝肾、补中益气、明目养血等功效，适合春季食用，常食可改善头晕耳鸣、两目干涩、视物昏花等症状。体虚者常食，可改善肤色萎黄、贫血、神疲乏力等症状。

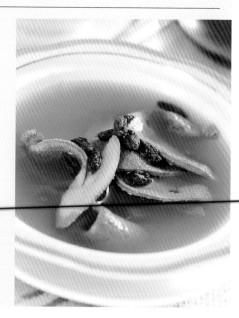

夏季宜养心

🔍 夏季的特点

夏属火，其气热，通于心，暑邪当令。这一时期，天气炎热，耗气伤津，体弱者易为暑邪所伤；人体脾胃功能此时也趋于减弱，食欲普遍降低，若饮食不节，贪凉饮冷，易致脾阳损伤，会出现腹痛、腹泻、食物中毒等脾胃及肠道疾病。夏季亦湿邪当令，易令人患暑湿病症。夏季人体代谢旺盛，营养消耗过多，随汗还会丢失大量的水分、无机盐、水溶性维生素等。

♡ 夏季宜养心

夏季心阳最为旺盛，而夏热却会耗伤心阴，故此时应注意滋养心阴。在饮食上，夏季宜选择具有清暑利湿、益气生津、清淡平和的食物；避免难以消化的食物，勿过饱过饥；不宜过多食用生冷食物及冰镇的饮料，以免损伤脾阳；不宜吃热性食物，以免助热生火；同时更应注意饮食卫生。

☺ 推荐食物

具有滋养心阴功效的药食材主要有：

麦冬	金银花	绿豆	鲫鱼

推荐药膳

绿豆炖鲫鱼

配方 绿豆50克，鲫鱼1条，西洋菜150克，姜10克，胡萝卜100克，高汤、盐、鸡精、胡椒粉、香油各适量。

做法 ❶将胡萝卜去皮、洗净、切片。将鲫鱼刮去磷，去内脏、去鳃，洗净备用。将西洋菜择洗干净，姜去皮切片；❷净锅上火，油烧热，放入鲫鱼煎炸，煎至两面呈金黄色时捞出；❸砂煲上旺火，将绿豆、鲫鱼、姜片、胡萝卜全放入煲内，倒入高汤，以大火炖约40分钟，放入西洋菜稍煮，最后调入盐、鸡精、胡椒粉，淋上香油即可。

功效解读
本品具有清热利水、除湿通淋的功效，对尿频、尿急、尿痛、小便淋涩不出等尿路感染症状有食疗作用，非常适合夏季食用。

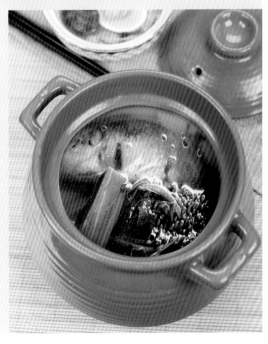

🔍 秋季的特点

秋属金，其气燥，通于肺，燥邪当令。秋季的主气是"燥"，燥邪侵袭人体的主要表现为：一是燥易伤肺。因肺喜清肃濡润，主呼吸而与大气相通，外合毛皮，故外界燥邪极易伤肺和肺所主之地；二是燥胜则干，在人体内，燥邪耗伤津液，会造成一派干涸之象，如鼻干、喉干、咽干、口干、舌干、皮肤干燥皲裂，大便干燥、艰涩等。故无论外燥、内燥，一旦发病，均可出现上述津枯液干之象。

🔵 秋季宜养肺

如上所述，在饮食上，秋季养生一般以滋润平补为中心，以健脾、补肝、润肺为主要内容。秋季是各种水果及蔬菜大量上市的时节，但应注意不要过量食用，否则会损伤脾胃的阳气。同时，秋季气候凉爽，五脏归肺，适宜平补，宜津润燥，滋阴润肺；不宜过量食用炸、熏、烤、煎的食物。

☺ 推荐食物

具有清肺润燥功效的药食材主要有：

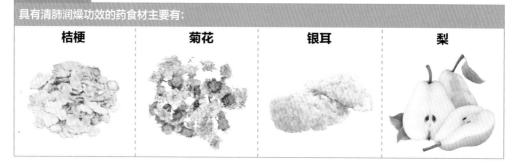

| 桔梗 | 菊花 | 银耳 | 梨 |

推荐药膳

雪梨银耳瘦肉汤

配方 雪梨、猪瘦肉各500克，银耳20克，红枣11颗，盐5克。

做法 ❶将雪梨去皮洗净，切成块状。将猪瘦肉洗净，入开水中氽烫后捞出；❷将银耳浸泡，去除根蒂硬部，撕成小朵，洗净。将红枣洗净；❸将1600毫升清水放入瓦煲内，煮沸后加入全部原料，以大火煲开后，改用小火煲2小时，最后加盐调味即可。

功效解读 此汤具有养阴润肺、生津润肠、降火清心的功效，适合秋季有肺燥咳嗽、心烦等症的人食用。

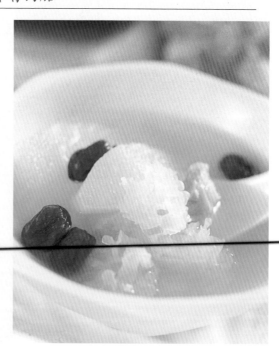

🔍 冬季的特点

冬属水，其气寒，通于肾，寒邪当令，易伤阳气。这一时期，人体内阳气偏虚，阴寒偏盛，阴精内藏，脾胃功能较为强健。总体来看，此时人体的生理功能趋于潜藏沉静之态。所以，冬季的饮食养生应突出两个方面，一是注意通过膳食摄入高热量食物，以提高耐寒能力；二是因冬季新鲜水果、蔬菜较少，故应预防维生素缺乏症。

⭕ 冬季宜养肾

中医认为，"肾元蛰藏"，即肾为封藏之本。而肾主藏精，肾精秘藏，则使人精神健康，如若肾精外泄，则容易被邪气侵入而致疾病。且古语云："冬不藏精，春必病温"，意思是说冬季没有做好"藏"，到春天会因肾虚而影响人体的免疫功能，使人容易生病。从养肾的角度来说，冬季饮食养生宜选择能温补助阳、补肾益精的食物。

☺ 推荐食物

具有养肾藏精功效的药食材主要有：

熟地	黑豆	白萝卜	神曲

推荐药膳

地黄乌鸡汤

配方 熟地黄、山药各15克，山茱萸、丹皮、茯苓、泽泻各10克，牛膝8克，乌鸡腿1只，盐适量。

做法 ❶将乌鸡腿洗净，剁块，放入沸水中汆烫，去掉血水；❷将乌鸡腿及所有的药材盛入煮锅中，加适量水至盖过所有的材料；❸以大火煮沸，然后转小火续煮40分钟左右，放入盐调味即可，吃肉喝汤。

功效解读 此汤具有滋阴补肾、温中健脾的功效，对因肾阴亏虚导致的性欲减退、阳痿不举、遗精早泄等症状均有很好的疗效。

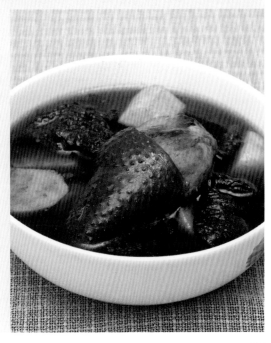

"五色"是指药食材所具有的红、绿、黄、白、黑五种天然颜色。中医理论认为，每种颜色分别与人体的五脏相对应，并具有一定的滋补作用，如红色养心、绿色养肝、黄色养脾、白色养肺、黑色养肾。认识到这一点，就能够有意识地调和五脏，从而滋补身体，最终实现身体内在的平衡。

红色食物可养心

🔍 什么是红色食物

红色食品是指外表呈红色的果蔬和"红肉"类。红色果蔬包括红辣椒、西红柿、红枣、山楂、草莓、苹果等；"红肉"则是指牛肉、猪肉、羊肉及其制品。

☺ 红色食物的成分及功效

现代医学发现，红色食物富含番茄红素、胡萝卜素、氨基酸及铁、锌、钙等矿物质，具有提高人体免疫力、抵抗自由基、抑制癌细胞的功效。此外，红色食物还能为人体提供丰富的优质蛋白质和无机盐、多种维生素，能大大增强人体心脏和气血功能。因此，经常食用红色果蔬，对增强心脑血管活力、提高淋巴免疫功能很有益处。

按照中医五行学说，红色为火、为阳，故红色食物进入人体后可入心、入血，大多具有益气补血的作用。如辣椒可促进血液循环，缓解疲劳，驱除寒意，给人以兴奋感；枸杞对老年人头晕耳鸣、精神恍惚、心悸、健忘、失眠、视力减退、贫血、须发早白、消渴等症多有裨益。

❤ 红色食物饮食疗法

冬季气候寒冷，万物收藏，人体生理功能处于降低、抑制、收缩状态，易患感冒。吃红色食物可扶正祛邪，增强免疫，预防疾病。

红色食疗方：西红柿猪肝汤

配方：猪肝250克，虾仁25克，蘑菇40克，鸡蛋1只，西红柿150克，料酒、葱段、姜汁、胡椒粉、盐各适量。

做法：将猪肝切去筋膜洗净，切丁后加上料酒、姜汁、蛋液、盐、胡椒粉，搅打成浆。以大火蒸10~15分钟至结膏。在清水中加虾仁、料酒，沸煮5分钟后倒入蘑菇、西红柿丁和肝膏，再煮沸，调味即可。

☺ 推荐药食材

牛肉	猪肉	草莓	枸杞
西红柿	红枣	赤小豆	红花

绿色食物可护肝

⊙ 绿色食物的成分与功效

现代医学发现，绿色食物富含膳食纤维，这些膳食纤维具有清理肠胃，保持肠道正常菌群繁殖，改善消化系统，促进胃肠蠕动，保持大便通畅的功效，可有效降低直肠癌发生的概率。绿色药材和食物还是人体的"清道夫"，其所富含的多种维生素和矿物质，能帮助体内毒素的排出，可以更好地保护肝脏；除此之外，这些维生素和矿物质还具有明目的功效，对于眼干、眼痛、视力减退等症状，有很好的食疗功效，如桑叶、菠菜等。绿色蔬菜含有丰富的叶酸成分，而叶酸已被证实是人体新陈代谢过程中最为重要的物质之一，可有效地消除血液中过多的同型半胱氨酸，从而保护心脏的健康。绿色蔬果还是钙元素的主要来源之一，对正处在生长发育期或患有骨质疏松症的人群来讲，绿色蔬果无疑是补钙佳品。

从中医的角度来讲，绿色（含青色和蓝色）入肝，多食绿色食品具有舒肝强肝的功效，是良好的人体"排毒剂"。另外，五行中青绿克黄（木克土，肝制脾），所以绿色食物还能起到调节脾胃消化吸收功能的作用。

☺ 推荐药食材

桑叶

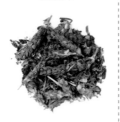

桑叶性微寒，味苦、甘；具有疏风清热、清肺止咳、清肝明目等功效

夏枯草

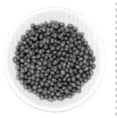

夏枯草性寒，味甘、辛、微苦；具有清泄肝火、散结消肿、清热解毒、祛痰止咳、凉血止血的功效

绿豆

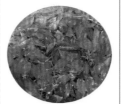

绿豆味甘，性寒；有清热解毒、消暑、利尿、祛痘的作用

枸杞叶

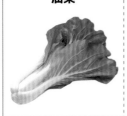

枸杞叶为茄科植物枸杞或宁夏枸杞的嫩茎叶，具有补肝益肾、生津止渴、祛风除湿、活血化淤的功效

油菜

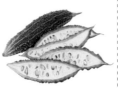

油菜性凉，味甘；入肝、脾、肺经。具有行滞活血、消肿解毒的功效

苦瓜

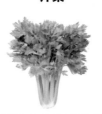

苦瓜性寒，味苦，无毒；具有清热祛暑、明目解毒、利尿凉血、解劳清心、益气壮阳的功效

芹菜

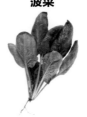

芹菜具有平肝清热、祛风利湿、除烦消肿、凉血止血、解毒宣肺、健胃利血、清肠利便、润肺止咳的功效

菠菜

菠菜味甘，性凉；具有补血止血、利五脏、通肠胃、调中气、活血脉、止渴润肠、敛阴润燥、滋阴平肝、助消化的功效

⊕ 黄色食物的成分与功效

从中医的观点来看，五行中黄色为土，因此，摄入黄色食物后，其营养物质主要集中在中医所说的中土，即人体的脾胃区域。故黄色食物普遍具有健脾养胃的功效。如黄色药材中的黄芪就是民间常用的补气食物，适宜气虚体质的老年人食用。

现代医学发现，黄色食物富含维生素C，可以抗氧化、提高人体免疫力，同时也可延缓皮肤衰老、维护皮肤健康；黄色蔬果富含的维生素D可促进钙、磷的吸收，进而起到壮骨强筋的功效，对儿童佝偻病、青少年近视、中老年骨质疏松症等常见病有一定预防的功效。另外一些黄色食物，如南瓜、玉米、花生、大豆、土豆、杏等，可为人体提供优质蛋白质、脂肪、多种维生素和微量元素等，常食对脾胃大有裨益。此外，在黄色食物中，维生素A的含量均比较丰富。维生素A能保护肠道、呼吸道黏膜，可以降低胃炎、胃溃疡等疾患发生的概率。

☺ 推荐药食材

黄芪	黄豆	蛋黄	柠檬
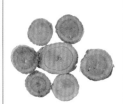	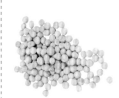	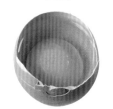	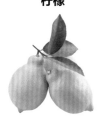
黄芪性微温，味甘；具有增强人体免疫力、保肝、利尿、抗衰老、抗应激、降压和较广泛的抗菌作用	黄豆性平，味甘；具有健脾宽中、润燥消水、清热解毒、益气的功效	蛋黄富含珍贵的脂溶性维生素、单不饱和脂肪酸及磷、铁等微量元素，对人体生长十分重要	柠檬富含维生素C、糖类、钙、磷、铁、维生素B$_1$、维生素B$_2$、柠檬酸、苹果酸、橙皮苷、柚皮苷、香豆精等，对人体十分有益
橘子	香蕉	木瓜	玉米
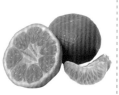	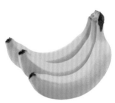	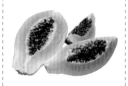	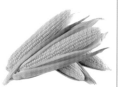
橘子性温，味甘、酸；具有开胃理气、止咳润肺、解酒醒神的功效	香蕉具有清热解毒、利尿消肿及安胎的功效。在用做妇女催乳的汤品时，应采用未成熟的木瓜	木瓜性平，味甘；具有清心润肺、健胃益脾的功效。在用做妇女催乳的汤品时，应采用未成熟的木瓜	玉米性平，味甘；具有健脾益胃、利水渗湿的作用。此外，还具有抗衰老、防治便秘、防止动脉硬化等功效

白色食物可润肺

⊕ 白色食物的成分及功效

中医认为，白色在五行中属金，入肺，故白色食物普遍具有益气行气的功效。如，银杏有补肺固肾的作用，适宜肺虚导致的咳嗽和哮喘患者食用；百合亦有补肺润肺的功效，肺虚导致的干咳久咳，或痰中带血的老年人，均非常适宜食用。

现代医学发现，白色食物中的米、面均富含碳水化合物，是人体维持正常生命活动不可或缺的能量之源；而且，如牛奶、大米、面粉和鸡鱼等大多数白色食物中，蛋白质的含量都比较丰富，经常食用既能消除身体的疲劳，又可促进身体的康复。此外，白色蔬果富含膳食纤维，能够滋润肺部，提高免疫力；白肉富含优质蛋白质；豆腐、牛奶则富含钙质。

白色食物还是一种安全性相对较高的营养食物。因为它的脂肪含量较红色食物中的肉类低得多，十分符合科学的饮食方式。特别对于高血压、心脏病、高脂血症、脂肪肝等患者而言，食用白色食物会更有利。

☺ 推荐药食材

百合	杏仁	银杏	莲子
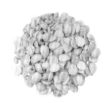	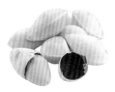	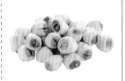	
百合性平，味甘；有温肺止嗽、养阴清热、清心安神、利大小便等功效，尤以治疗心肺疾患为佳	杏仁微温，味苦，有小毒；具有止咳平喘、润肺、润肠通便的功效	银杏性平，味甘、苦、涩，有小毒；具有降痰、清毒、杀虫的功效，可用于治疗乳痈溃烂、牙齿虫龋、小儿腹泻、赤白带下等症	莲子性平，味甘、涩；具有补脾、益肺、养心、益肾和固肠等作用。适用于心悸、失眠、体虚、遗精、白带过多等症
银耳	豆腐	牛奶	白萝卜
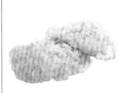	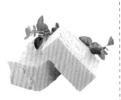	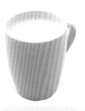	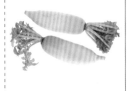
银耳性平，味甘、淡；既有补脾开胃的功效，又有益气清肠、滋阴润肺的作用，还可增强肿瘤患者对放、化疗的耐受力	豆腐性寒，味甘、咸；具有宽中益气、调和脾胃、消除胀满、通大肠浊气、清热散血的功效	牛奶性平、微寒，味甘；具有补虚损、益肺胃、生津润肠的功效。可用于久病体虚、气血不足、消渴、便秘等症	白萝卜性凉，味甘、辛；具有下气、消食、润肺、解毒生津、利尿通便的功效

黑色食物可固肾

⊕ 黑色食物的成分与功效

五行中黑色主水，入肾，因此中医认为，常食黑色食物可补益肾脏。

现代医学发现，黑色食品含有多种氨基酸、丰富的微量元素、多种维生素和亚油酸等营养元素，具有养血补肾、有效改善虚弱体质的功效，同时还能提高人体的自愈能力。黑色食物中富含的黑色素类物质可清除体内自由基，富含的抗氧化成分能促进血液循环、延缓衰老，对老年人有很好的保健作用。研究还发现，黑米、黑芝麻、黑豆、黑木耳、海带、紫菜等的营养保健和药用价值都很高，它们可明显降低动脉硬化、冠心病、脑中风等疾病发生的概率，对流感、支气管炎、咳嗽、慢性肝炎、肾病、贫血、脱发、早白头等亦有很好的疗效。其中黑米被誉为"补血米""长寿米"，因其糠壳含有维生素E，能增强人体免疫功能，并保护细胞免受自由基的伤害。研究显示，黑豆的皮含有生物类黄酮，这是一种能防癌的营养物质。且黑豆基本不含胆固醇，只含植物固醇，而植物固醇具有降低胆固醇在血液中含量的作用，因此，常食黑豆对高血压、心脏病等患者有益。

☺ 推荐药食材

何首乌	黑枣	黑芝麻	黑豆
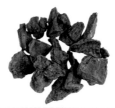	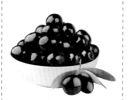	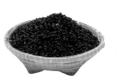	
何首乌性微温，味苦、甘、涩。具有补肝益肾、养血祛风的功效。可治肝肾阴亏、发须早白、血虚头晕及腰膝软弱等症	黑枣，学名"君迁子"，性温而味甘，具有补肾与养胃功效，有"营养仓库"之称。此外，黑枣还含有丰富的膳食纤维与果胶	黑芝麻具有补肝肾、滋五脏、益精血、润肠燥等保健功效，被视为"滋补圣品"	黑豆性平，味甘；具有补脾、利水、解毒的功效，对各种水肿、体虚、中风、肾虚等病症有显著疗效
黑米	**木耳**	**紫菜**	**乌鸡**
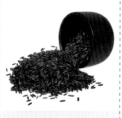	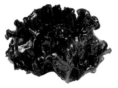	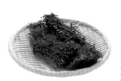	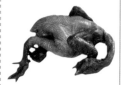
黑米性平，味甘；具有开胃益中、健脾活血、明目的功效，可抗衰老，补充人体需要的蛋白质、锰、锌等多种矿物质	木耳性平，味甘；能益气强身，有活血功能，并可防治缺铁性贫血等，具有很多药用功效	紫菜性寒，味甘、咸；具有化痰软坚、清热利水、补肾养心的功效	乌鸡性平，味甘；具有滋阴清热、补肝益肾、健脾止泻等功效

"五味"的本义是指药物和食物的味道。辛、甘、酸、苦、咸是五种最基本的味道。此外，还有淡味、涩味，由于长期以来将涩附于酸，淡附于甘，以合五行配属关系，故习称"五味"。中医认为，五味与五脏之间亦有一一对应的关系。

酸味入肝，可收敛固涩

"酸"味能收敛固涩，帮助消化，改善腹泻。但多食易伤筋骨，且感冒者勿食。

中医认为，酸味入肝。适当吃酸味食物可促进食欲，有健脾开胃的功效，并可增强肝脏功能，提高钙、磷元素的吸收。此外，酸味食品还可促进血液循环，调节新陈代谢，防止动脉硬化、高血压等的发生。酸味在烹调中能提味增鲜，并有爽口、解腻、去腥、助消化及消毒的作用。注意，酸味的东西不能吃太多，否则易导致肝气过亢，进而克伤脾胃之气。

酸味药材和食物对应于肝脏，大体都有收敛固涩的作用，可以增强肝脏的功能，常用于盗汗自汗、泄泻、遗尿、遗精等虚症。如，五味子可止汗止泻、缩尿固精。酸性食物还能杀死肠道致病菌，但不能食用过多，否则会引起消化功能紊乱，引起胃痛等症状。

在药膳烹饪中，酸味调料还有如下作用：❶调和菜肴滋味，去除不良异味；❷减少原料中维生素C的损失，提高菜肴营养价值；❸调节和刺激人的食欲，促进消化液的分泌；❹有一定的抑菌、杀菌作用，可用于食物或原料的保鲜防腐。

由舌头感觉到的酸味犹如柠檬，由鼻子感觉到的酸味则像是醋。醋是酸味的典型代表，也是烹饪中一种必不可少的调味品，主要成分为乙酸、高级醇类等。现用醋主要有"米醋""熏醋""糖醋""酒醋""白醋"等，醋的酸味强度主要是由其所含醋酸量的大小决定的。醋中除了含有醋酸外，还含有对身体有益的其他营养成分，如乳酸、葡萄糖酸、琥珀酸、氨基酸、糖、钙、磷、铁、维生素B_2等。

☺ 推荐药食材

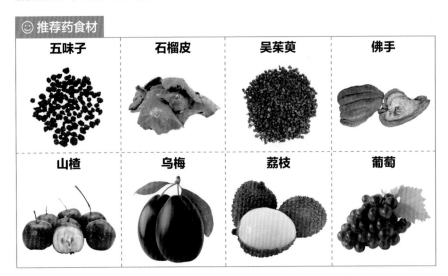

| 五味子 | 石榴皮 | 吴茱萸 | 佛手 |
| 山楂 | 乌梅 | 荔枝 | 葡萄 |

苦味入心，可泻火润燥

苦味入心，可增强心的功能，苦味食品普遍具有燥湿、清热解毒、泻火通便、利尿的功效。因此，苦味食品多用于治疗热证、湿症等病症。

现代医学表明，苦味食品还在一定程度上有抗癌的作用。营养学家认为，苦味食品中含有的某种氨基酸，可促进胃酸分泌，增强食欲。此外，苦味食品中含有的茶碱和咖啡因，在被食用后能醒脑，具有消除大脑疲劳、恢复精力的功效。苦味食品中含有的生物碱还有消炎退热、促进血液循环等药理作用。但值得注意的是，如果苦味的东西吃太多，会导致脾气不得濡润，进而使胃部胀满，消化不良。

单纯的苦味一般不为人所喜好，菜肴中的苦味多为隐形的。在烹调某些菜肴时，略加一些含苦味的原料或调味品，可使菜肴具有香鲜爽口的特殊风味，刺激人们的食欲，但要特别注意其用量。在自然界中，单纯苦味的调味品几乎没有，其主要来源于带有苦味的烹饪原料或苦味化合物，如苦菜、银杏、苦咖啡、啤酒等。很多动物体内的胆汁也具有很强的苦味，但一般来说，只有蛇胆可以用于烹饪调味。

☺ 推荐药食材

白芍

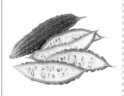

白芍性凉，味苦、酸；具有补血养血、平抑肝阳、柔肝止痛、敛阴止汗等功效

骨碎补

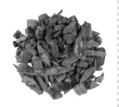

骨碎补性温，味苦；具有补肾强骨、续伤止痛的功效

决明子

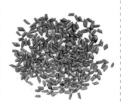

决明子性凉，味苦、甘；具有清肝火、祛风湿、益肾明目、润肠通便等功效

柴胡

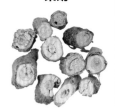

柴胡性微寒，味苦、辛；具有解表退热、疏肝解郁、升举阳气的作用

苦瓜

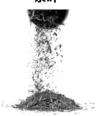

苦瓜性寒，味苦；具有清热祛暑、明目解毒、降压降糖、利尿凉血、解劳清心、益气壮阳的功效

茶叶

茶叶上可清头目，中可消食滞，下可利小便，是天然的保健饮品。但茶叶的产地和品种不同，其药理作用也不一样

橄榄

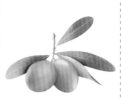

橄榄性平，味甘、酸、涩；具有清肺利咽、生津止渴，解毒的功效

苦笋

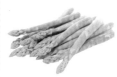

苦笋性寒，味甘、淡、微苦；具有清热利尿、活血祛风的功效

甘味入脾，可补虚扶正

甘味入脾，可以增强脾的功能。中医认为，甘味药材和食材普遍具有补益、和中、缓急的作用，可以补充气血、缓解肌肉紧张和疲劳，也能中和毒性，有解毒的作用。多用于滋补强壮，缓和因风寒引起的痉挛、抽搐、疼痛，适用于虚证、痛症。在饮食中，甘味可以起到去苦、去腥、矫味的作用。但值得注意的是，如果甘味的东西吃太多，会导致心气烦闷、气逆作喘、颜面发黑，使肾气不能平衡。而且据现代医学研究表明，甜食食用过多会引起血糖升高、胆固醇增加，可导致糖尿病等。

属筋脉拘急所致的疼痛，用甘味之品可以缓急止痛。中医里有很多治疗疼痛的方子是以甘味药为主要药物的，如"芍药甘草汤"可治疗小腿转筋的疼痛。同样，人体各个部位出现疼痛时，如头痛、腹痛、腰痛、肢体关节疼痛等，皆可选用甘味药物。

另外，甘味药可解百药之毒。在中药组方中，使用频率最高的一味药是炙甘草，因为炙甘草味甘、入脾胃、性中和而缓，可以缓解其他药物的偏性与毒性，使整个方子趋于平稳。除了甘草可以解百药之毒外，常用的解毒之品还有蜂蜜、红枣等。

☺ 推荐药食材

丹参	锁阳	沙参	熟地
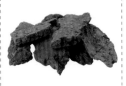		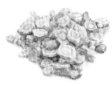	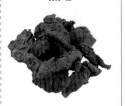
丹参性微寒，味苦；具有祛淤止痛、活血通经、清心除烦的功效	锁阳性温，味甘；具有补肾阳、益精血、润肠通便等功效	沙参性微寒，味甘、微苦；具有清肺化痰、止咳、养阴润燥、益胃生津的功效	熟地性温，味甘；具有补血滋润、益精填髓的功效
莲藕	茄子	丝瓜	羊肉
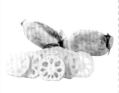	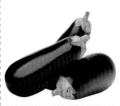	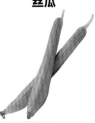	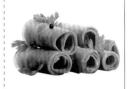
莲藕性寒，味甘；生用，能凉血散淤；熟用，能益血、止泻，还能健脾、开胃	茄子性凉，味甘；具有散血淤、解毒、消肿止疼、祛风通络和止血等功效	丝瓜性寒，味甘；具有除热利肠的功效。主治痘疮不出，乳汁不下	羊肉性温，味甘；具有温补气血、壮阳、益肾气、开胃健脾、通乳治带的功效

辛味入肺，可发散行气

辛入肺，辛味药材和食材普遍具有宣发、发散、行血气、通血脉的作用，可以促进肠胃蠕动、促进血液循环，适用于表症、气血阻滞或风寒湿邪等病症。但过食辛味，也会使肺气过盛，有痔疮、便秘等症的人群要少吃。此外，辛味的食物吃多了，还会损害人体的筋脉和皮毛，也会让精神受到损害。同时，有肝病的人群不宜多吃辛味食物。

据现代医学研究表明，辛味食品中的辣椒素能刺激人体，加快新陈代谢，因而具有减肥作用。辛味食品能促进血液循环，增加血管弹性，降低血管硬化的概率，有助于预防心血管疾患。

一般来说，解表药、行气药、活血药多具辛味。因此辛味药多用于治疗表证和气血阻滞之症。《黄帝内经》云："辛以润之"，即辛味药还具有润养的作用，如款冬花可润肺止咳，菟丝子能润补肾脏等。

一些具有芳香气味的药物往往也会标上"辛"的特点，亦称"辛香之气"。具有芳香气味的辛味药，除有能散、能行的功效之外，还具有辟秽、化湿、醒脾开胃、开窍等作用。

☺ 推荐药食材

红花	紫苏	藿香	肉桂
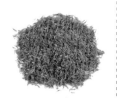	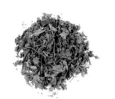	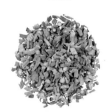	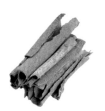
红花性温，味辛；具有活血通经、祛淤止痛的功效。可治经闭、症瘕、难产、死胎、产后恶露不行、跌扑损伤等症	紫苏性温，味辛；具有发汗解表、理气宽中、解毒的功效。可用于风寒感冒、头痛、咳嗽、胸腹胀满、祛痱、止痒等症	藿香性微温，味辛；具有芳香化浊、和中止呕、发表解暑的功效	肉桂性热，味辛、甘；具有补火助阳、散寒止痛、温通经脉的功效
葱	**大蒜**	**洋葱**	**韭菜**
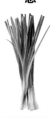	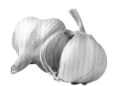	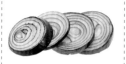	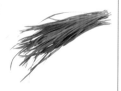
葱性温，味辛、平；具有发汗解表、散寒通阳、解毒散凝的功效	大蒜性温，味辛、甘；具有温中健胃、消食理气的功效	洋葱性温，味甘、苦；具有理气和胃、发散风寒、温中通阳、提神健体、散淤解毒的功效	韭菜性温，味甘、辛；具有补肾助阳、温中开胃的功效

咸味入肾，可软坚润下

咸味入肾，咸味药材和食材普遍具有通便、补肾、补益阴血、软坚润下的作用，常用于治疗热结、便秘等症。值得注意的是，如果咸味的东西吃太多，会导致骨骼损伤、肌肉萎缩、心气抑郁。同时，有心脏病的人群应禁咸，而宜食酸；咸走血，过咸伤血，有血管病的人群不宜多食咸，否则会令人烦渴。

据现代研究表明，咸味食物有调节人体细胞和血液渗透压平衡的作用，比如在呕吐、腹泻及大汗后，补充适量淡盐水，可防止体内电解质的失衡。由氯化钠等成分组成的盐、酱油是常用的咸味剂。其中的盐具有杀菌、防腐的功效，还能维持人体的新陈代谢。但有心脏病、肾脏病、高血压的人群不能多吃。

咸味是五味中一种，属阴性。咸味的程度一般是由阴离子决定，而氯离子是咸味的主要来源。苹果酸钠、葡萄糖酸钠等仅有微弱的咸味。

☺ 推荐药食材

鹿茸	蛤蚧	何首乌	猪肉
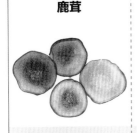	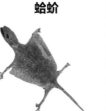	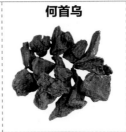	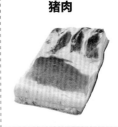
鹿茸性温，味甘、咸；有生精补髓、养血益阳、强健筋骨的功效	蛤蚧性平、性咸；归肺、肾经。具有补肺益肾、助阳益精的功效	何首乌性微温，味苦、甘、涩；具有补肝、益肾、养血、祛风的功效	猪肉性平，味甘、咸；具有补虚强身、滋阴润燥、丰肌泽肤的作用
海带	紫菜	海参	蛤蜊
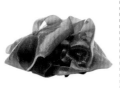	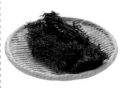	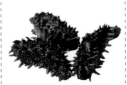	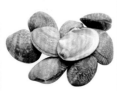
海带性寒，味咸；具有消痰软坚、泄热利水、祛脂降压的功效	紫菜性凉，味甘、咸；具有化痰软坚、清热利水、补肾养心的功效	海参性平，味甘、咸；具有补元气、滋益五脏六腑的功效	蛤蜊性寒，味咸；具有滋阴润燥、利尿消肿、软坚散结作用

中医将药材和食物分成四性、五味和五色。"四性"，即寒、凉、温、热四种不同的性质，同时也指食用药材或食物后人的身体反应，比如吃后能减轻体内热毒的食物属寒凉性，吃后能减轻或消除寒证的食物则属温热性。

寒凉性药材与食物

寒凉性质的药材和食物大多有清热、泻火、祛暑、解毒的功效，能解除或减轻热证，适合体质偏热，如易口渴、喜冷饮、怕热、小便黄、易便秘者食用，如金银花可治热毒疗疮；一般人也可在夏季食用寒凉食物，如夏季食用西瓜有解渴、利尿的功效。寒与凉只在程度上有所差异，凉次于寒。

☺ 代表药材与食材

金银花	菊花	栀子	知母
西瓜	香蕉	芹菜	西红柿

温热性药材与食物

温热性质的药材和食物均有御寒、温阳、补虚、暖胃的功效，可以消除或减轻寒证，适合体质偏寒，如怕冷、手脚冰冷、喜欢热饮者食用。举例来讲，食用辣椒可缓解四肢发凉、怕冷等症状，生姜、葱、红糖对缓解感冒、发热、腹痛等症状有很好的功效。

☺ 代表药材与食材

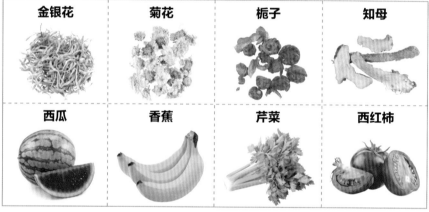

黄芪	五味子	当归	何首乌
生姜	韭菜	荔枝	桃

🔍 平性药材与食物

平性的药材、食物介于寒凉和温热性药材、食物之间，具有开胃健脾、强壮补虚的功效，易消化，适合各种体质的人群食用。

☺ 代表药材

党参	灵芝	蜂蜜	甘草
	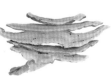		
党参是常用的传统补益药，具有补中益气，健脾益肺的功效	灵芝对于增强人体免疫力、控制血压、促进睡眠等具有显著疗效	蜂蜜具有补中润燥、止痛、解毒的功效，一般人群均可食用	甘草是一种补益的中草药，具有清热解毒、祛痰止咳的功效

银耳	黑芝麻	茯苓	乌梅
	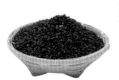	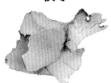	
银耳既有补脾开胃的功效，又有益气清肠、滋阴润肺的作用	黑芝麻具有补肝肾、益精血、润肠燥等功效，被视为滋补圣品	茯苓可利水渗湿、健脾化痰、宁心安神、败毒抗癌	乌梅有保护肠胃、消除便秘、增进食欲、防老化、清血等功效

☺ 代表食物

无花果	胡萝卜	土豆	大豆
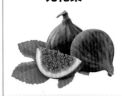	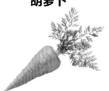	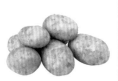	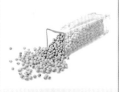
无花果具有健胃清肠、消肿解毒的功效。可治肠炎、痢疾、便秘等	胡萝卜能下气补中、和胸膈、安五脏、令人健食，有益无损	土豆能健脾和胃、益气调中、促进消化、通利大便	大豆具有健脾宽中、润燥消水、清热解毒、益气的功效

大米	花生	黄鱼	鲤鱼
	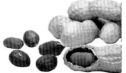	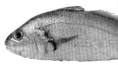	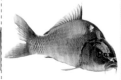
大米具有补中益气、健脾养胃、益精强志、和五脏、通血脉等功效	花生有降低胆固醇、延缓衰老、促进儿童骨骼发育等食疗作用	黄鱼可通利五脏、健身美容。但食用过多，容易使人消化不良	鲤鱼可治吐血、衄血、崩漏带下、淤滞腹痛、痔漏等症

"配伍"是指按病情需要和药性的特点，有选择地将两味或两味以上的药物配合起来使用。但并非所有中药都可配伍使用，配伍也存在相宜相忌。在服用药膳时也要注意针对不同人群的用药禁忌，如孕妇等。

🔍 中药材的配伍关系

历代医家将中药材的配伍关系概括为七种，称为"七情"。一般来讲，家庭药膳配伍时应取单行、相须、相使、相畏（相杀），禁止使用相恶、相反的配伍。

1	单行	即用单味药治病。如清金散，单用黄芩治轻度肺热咳血；独参汤，单用人参补气救脱
2	相使	即将性能、功效有共性的药材配伍，以一药为主，一药为辅，辅药可用来增强主药的疗效。如黄芪与茯苓配伍，茯苓能增强黄芪补气利水的功效
3	相须	即将药性功效相似的药物配伍，可增强疗效。如桑叶和菊花配伍，可增强清肝明目的功效
4	相畏	一种药物的毒性作用能被另一种药物减轻或消除。如附子配伍干姜，附子的毒性能被干姜减轻或消除，这被称为附子畏干姜。一般来讲，传统中医有"十九畏"的说法，即硫黄畏朴硝，水银畏砒霜，狼毒畏密陀僧，巴豆畏牵牛，丁香畏郁金，川乌、草乌畏犀角，牙硝畏三棱，官桂畏石脂，人参畏五灵脂
5	相杀	一种药物能减轻或消除另一种药物的毒性或副作用。如干姜能减轻或消除附子的毒副作用，称干姜杀附子之毒。可见相杀、相畏实际上是同一配伍关系的两种说法而已
6	相恶	一种药物能降低甚至去除另一种药物的某些功效。如莱菔子能降低人参的补气功效，所以说人参恶莱菔子
7	相反	即两种药物合用，能产生或增加其原有的毒副作用，如配伍禁忌中的"十八反"。"十八反"即甘草反甘遂、大戟、海藻、芫花，乌头反贝母、瓜蒌、半夏、白蔹、白及，藜芦反人参、沙参、丹参、玄参、苦参、细辛、芍药

专家这样讲

妊娠用药禁忌

是指妇女在妊娠期，除了要中断妊娠或引产外，禁用或须慎用的药物。根据临床实践，将妊娠禁忌药物分为"禁用药"和"慎用药"两大类。禁用药多属剧毒药或药性峻猛的药，以及堕胎作用较强的药，如水银、砒霜、雄黄、轻粉、甘遂、大戟、芫花、牵牛子、商陆、马钱子、川乌、草乌等。慎用药主要是指大辛大热药、破血活血药、破气行气药、攻下滑利药以及温里药中的部分药，如桃仁、红花、牛膝、川芎、姜黄、大黄等。

🔍 中药配伍中的"十八反"

某些中药配伍使用就会产生强烈的毒副作用，这被称为"相反"，应极力避免。中医传统中有"十八反"的概念，并被编成歌诀，以利牢记。

十八反歌诀

本草明言十八反，

半蒌贝蔹及攻**乌**。

藻戟遂芫俱战**草**，

诸参辛芍叛**藜芦**。

乌头

甘草

藜芦

现代解释

→ 乌头与半夏、瓜蒌、川贝母、白蔹、白芨等相反。

→ 甘草与海藻、大戟、甘遂、芫花等相反。

→ 藜芦与人参、丹参、玄参、南沙参、苦参、细辛、芍药等相反。

🔍 服用中药期间的饮食禁忌

药材		食物
甘草　黄连　桔梗　乌梅	×	忌食猪肉
薄荷	×	忌食鳖肉
鳖	×	忌食苋菜
蜂蜜	×	忌食生葱
天门冬	×	忌食鲤鱼
荆芥	×	忌食鱼、蟹、河豚、驴肉
白术	×	忌食大蒜、桃、李
茯苓	×	忌食醋

药材以祛病救疾为目的，见效较快；药膳以养生防病为目的，见效较慢，重在"养"与"防"。在选用药膳时必须遵循一定的原则，才能真正发挥其最大作用。药膳也有"四性""五味"的特点，因而在制作药膳时，不仅要根据其功效合理选用，同时也要兼顾味道的可口。

🔍 因证用膳

中医讲辨证施治，药膳也应在辨证的基础上选料配伍。血虚的人宜选用补血的食物，如红枣、花生、当归、桂圆肉等；阴虚的人宜使用枸杞、百合、麦冬、玉竹等；阳虚的人多选用杜仲、黄精、鹿茸、熟地、巴戟天等。只有因证用料，才能最大程度地发挥药膳的保健作用。

🔍 因时用膳

中医认为，人体脏腑气血的运行和自然界的气候变化密切相关。"用寒远寒，用热远热"，说的就是采用性质寒凉的药物时应避开冬天，采用性质温热的药物时应避开夏天。这一观点同样适用于药膳，人们在夏季应选择一些清凉的药材和食物，如金银花、淡竹叶、菊花、西瓜等；而在冬天则应选择阿胶、龙眼肉、鹿茸等温热性质的药材。

🔍 因人用膳

人的体质不同，食用药膳时也应有所差异。小儿体质娇弱，选用原料就不宜大寒大热；老人多肝肾不足，用药就不宜温燥；孕妇恐动胎气，就不宜用活血滑利之品。因此，在药膳选用过程中也应注意这些特点。

🔍 因地用膳

不同的地区，在气候条件、人们生活习惯上都存在一定的差异，人体生理活动和病理变化也因此不同。居住在气候潮湿地方的人们，饮食应多温燥辛辣；居住在寒冷地区的人们，饮食需热而滋腻。制作药膳时也应遵循同样的道理，根据各地气候、生活习惯而选择不同的药膳。

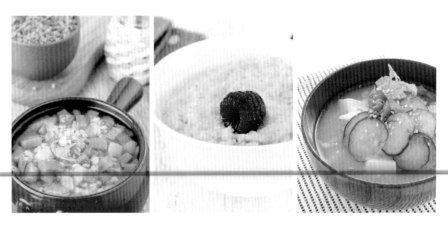

药膳在保健、养生、康复中具有很重要的地位。因此，人们在选用药膳时就更要遵循一定的原则，只有这样，药膳才能发挥其最大功效。

🔍 药膳的烹饪方法

药膳的烹饪方法大致可分为"炖""焖""煨""蒸""煮""炒""熬"七种。在制作药膳的过程中，可根据原料的不同以及个人口味来选择适合的烹饪方法。不同的药材和食物搭配应选择合适的烹饪方法，才会使其功效得到最大程度的发挥。

方法	具体操作	特点
炖	将食物放入沸水锅里氽去血污和腥膻味后，放入炖锅内（以砂锅、陶器锅为佳）；用纱布将药材包好，用清水浸泡几分钟后放入锅内；加入适量清水，以大火烧沸后撇去浮沫，改小火炖至熟烂。烹饪时间一般在2~3小时	以喝汤为主，原料烂熟入味，滋味鲜浓
焖	将食物冲洗干净后切成小块，锅内放油烧至六七成热，加入食物炒至变色，再加入药材和适量清水，盖紧锅盖用小火焖熟即成	食物酥烂、汁浓味厚，口感柔软酥嫩
煨	煨分两种，一种是将炮制后的药材和食物置于容器中，加入适量清水慢慢地将其煨至软烂；一种是将所要烹制的药材和食物经过一定的方法处理后，再用阔菜叶或湿草纸包裹好，埋入刚烧完的草木灰中，用余热将其煨熟	加热时间长，食物酥软，口味醇厚
蒸	将原料和调料拌好，装入容器，置于蒸笼内，用蒸气蒸熟。"蒸"可细分为五种：粉蒸，将药食拌好调料后，用米粉包好蒸制，如粉蒸丁香牛肉；包蒸，将药食拌好调料后，用菜叶或荷叶包好蒸制，如荷叶凤脯；封蒸，将药食拌好调料后，装在容器中用湿棉纸密封蒸制；扣蒸，把药食整齐排放在合适的特制容器内蒸制；清蒸，把药食放在特制的容器中加入调料和少许白汤蒸制	营养成分不受损失，菜肴形状完整，质地细嫩，口感软滑
煮	将药材与食物洗净后放在锅内，加入适量清水或汤汁，以大火烧沸后改小火煮至熟	适于体小、质软一类的食物，属于半汤菜，口味鲜香，滋味浓厚
炒	用大火将炒锅烧热下油后下原料炒熟。炒又分为四种：生炒，将食物和药材放入热油锅中炒至五六成熟，加入辅料炒至八成熟，加入调味品迅速颠翻，断生即成；熟炒，将加工的半熟或全熟的食物切成片，放入热油煸炒，依次加入药材、辅料、调味品和汤汁，翻炒均匀即成；滑炒，将原料加工成丝、丁、片或条，用盐、淀粉、鸡蛋清上浆后，放入热油锅里迅速滑散翻炒，加入辅料用大火炒熟；干炒，将原料洗净切好之后用调味料腌渍后，放入八成热的油锅中翻炒，待水气炒干后加入调料，炒至汁干即成	加热时间短，味道口感好
熬	将药材与食物用水泡发后去杂质，冲洗干净后切碎或撕成小块，放入已注入清水的锅内，以大火烧沸后撇去浮沫，再用小火烧至汁稠、味浓即可	汤汁浓稠、食物质软

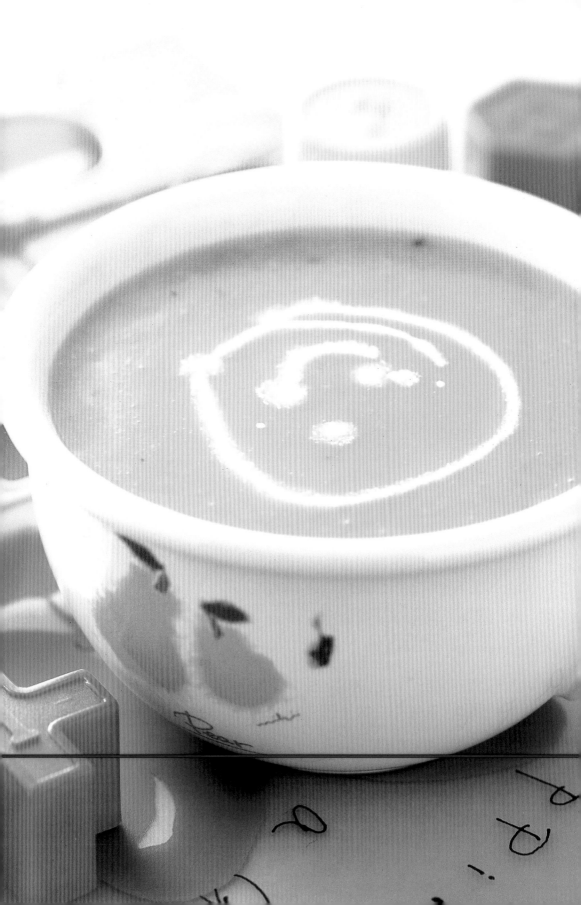

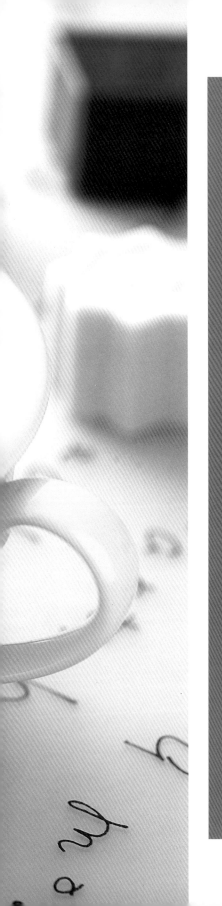

第二章
调养心脏的
药膳食疗

现代医学认为，心脏是人体血液循环系统的动力，具有推动血液流动，向各个器官、组织提供充足血液的作用。所以，健康的心脏是保证人体五脏六腑正常运转的前提。本章集中介绍了在日常生活中具有养护心脏功效的药材和食材，以及一些对心脏有益的药膳方，以供读者能够通过药膳更好地调理心脏和防治一些常见的心脑血管疾病。

"心者，君主之官，神明出焉。"古人把心脏视为人体精神、意识、思维活动，乃至生命的主宰，由此可见心脏在五脏六腑中的地位相当重要。心脏统帅各个脏器，使之相互协调运作，共同完成各种复杂的生理活动，以维持人体生命活动的正常运转。心力的强弱，对人体健康起着决定性的作用，心力弱，会造成免疫力低下，其他脏腑的功能也会出现紊乱而产生各种疾病；只有心力足，身体才能好，人才会有精神，所以我们一定要保养好自己的心脏。

🔍 心脏的主要生理功能

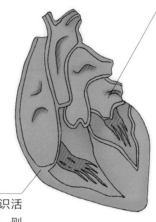

心主血脉

包括主血和主脉两个方面：全身的血都在脉中运行，依赖于心脏的推动作用输送到全身。脉，是气血运行的通道，又称为"血之府"。心脏是血液循环的动力器官，它推动血液在脉管内按一定方向流动，从而运行周身，维持各脏腑组织器官的正常生理活动。

心主神志

神志指精神、思维、意识活动。心主神志的功能正常，则精神健旺、神志清楚；反之，则神志异常，而且可引起其他脏腑的功能紊乱。

🔍 心脏养护常识面面观

心为"君主之官"，在中医理论中，心为神之居、血之主、脉之原，五行属火，配合其他所有脏腑功能活动，心脏对人体的健康起着决定性的作用，所以我们平时要加强对心脏的养护。常用的养护心脏的药材和食物有：苦参、檀香、五味子、当归、肉桂、附子、莲子、猪心、桂圆肉、苦瓜等。养护心脏，日常饮食可遵循"两多三少原则"，即多吃杂粮、粗粮，多吃新鲜蔬菜、豆制品；少吃高脂肪、高胆固醇食品，少饮酒，少吃盐。

☺ 推荐药材、食物

莲子	苦瓜	当归	苦参

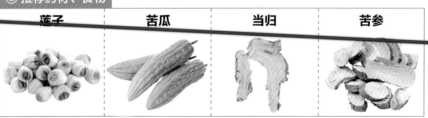

心脏功能异常的具体表现

心脏功能是否正常，可以通过外在的表现进行判断，主要显露在面部的色泽变化中，如果心气心血不足，面部则苍白无华。在日常生活中，若出现以下症状，则要注意心脏的健康问题了。

❶ 体力活动后出现胸闷、心悸、气短的症状，休息后可缓解

❷ 在嘈杂环境中会出现心慌、胸闷的症状，在安静环境中症状消失

❸ 在吃饱饭、看惊险片或处于寒冷环境中时出现胸痛、心悸的症状

❹ 呼吸困难，主要表现为劳力性呼吸困难，休息后可好转；夜间经常出现阵发性呼吸困难，需立即坐起或站立才能缓解症状

❺ 胸痛，过度劳累或精神紧张时会出现胸骨后或心前区疼痛，呈压迫性紧缩感或闷痛，并向左肩、左上臂方向放射，持续1~5分钟

❻ 水肿，这是右心功能不全的表现，水肿的发生部位与体位密切相关，如右心衰竭常引起下肢水肿，因人体下肢常处于最低状态，且在傍晚时水肿明显，休息一夜后症状消失

心脏保养要点

合理安排饮食 保养心脏在饮食上要注意"三低"，即低热量、低脂肪、低胆固醇。在日常生活中，可多吃大蒜、洋葱、豆类、茄子及其他新鲜水果和蔬菜；应调血脂，降低甘油三酯及低密度脂蛋白胆固醇的摄入；应多吃坚果，如杏仁等富含镁元素的果仁，能有效防治心律紊乱，具有养护心肌、预防冠心病及心源性猝死的作用。

☺ 推荐药材、食物

大蒜	洋葱	茄子	杏仁
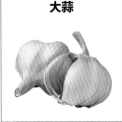	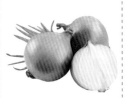	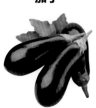	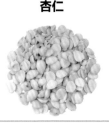

控制体重，适量运动 研究表明，体重与心脏病密切相关，长期坚持适当的运动，能有效促进脂肪代谢，增强心脏功能，防止发生动脉粥样硬化。心脏病患者应根据自身的心脏功能及体力情况，进行适当的体力活动，促进血液循环，从而提高全身脏器的功能。

改善生活环境 噪声是诱发心脏疾病的一个较大因素，噪声对听觉系统和心血管系统的影响最为明显，如果突然听到强烈刺激的声音，心跳就会加快，跳动力量也会加强，会感觉心慌。长期的噪声刺激不但会造成听觉系统的损伤，更会造成心血管系统的损害。如果长期生活或工作在嘈杂的环境中，心血管疾病的发病率会明显升高，人还会出现情绪激动、急躁的情绪。另外，要戒烟戒酒，不饮浓茶，保证睡眠充足，不要过劳或过逸，要避免到人多拥挤的地方去，尤其在感冒流行季节，尽量不到公共场所。

保持心情愉快 忧郁、紧张等情绪会刺激交感神经，容易引起心跳加速、血管收缩、冠状动脉痉挛等症状，而血压上升、血流减少则会进一步加剧心肌缺血缺氧的情况，因此要保持生活规律、心情愉快、情绪稳定。此外，良好而充裕的睡眠，能使呼吸和心跳放缓，降低心肌对血氧的需求，为心脏提供自我保护措施。

阿胶

补血止血
定痛安胎

● **性味**
性平，味甘

● **归经**
归肺、肝、肾经

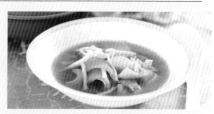

🔍 定义
阿胶为马科动物驴的皮，经煎煮、浓缩制成的固体胶块。

🔍 主要成分
含有人体所必需的多种氨基酸，以及明胶朊、骨胶朊、钙、硫等。

⊕ 功效主治
阿胶具有滋阴润肺、补血止血、定痛安胎的功效。可用于治疗眩晕、心悸失眠、久咳、咯血、衄血、吐血、尿血、便血、崩漏、月经不调等症。

♡ 选购与保存
优质阿胶胶片大小、厚薄均一；块形方正、平整；胶块表面平整光亮、色泽均匀；呈棕褐色；砸碎后加热水搅拌，易全部溶化，无肉眼可见颗粒状异物；味甘咸，气清香。阿胶应被置于干燥处保存。

健康药膳

阿胶枸杞炖甲鱼

原料 甲鱼1只，山药8克，枸杞6克，阿胶10克，生姜1片，料酒5毫升，清鸡汤700毫升，盐适量，味精3克。

做法 ❶将甲鱼宰杀，洗净，切成块。山药、枸杞用温水浸透洗净；❷将甲鱼、清鸡汤、山药、枸杞、生姜、料酒置于炖盅，盖上盅盖，隔水炖；❸待锅内水开后用中火炖2小时，放入阿胶后再用小火炖30分钟，再调入盐、味精即可。

功效解读 此汤可滋阴补血，益气补虚。对心悸失眠、月经不调、高血压、冠心病具有一定的食疗作用。

阿胶猪皮汤

原料 猪皮500克，阿胶10克，葱段15克，花椒水、料酒各20毫升，姜片、味精各5克，盐、蒜末各3克，酱油5毫升，香油2毫升。

做法 ❶阿胶和料酒同入碗，上蒸笼蒸化；❷猪皮入锅煮透，用刀将猪皮里外刮洗干净，切条；❸将2000毫升开水、猪皮及阿胶、葱段、姜片、花椒水、盐、味精、蒜末、酱油、料酒同入锅，用大火烧开，转小火熬30分钟后淋入香油即可。

功效解读 此汤能补血安胎、养心安神。对孕妇心烦、失眠、五心烦热、胎动不安等有食疗作用。

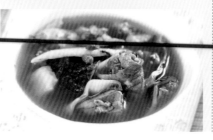

人参

补养心气 生津安神

● 性味
性平，味甘、微苦

● 归经
归脾、肺、心经

🔍 定义

人参是五加科植物人参的干燥根。

🔍 主要成分

含有人参皂苷、氨基酸、糖类、脂肪酸、维生素、挥发油、黄酮类物质、无机元素、胆碱等。

⊙ 功效主治

人参具有益气生血、强心提神、复脉固脱、补脾益肺的功效。用于治疗体虚欲脱、肢冷脉微、津伤口渴、内热消渴、惊悸失眠、阳痿宫冷、心力衰竭、心源性休克等症。

♡ 选购与保存

选购人参时，红参类中以体长、色棕红或棕黄半透明、皮纹细密有光泽、无黄皮、无破疤者为佳；生晒参类以体重、无杂质、无破皮者为佳。对已干透的人参，可用塑料袋密封以隔绝空气，置于阴凉处或冰箱冷冻室内保存。

健康药膳

人参滋补汤

原料 人参9克，山鸡250克，盐5克，姜片2克。

做法 ❶将山鸡洗净，切成大小合适的块，氽水。人参洗净备用；❷汤锅上火，加水适量，放山鸡、人参、姜片、盐，一起煲至熟即可。

功效解读 此汤可养心益肾、益气养血、补肾益精、增强免疫。对体虚欲脱、久病虚羸、心源性休克均有很好的食疗作用。

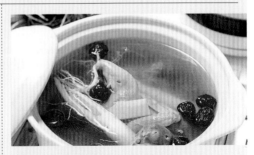

鲜人参乳鸽汤

原料 鲜人参9克，乳鸽1只，红枣15克，姜5克，盐3克，味精2克。

做法 ❶将乳鸽收拾干净，鲜人参洗净，红枣洗净、泡发、去核，姜洗净、去皮、切片；❷将乳鸽入沸水中氽去血后捞出；❸将乳鸽、鲜人参、红枣、姜片一起放入汤煲中，再加水适量，以大火炖煮35分钟，最后加盐和味精调味即可。

功效解读 此汤可补气养血、生血健体、补益心脾。对贫血、冠心病、血虚闭经、宫寒不孕均有很好的食疗作用。

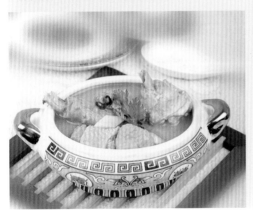

当归

补血和血
调经止痛

● 性味
性温，味甘、辛

● 归经
归肝、心、脾经

定义

当归是伞形科植物当归的根。

主要成分

含有多种氨基酸、维生素A、维生素B$_{12}$、维生素E、硒、多糖、阿魏酸、精氨酸等。

功效主治

当归具有补血和血、润燥滑肠、调经止痛的功效。用于治疗月经不调、经闭腹痛、症瘕积聚、崩漏、血虚头痛、眩晕、痿痹、赤痢后重、痈疽疮疡等症。

选购与保存

选购当归时，以主根粗长、皮细、油润，外皮呈棕黄色、断面呈黄白色，质实体重，粉性足，香气浓郁者为质优。当归必须密封后，贮藏在干燥和凉爽的地方。

健康药膳

当归党参红枣鸡汤

原料 当归12克，党参15克，红枣8颗，鸡腿1只，盐2克。

做法 ❶鸡腿洗净剁块，放入沸水中汆烫，捞起冲净。当归、党参、红枣洗净备用；❷将鸡腿、当归、党参、红枣一起入锅，加适量的水以大火煮开，转小火续煮30分钟；❸起锅前加盐调味即可。

功效解读 此汤具有补血健脾、益气补虚、调经止痛的功效。对月经不调、血虚头痛、气短心悸、食少便溏、内热消渴等症有很好的食疗作用。

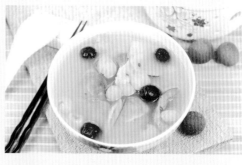

当归桂圆猪腰汤

原料 当归10克，桂圆肉30克，猪腰150克，盐1克，姜片、红枣各适量。

做法 ❶猪腰洗净，切开，除去白色筋膜。当归、桂圆肉、红枣均洗净；❷锅中注水烧沸，入猪腰飞水去除血沫，捞出切块；❸煲内加入适量清水，以大火煲滚后加入所有食材，改用小火煲2小时，最后加盐调味即可。

功效解读 此汤具有养血安神、补血益气的功效。对失眠心悸、月经不调、肾阴虚、遗精、盗汗等均有很好的食疗作用。

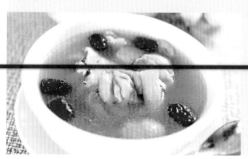

红枣

补养心血
益气生津

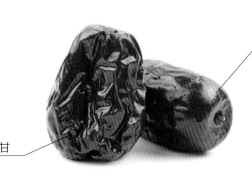

● **归经**
归脾、胃经

● **性味**
性温，味甘

🔍 **定义**

红枣是鼠李科植物枣的成熟果实。

🔍 **主要成分**

含有维生素C、维生素P、胡萝卜素、核黄素、钙、磷、铁等。

⊕ **功效主治**

红枣具有益气生津、补脾和胃、调营卫、解药毒的功效。主治胃虚食少、脾弱便溏、气血津液不足、营卫不和、心悸怔忡等症。

💚 **选购与保存**

选购红枣时，以颗粒饱满，表皮不裂、不烂、皱纹少、痕迹浅，皮色深红略带光泽，肉质厚细紧实，捏下去时滑糯不松泡，身干爽，核小，口感松脆香甜者为佳。可将其放在干燥处保存，以防虫蛀，也可放进冰箱冷藏。

健康药膳

葡萄红枣汤

原料 红枣15克，葡萄干30克。

做法 ❶将葡萄干洗净备用，红枣去核洗净；❷锅中加适量的水，以大火煮沸后，先放入红枣煮10分钟，再放入葡萄干煮至枣烂即可。

功效解读 此汤可补血养心、安胎定神。对因血虚引起的胎动不安、贫血、面色苍白、神疲乏力、少气懒言、舌淡苔白均有很好的食疗作用。

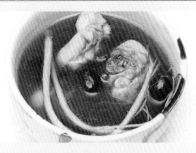

红枣枸杞鸡汤

原料 红枣30克，枸杞20克，党参3根，鸡300克，姜、葱、香油、盐、胡椒粉、料酒、水各适量。

做法 ❶鸡汆水、切块，红枣、枸杞、党参均洗净，姜洗净切片，葱洗净切段；❷将鸡块、红枣、枸杞、党参一起入锅，加水、姜、葱、料酒炖煮约10分钟；❸转小火炖煮片刻，最后撒上盐、胡椒粉，淋上香油即可。

功效解读 此汤可补血养颜、补虚和胃。对胃虚食少、脾弱便溏、气血津液不足、营卫不和、心悸怔忡等症均有食疗功效。

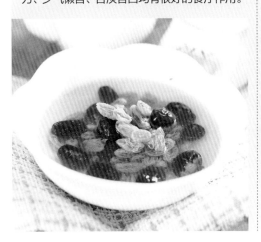

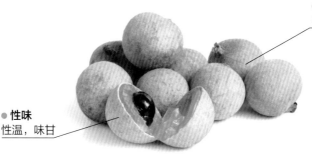

桂圆肉

补虚益智
养血安神

● **归经**
归心、脾经

● **性味**
性温，味甘

🔍 **定义**

　　桂圆肉是无患子科植物桂圆的假种皮。

🔍 **主要成分**

　　含有高碳水化合物、蛋白质、多种氨基酸、B族维生素、维生素C、钙、磷、铁、酒石酸、腺嘌呤等。

⬆ **功效主治**

　　桂圆肉具有补虚益智、补益心脾、养血安神的功效。一般用于治疗气血不足、体虚乏力、营养不良、神经衰弱、记忆力衰退、头晕失眠、心悸等病症。

💛 **选购与保存**

　　选购桂圆肉时，以颗粒圆整、大而均匀、肉质厚为佳。对于新鲜桂圆而言，因其在气温高或湿度高的情况下易发霉或被虫蛀，所以应放置于通风凉爽处，必要时可放入冰箱冷藏室保存。

健康药膳

桂圆花生汤

原料 桂圆肉25克，生花生30克，糖适量。

做法 ❶生花生洗净，再浸泡20分钟；❷锅中加水，将桂圆肉和生花生一起放入锅中，煮30分钟后，加糖调味即可。

功效解读 此汤能养血补脾、健脑益智。对失眠心悸、神经衰弱、体质虚弱者有良好的食疗作用；对预防心脏病、高血压、脑出血等症也有较好的食疗作用。

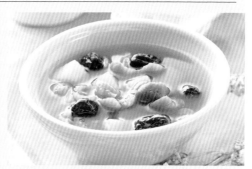

桂圆山药红枣汤

原料 桂圆肉60克，山药150克，红枣15克，冰糖适量。

做法 ❶山药削皮洗净，切小块。红枣洗净；❷汤锅内加3碗水煮开后，放入山药块煮沸，再放红枣；❸待山药熟透、红枣松软，放入桂圆肉继续煮至其香甜味入汤中即可熄火，加冰糖调味即可。

功效解读 此汤能补虚健体、益气补血、健脾和胃。对病后体虚、脾胃虚弱、倦怠无力、食欲不振等症均有食疗作用。

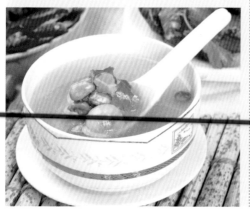

益智仁

温补心脾
益气安神

性味
性温，味辛

定义

益智仁是姜科植物益智的果实。

主要成分

含有挥发油、多种微量元素、氨基酸、黄酮类、多糖等。

功效主治

益智仁具有温心脾、暖肾、固气、涩精的功效。还具有延缓衰老、健胃、减少唾液分泌的作用。主治脾肾虚寒、腹痛腹泻、小便频数、遗尿、遗精、白浊和脾胃虚寒所致的慢性泄泻及口中唾液外流而不能控制等症。

选购与保存

选购益智仁时，以颗粒大、均匀、饱满、色红棕，无杂质，气味浓郁者为佳。应将益智仁放置在阴凉干燥处保存，防霉、防蛀。

健康药膳

益智仁鸭汤

原料 鸭肉250克，鸭肾1个，猪油50毫升，白术10克，益智仁、葱白各5克，料酒15毫升，生姜、味精、盐各适量。

做法 ❶鸭肉洗净，切块。鸭肾处理干净，切成4块。生姜洗净拍松。葱白切段；❷汤锅上火，加猪油烧热，放入鸭肉、鸭肾、葱白、生姜，爆炒5分钟，倒入料酒，再翻炒5分钟，盛入砂锅内；❸加适量清水于此砂锅中，再放入益智仁、白术，小火炖3小时，最后放盐、味精调味即可。

功效解读 此汤可清肺解热、温补心脾。

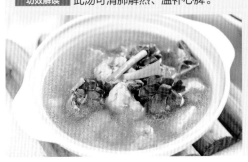

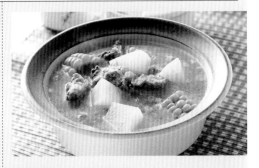

益智仁猪骨汤

原料 益智仁5克，猪尾骨400克，盐3克，白萝卜、玉米各适量。

做法 ❶益智仁洗净。猪尾骨洗净斩件，滚水汆烫，捞出。白萝卜、玉米分别洗净切块；❷锅中加清水煮沸，放益智仁、猪尾骨同煮约15分钟；❸再将白萝卜、玉米入锅续煮至熟，加盐调味即可。

功效解读 此汤可补脑醒神、养血健骨。对体质虚弱、腹部冷痛、吐泻、小便频数等症均有很好的食疗作用。

苦参

养心护心
清热燥湿

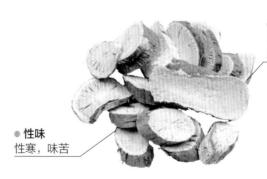

● 归经
归心、肝、肾、大肠、小肠、膀胱经

● 性味
性寒，味苦

🔍 **定义**

苦参是豆种植物苦参的根。

🔍 **主要成分**

含有苦参碱、氧化苦参碱、黄酮类化合物、三萜皂甙等成分。

⊕ **功效主治**

苦参具有养心护心、清热燥湿的功效。主治热痢、便血、黄疸尿闭、赤白带下、阴肿阴痒、湿疹、湿疮、皮肤瘙痒、疥癣麻风等症。还可治疗心律失常、心肌炎、心脏病等。

♡ **选购与保存**

选购苦参时，应以条匀、外观整齐、断面色黄白、味极苦者为佳。苦参不宜放在潮湿的地方，应置于通风干燥处保存，勤于晾晒即可。

健康药膳

苦参茶

原料 苦参、茶叶各10克。

做法 ❶将苦参、茶叶分别洗净晾干，研成粗末，放入热水瓶中，冲入半瓶沸水，旋紧瓶塞；❷热水瓶静置10～20分钟后，打开瓶塞；❸用纱布隔住瓶口以过滤，再将热水瓶中泡好的茶倒入杯中，即可饮用。

功效解读 本品可清热泻火、养心护心。常服对心火内燔引起的癫狂症、心律失常、心肌炎、心脏病等有辅助疗效。

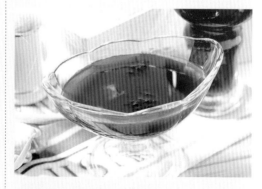

当归苦参饮

原料 当归、苦参各5克，蜂蜜适量。

做法 ❶将当归、苦参分别用清水洗净，晾干，备用；❷将当归、苦参一起放入锅中，并加入适量清水煎煮；❸煎煮完成后用纱布隔离药渣，去渣取汁；❹将取出的汁倒入茶杯中，加入蜂蜜调匀，即可饮用。

功效解读 本品可凉血祛湿、清热祛燥。对血燥湿热引起的头面生疮、粉刺疙瘩、湿疹刺痒、酒糟鼻赤均有食疗作用。

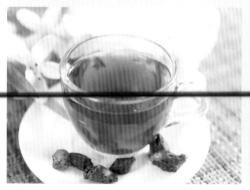

生地

清热凉血
补益心血

● **性味**
性微寒，味甘、苦

● **归经**
归心、肝、肾经

🔍 定义

生地即"生地黄"，是双子叶植物药玄参科植物地黄或怀庆地黄的根。

🔍 主要成分

含有地黄素、甘露醇、氨基酸等。

⊕ 功效主治

生地具有滋阴清凉、凉血补血的功效。可用于治疗阴虚发热、消渴、吐血、衄血、血崩、月经不调、胎动不安、阴伤便秘等症。

♡ 选购与保存

选购生地时，以加工精细、体大、体重、质柔软油润、断面乌黑或棕黑色、有光泽、具有黏性、味甜者为佳。应将生地贮藏在通风干燥处，或置于冰箱冷藏室贮存，冷冻贮存可使鲜生地在1年内保持原有的外观性状和新鲜状态。

健康药膳

生地煲猪骨肉

原料 猪骨肉500克，生地15克，生姜50克，盐5克，味精3克。

做法 ❶猪骨肉洗净，切成小段。生地洗净。生姜洗净，去皮，切成片；❷将猪骨肉放入炒锅中炒至断生，盛出备用；❸取一炖盅，放入猪骨肉、生地、生姜和适量清水，隔水炖60分钟，最后加入盐、味精调味即可。

功效解读 此汤可滋阴清凉、凉血补血。对骨蒸劳热、失眠多梦、五心发热、阴虚盗汗等症均有食疗作用。

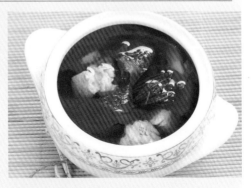

生地木棉花瘦肉汤

原料 瘦肉300克，生地、木棉花各10克，盐6克。

做法 ❶瘦肉洗净，切块，氽水。生地洗净，切片，木棉花洗净；❷锅置火上，加水煮沸，放入瘦肉、生地慢炖1小时；❸放入木棉花再炖半小时，最后加盐调味即可。

功效解读 此汤可滋阴润燥、凉血祛淤。对五心发热、赤白久痢、消渴羸瘦、热病伤津、便秘、燥咳、泄泻等症均有食疗作用。

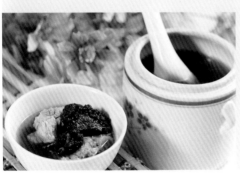

黄连

泻火燥湿
解毒杀虫

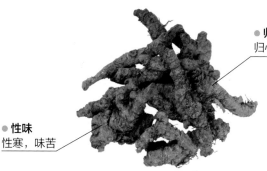

● **归经**
归心、胃、肝、大肠经

● **性味**
性寒，味苦

🔍 定义

黄连是毛茛科植物黄连、三角叶黄连、峨嵋野连或云南黄连的根茎。

🔍 主要成分

含有小檗碱7%~9%、黄连碱、甲基黄连碱、掌叶防己碱、非洲防己碱等。

⊕ 功效主治

黄连具有泻火燥湿、解毒杀虫的功效。可治热毒、伤寒、热盛心烦、痞满呕逆、菌痢、肺结核、吐衄、消渴、疳积、蛔虫病、咽喉肿痛、火眼口疮、痈疽疮毒等症。

♡ 选购与保存

选购黄连时，以外观肥壮、连珠形，质坚实，断面红黄色，无残茎及须根，味极苦者为佳。应将黄连贮藏在通风干燥处。

健康药膳

黄连甘草汁

原料 黄连、甘草各5克，白糖适量。

做法 ❶将黄连、甘草分别用清水洗净；❷将洗净的黄连、甘草一起放入炖盅内，炖盅放入锅中，锅内注入适量清水，隔水蒸煮约5分钟；❸最后向炖盅内加入白糖煎水，冷却后倒入茶杯中，即可饮用。

功效解读 本品可清热燥湿、杀菌消炎。对慢性胃炎、咳嗽咽痛、泻痢呕吐均有食疗作用。

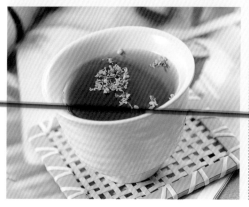

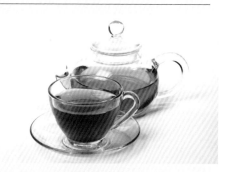

双连桂花饮

原料 莲子100克，黄连5克，桂花25克，冰糖末适量。

做法 ❶将黄连、桂花均洗净，一起装入纱布袋，扎紧袋口；❷将莲子洗净，去心，备用；❸锅中放入莲子、纱布袋，加入适量清水，以大火烧开，改用小火煎煮50分钟；❹最后加入冰糖末拌匀，关火，放冷后去渣取汁即可。

功效解读 本品可补中益气、降火健脾、清心安神。对心神不宁、心烦失眠、口渴烦躁、口舌生疮均有食疗作用。

莲子

清心醒脾
养心安神

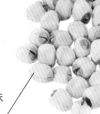

● **性味**
鲜者性平，味甘、涩；干者性温，味甘、涩

● **归经**
归心、脾、肾经

🔍 定义

莲子是睡莲科多年水生草本植物莲的干燥成熟种子。

🔍 主要成分

含有蛋白质、钙、铁、磷、维生素C、淀粉质、棉子糖等。

⊕ 功效主治

莲子具有清心醒脾、补脾止泻、补中养神、益肾固精、涩精止带、滋补元气的功效。主治心烦失眠、脾虚久泻、大便溏泄、久痢、腰疼、遗精、赤白带下等症。还可预防早产、流产、孕妇腰酸。

♡ 选购与保存

选购莲子时，以颗粒大、饱满、整齐者为佳。莲子最忌受潮受热，受潮容易虫蛀，受热则会使莲芯的苦味渗入莲肉。因此，莲子应被保存于干爽处。

健康药膳

莲子红枣花生汤

原料 莲子20克，红枣15克，花生50克，冰糖5克。

做法 ❶将莲子、花生、红枣分别洗净，备用；❷锅上火，加入适量清水，将莲子、花生、红枣放入锅中，以大火烧沸，撇去浮沫，再转小火慢炖10分钟，最后调入冰糖即可。

功效解读 此汤可清热降火、固精止带、养心益肾、补脾止泄、养心安神。对心慌心悸、失眠健忘、脾虚带下、滑精等症均有食疗作用。

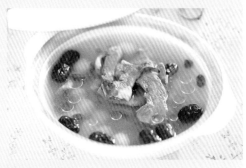

莲子猪心汤

原料 莲子20克，红枣、枸杞各15克，猪心1个，盐适量。

做法 ❶将猪心洗净，放入锅中加水煮熟捞出，用清水冲洗干净，切成片；❷将莲子、红枣、枸杞分别洗净，泡发，备用；❸锅上火，加水适量，将莲子、红枣、枸杞、猪心片放入锅中，以小火煲2小时，最后加盐调味即可。

功效解读 此汤可补益心脾、养心安神。对心虚失眠、健忘、心烦气躁、惊悸、自汗、精神恍惚等症均有食疗作用。

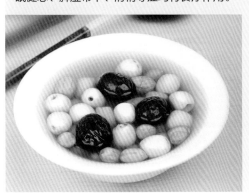

茯苓

**宁心安神
利水渗湿**

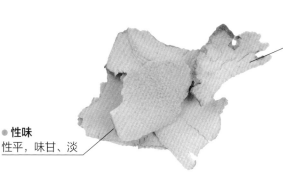

● **归经**
归心、肺、脾、肾经

● **性味**
性平,味甘、淡

🔍 **定义**

茯苓是多孔菌科植物茯苓的干燥菌核。

🔍 **主要成分**

含有卵磷脂、蛋白质、脂肪、葡萄糖、无机盐、多糖等。

⊕ **功效主治**

茯苓具有渗湿利水、益脾和胃、宁心安神的功效。主治小便不利、水肿胀满、痰饮咳逆、呕哕、泄泻、遗精、淋浊、惊悸、健忘等症。

♡ **选购与保存**

选购茯苓时,以体重坚实、外皮呈褐色略带光泽、皱纹深、断面白色细腻、黏牙力强者为佳。茯苓易虫蛀、发霉变色,应被密封,置于阴凉干燥处保存。且茯苓不宜暴晒、受寒、受潮,否则会变形、变色或出现裂纹。

健康药膳

党参茯苓鸡汤

原料 鸡腿1只,党参15克,茯苓10克,红枣8颗,盐适量。

做法 ❶鸡腿洗净剁块,入沸水汆烫,捞起冲净。党参、茯苓、红枣均洗净;❷将鸡腿、党参、茯苓、红枣一起放入锅中,加适量的水以大火煮开,转小火续煮30分钟;❸起锅前加盐调味即可。

功效解读 此汤可温中益气、补血益虚、养心安神。对气血不足、劳倦乏力、食少便溏、痰饮眩悸、心神不安、惊悸失眠等症均有食疗作用。

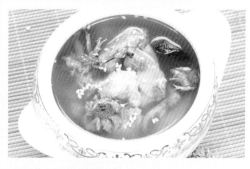

茯苓猪瘦肉汤

原料 猪瘦肉400克,茯苓10克,菊花、白芝麻各少许,盐5克,鸡精2克。

做法 ❶猪瘦肉洗净,切块,汆去血水。茯苓洗净,切片。菊花、白芝麻均洗净;❷将猪瘦肉、茯苓、菊花放入炖锅中,加入适量清水,炖2小时,调入盐和鸡精,撒上白芝麻,关火,加盖焖一会儿即可。

功效解读 此汤可滋阴润燥、补虚养血、利水渗湿。对水肿、目赤火旺、热病伤津、便秘、燥咳等症均有食疗作用。

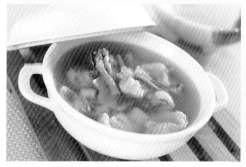

丹参

祛淤止痛
清心除烦

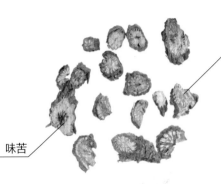

● **归经**
归心、肝、心包经

● **性味**
性微寒，味苦

🔍 定义

丹参是唇形科植物丹参的根。

🔍 主要成分

含有丹参酮Ⅰ、丹参酮ⅡA、丹参酮ⅡB、异丹参酮Ⅰ、异丹参酮Ⅱ等。

⊕ 功效主治

丹参具有活血调经、祛淤止痛、凉血消痈、清心除烦、养血安神的功效。且可促进纤溶活性、改善微血管循环障碍。可治疗月经不调、经闭痛经、症瘕积聚、胸腹刺痛、热痹疼痛、创伤肿痛、肝脾肿大、心绞痛等病症。

♡ 选购与保存

选购丹参时，以根条均匀、颜色紫红或暗棕、没有断碎的、味道微微苦涩者为佳。应将丹参置于阴凉通风干燥处保存，以防霉、防蛀。

健康药膳

丹参三七炖鸡

原料 乌鸡1只，丹参15克，三七10克，姜丝适量，盐5克。

做法 ❶将乌鸡洗净切块，丹参、三七均洗净；❷将三七、丹参装入纱布袋中，扎紧袋口；❸将纱布袋与乌鸡块同放于砂锅中，加清水600毫升，烧开后加入姜丝和盐，再以小火炖1小时，最后加盐调味即可。

功效解读 此汤可活血调经、清心除烦、温中益气。对月经不调、经闭痛经、心烦不眠、心绞痛等症均有食疗作用。

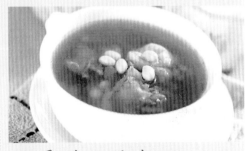

猪骨黄豆丹参汤

原料 猪骨1200克，黄豆250克，丹参15克，桂皮9克，盐6克，味精4克，料酒、香菜末各适量。

做法 ❶将猪骨洗净，捣碎。黄豆去杂，洗净；❷丹参、桂皮用干净纱布包好，备用；❸砂锅内加适量水，放入猪骨、黄豆、纱布袋，以大火烧沸后，改用小火煮约1小时，拣出纱布袋，加入盐、味精、料酒调味，撒上香菜末即可。

功效解读 此汤可补血润燥、健脾益气、养血生津。对高脂血症、冠心病、失眠心烦、脾胃不和等症均有食疗作用。

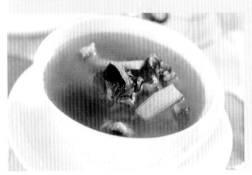

灵芝

养心益智
抗老防衰

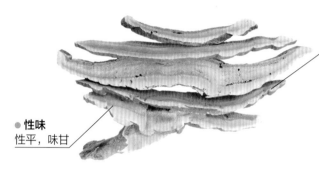

● **归经**
归心、肝、脾、肺、肾五经

● **性味**
性平，味甘

🔍 **定义**

灵芝是多孔菌科真菌灵芝（赤芝）或紫芝的干燥子实体。

🔍 **主要成分**

含有麦角甾醇、真菌溶菌酶、酸性蛋白酶、L-甘露醇、浠醇等。

⊕ **功效主治**

灵芝具有补气安神、止咳平喘的功效。主治虚劳短气、肺虚咳喘、失眠心悸、消化不良、不思饮食、心神不宁等病症。

♡ **选购与保存**

选购灵芝时，以其菌盖半圆形、赤褐如漆、环棱纹、边缘内卷、侧生柄的特点选购。将灵芝用密封的袋子包装，放在阴凉干燥处保存，防霉，防蛀，且不得与有毒物品、异味物品等同置一处。

健康药膳

灵芝黄芪猪蹄汤

原料 猪蹄600克，灵芝12克，黄芪30克，盐适量。

做法 ❶将猪蹄洗净，切块。将灵芝洗净，切块。将黄芪洗净备用；❷将灵芝、黄芪、猪蹄同放于砂锅中，并加清水1000毫升，煮40分钟，最后加盐调味即可。

功效解读 此汤可活血通络、滋阴润泽、益气补虚。对中风日久、神经衰弱、心悸气短、身体虚弱等症均有食疗作用。

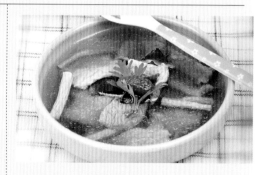

灵芝肉片汤

原料 猪瘦肉150克，党参10克，灵芝12克，盐6克，香油3毫升，葱花、姜片各5克。

做法 ❶将猪瘦肉洗净，切片。将党参、灵芝用温水略泡备用；❷净锅上火倒油，将葱花、姜片爆香，放入猪瘦肉片煸炒；❸煸炒一段时间后，向锅中加水烧开，放入党参、灵芝，调入盐煲至熟，最后淋上香油即可。

功效解读 此汤可补气安神、健脾养胃。对气血不足、劳倦乏力、消渴羸瘦、热病伤津、便秘、燥咳等症均有食疗作用。

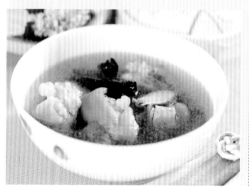

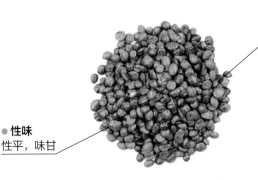

酸枣仁

养心安神
防治失眠

● **归经**
归心、脾、肝、胆经

● **性味**
性平，味甘

🔍 **定义**

酸枣仁是鼠李科植物酸枣的种子。

🔍 **主要成分**

含有多量脂肪油、蛋白质、白桦脂醇、白桦脂酸、酸枣皂苷、酸枣苷元、谷甾醇和大量的维生素C等。

⊕ **功效主治**

酸枣仁具有宁心安神、养肝、敛汗的功效，其还有镇静、催眠、镇痛、抗惊厥、降温、兴奋子宫的作用。主治虚烦不眠、惊悸怔忡、烦渴、虚汗等症。

♡ **选购与保存**

选购酸枣仁时，以粒大饱满、外皮紫红色、无核壳者为佳。应将酸枣仁置于阴凉干燥的地方密封保存，并防霉、防蛀、防鼠食。

第二章

调养心脏的药膳食疗

健康药膳

酸枣仁黄豆炖鸭

原料 鸭半只，黄豆200克，酸枣仁15克，夜交藤10克，姜片5克，盐、味精各适量，上汤750毫升。

做法 ❶将鸭收拾干净，切块。黄豆、酸枣仁、夜交藤均洗净备用；❷将鸭块与黄豆一起放入锅中氽水后捞出备用；❸将上汤倒入锅中，放入鸭块、黄豆、酸枣仁、夜交藤、姜片，一起炖1小时，最后加盐、味精调味即可。

功效解读 此汤可调节情绪、滋阴解热、宁心安神。对虚烦不眠、惊悸怔忡、心烦易怒、虚汗等症均有食疗作用。

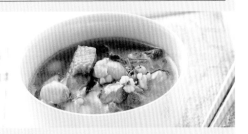

酸枣仁莲子炖鸭

原料 鸭半只，莲子、莲须各100克，酸枣仁15克，芡实50克，猪骨肉、牡蛎各10克，盐适量。

做法 ❶将酸枣仁、猪骨肉、牡蛎、莲须一同放入棉布袋中，将袋口扎紧；❷鸭肉放入沸水中氽烫，捞起，冲净。莲子、芡实分别洗净，沥干；❸将以上所有食材一起放入汤锅，加水1500毫升，以大火煮沸，转小火续煮40分钟，最后加盐调味即可。

功效解读 此汤可养心润肺、滋阴润燥、宁心安神。对五心烦躁、失眠多梦、脾虚泻痢、自汗盗汗等症均有食疗作用。

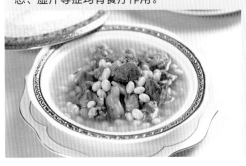

67

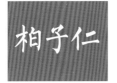

柏子仁

**清心除烦
安神养心**

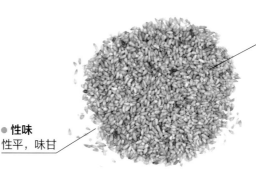

● **归经**
归心、肾、大肠经

● **性味**
性平，味甘

🔍 **定义**

柏子仁是柏科植物侧柏的种仁。

🔍 **主要成分**

含有脂肪油、挥发油、皂苷、蛋白质、钙、磷、铁、多种维生素等。

⊙ **功效主治**

柏子仁具有养心安神、润肠通便的功效，还可减慢心率、增强记忆。主治惊悸、失眠、遗精、盗汗、便秘等症。对阴虚精亏、劳损低热等虚损型疾病大有裨益。

♡ **选购与保存**

选购柏子仁时，以粒饱满、色黄白、油性大而不泛油、无皮壳、无杂质者为佳。柏子仁易走油变质，不宜暴晒，应置于阴凉干燥处保存，防热、防蛀。

健康药膳

柏子仁大米羹

原料 柏子仁15克，大米80克，盐、芝麻、葱末各少许。

做法 ❶大米洗净，泡发1小时。柏子仁洗净；❷锅置火上，加入适量清水，放入大米，以大火煮至米粒开花；❸加入柏子仁，以小火煮至浓稠状，调入盐拌匀，最后撒上芝麻、葱末即可。

功效解读 本品可养心安神、润肠通便。对惊悸、失眠、遗精、盗汗、便秘等症均有食疗作用。

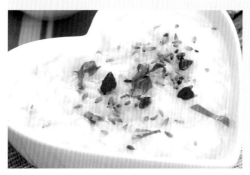

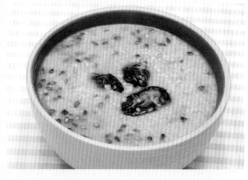

红枣柏子仁小米粥

原料 小米100克，红枣10颗，柏子仁15克，白糖少许。

做法 ❶红枣、小米分别洗净，放入碗内泡发。柏子仁洗净备用；❷砂锅洗净，置于火上，将红枣、柏子仁放入砂锅内，加清水煮熟后转小火；❸最后加入小米，共煮成粥，至黏稠时，加入白糖，搅拌均匀即可。

功效解读 本品可补血益气、养心安神。对失眠多梦、神经衰弱等症均有食疗作用。

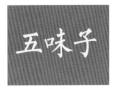

五味子

五味俱全
补肾宁心

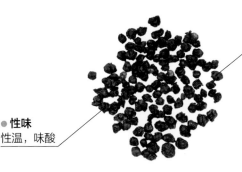

● **归经**
归肺、心、肾经

● **性味**
性温，味酸

● **定义**

五味子是木兰种植物五味子的果实。

● **主要成分**

含有有机酸、维生素、类黄酮、植物固醇及有强效复原作用的木酚素等。

● **功效主治**

五味子具有收敛固涩、益气生津、补肾宁心的功效，还能促进生殖细胞增生、促进卵巢排卵、提高正常人和眼病患者的视力、提高皮肤感受器的辨别力。主治久嗽虚喘、梦遗滑精、遗尿、尿频、久泻不止、自汗、盗汗、津伤口渴、内热消渴、心悸失眠等症。

● **选购与保存**

五味子为不规则球形或扁球形，以色紫红、粒大、肉厚、有油性及光泽者为佳。应将五味子置于通风干燥处保存，防霉。

健康药膳

五味子炖肉

原料 五味子5克，黄芩15克，猪瘦肉200克，白果30克，盐适量。

做法 ❶猪瘦肉洗净，切片，备用。五味子、白果、黄芩分别洗净，备用；❷炖锅上火，加入适量清水，放入五味子、白果、黄芩与猪瘦肉，炖至肉熟，加入盐调味即可。

功效解读 本品可补肺益肾、止咳平喘。对失眠、健忘、慢性腹泻、肺虚喘嗽、心肺气虚型肺心病均有食疗作用。

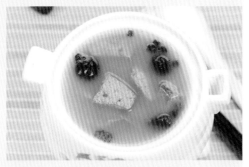

猪肝炖五味子五加皮

原料 猪肝180克，五味子、五加皮各5克，红枣2颗，盐1克，姜、鸡精各适量。

做法 ❶猪肝洗净切片，五味子、五加皮洗净，姜去皮、洗净、切片；❷锅中注水烧沸，放入猪肝汆去血沫捞起；❸炖盅装水，放入猪肝、五味子、五加皮、红枣、姜片，炖3小时，最后调入盐、鸡精即可。

功效解读 此汤可益气养肝、活血祛淤。对体虚乏力、神经衰弱、失眠、健忘、急慢性肝炎、视力减退均有食疗作用。

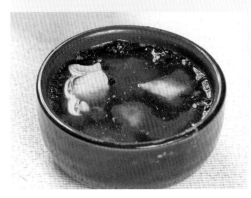

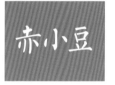

赤小豆

**止泻消肿
滋补强壮**

● **归经**
归心、小肠经

● **性味**
性平，味甘、酸

定义

赤小豆是豆科植物赤小豆或赤豆的种子。

主要成分

含有蛋白质、脂肪、碳水化合物、粗纤维、维生素A、B族维生素、维生素C、钙、磷、铁、铜等。

功效主治

赤小豆具有止泻、消肿、健脾养胃、利尿、抗菌消炎、解除毒素等功效。还可增进食欲、促进胃肠消化吸收。可用于治疗因肾脏病、心脏病所导致的水肿、轻症湿热黄疸等症。

选购与保存

选购赤小豆时，以豆粒完整、大小均匀、颜色深红、紧实薄皮者为佳。将拣去杂物的赤小豆摊开晒，然后以3～5千克为单位装入塑料袋中，袋中再放入一些剪碎的干辣椒，最后密封保存。

健康药膳

赤小豆薏米汤

原料 赤小豆、薏米各100克，盐3克（或白糖3克）。

做法 ❶赤小豆洗净，清水浸泡2小时。薏米洗净，清水泡发半小时；❷锅上火，加入清水500毫升，放入赤小豆、薏米，以大火烧开后，转小火闷煮2小时，最后加入盐或糖调味即可。

功效解读 此汤可利水消肿、清热解毒。对溃疡、尿路感染、痤疮、湿疹、痢疾等症均有食疗作用。

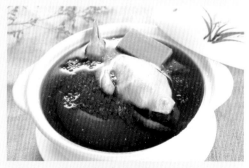

赤小豆煲乳鸽

原料 乳鸽1只，赤小豆100克，胡萝卜50克，盐3克，胡椒粉2克，姜10克。

做法 ❶胡萝卜去皮，洗净，切片。乳鸽去内脏洗净，焯烫。赤小豆洗净，泡发。姜去皮，洗净，切片；❷锅上火，加适量清水，放入姜片、赤小豆、乳鸽、胡萝卜片，以大火烧开后转小火煲约2小时；❸起锅前调入盐、胡椒粉即可。

功效解读 本品可养血益气、利水除湿、滋补肾阴。对肾脏性水肿、心脏性水肿、营养不良性水肿均有食疗作用。

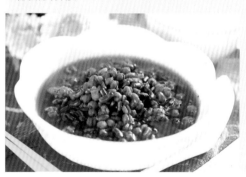

猪心

**以脏养脏
强心佳品**

● **性味**
性平，味甘、咸

● **归经**
归心经

🔍 定义

猪心为猪的心脏，是补益食品。

🔍 主要成分

含有蛋白质、脂肪、钙、磷、铁、维生素B_1、维生素B_2、维生素C等。

⊕ 功效主治

猪心具有补虚、安神定惊、养心补血的功效。主治心虚、惊悸、自汗、怔忡、精神恍惚、失眠多梦等症。

○ 选购与保存

新鲜的猪心呈淡红色，脂肪呈乳白色或微红色，组织结实有弹性，湿润，用力挤压时有鲜红的血液或血块排出，无异味；不新鲜的猪心呈红褐色，脂肪污红或藻绿色，血不凝固，挤压不出血液，表面干缩，组织松软无弹性。

健康药膳

菖蒲猪心汤

原料 猪心1个，石菖蒲15克，丹参10克，远志5克，当归1片，红枣6颗，盐、葱花各适量。

做法 ❶将猪心洗净，余去血水煮熟，捞出切片；❷将药材（石菖蒲、丹参、远志、当归、红枣）洗净，放入锅中加水熬煮成汤；❸将切好的猪心放入已熬好的汤中煮沸，加盐、葱花即可。

功效解读 此汤可开窍醒神、化湿和胃、宁神益志。对热病神昏、痰厥、健忘、耳鸣均有食疗作用。

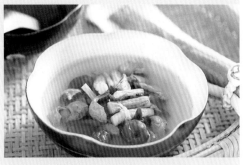

桂枝红枣猪心汤

原料 猪心半个，桂枝5克，党参10克，红枣6颗，盐适量。

做法 ❶将猪心挤去血水，放入沸水中余烫，捞出洗净，切片；❷将桂枝、党参、红枣分别洗净放入锅中，加3碗水，以大火煮开，转小火续煮30分钟；❸再转中火煮至汤汁沸腾，放入猪心片，待水再开，加盐调味即可。

功效解读 此汤可补血益气、安神定惊。对气血不足、气短心悸、心慌失眠等症均有食疗作用。

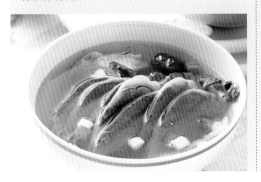

莲藕

滋阴养血
强壮筋骨

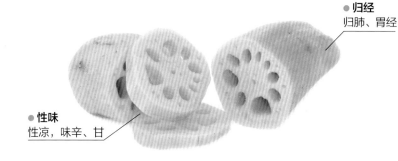

●**归经**
归肺、胃经

●**性味**
性凉，味辛、甘

🔍 **定义**

莲藕属睡莲科植物莲的肥大根茎。

🔍 **主要成分**

含有淀粉、蛋白质、糖、钙、磷、铁、天门冬素、维生素C等。

⬆ **功效主治**

莲藕具有滋阴养血的功效，还可补五脏之虚、强壮筋骨、补血养血。生食能清热润肺、凉血行淤，熟食可健脾开胃、止泄固精。

💗 **选购与保存**

选购莲藕时，以外皮呈黄褐色，肉肥厚而白、藕节短、藕身粗者为佳。未切过的莲藕可在室温中放置一周的时间；切过的莲藕要在切口处覆以保鲜膜，冷藏保存，也可保鲜一个星期左右。

健康药膳

红枣莲藕猪蹄汤

原料 莲藕、猪蹄各150克，红枣、当归、黑豆、清汤各适量，盐6克，姜片3克。

做法 ❶将莲藕洗净切成块，猪蹄洗净切块；❷黑豆、红枣分别洗净，浸泡20分钟后备用；❸净锅上火倒入清汤，放姜片、当归，调入盐烧开，放猪蹄、莲藕、黑豆、红枣煲至熟即可。

功效解读 此汤可滋阴养血、活血通乳、补虚填精。对气血虚弱所致的缺奶、老年体弱所致的神经衰弱、失眠均有食疗作用。

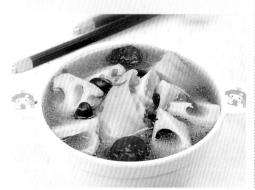

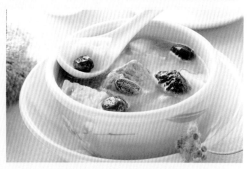

双枣莲藕炖排骨

原料 莲藕600克，排骨250克，红枣、黑枣各10颗，盐6克。

做法 ❶将排骨洗净剁块，汆烫去浮沫，捞起冲净；❷将莲藕削皮、洗净、切成块，将红枣、黑枣洗净去核；❸将所有食材放入锅中，加水适量，煮沸后转小火炖约60分钟，加盐调味即可。

功效解读 此汤可养血健骨、清热利湿、补脾生津、延缓衰老。对贫血、高血压和肝硬化均有食疗作用。

苦瓜

**清暑除烦
清热消暑**

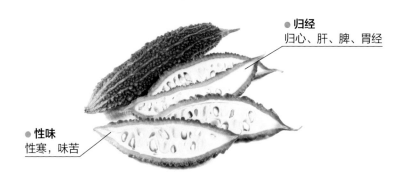

● **归经**
归心、肝、脾、胃经

● **性味**
性寒，味苦

● **定义**

苦瓜是葫芦科植物苦瓜的果实。

● **主要成分**

含有蛋白质、脂肪、膳食纤维、碳水化合物、灰分、胡萝卜素、核黄素、硫胺素、视黄醇、维生素B₁、维生素C、钾、钠、钙、镁、磷等。

● **功效主治**

苦瓜能清暑除烦、解毒、明目、降血糖、补肾健脾、益气壮阳、提高人体免疫力。对治疗痢疾、疮肿、热病烦渴、痱子过多、眼结膜炎、小便短赤等病均有较好的效果。

● **选购与保存**

苦瓜身上一粒一粒的果瘤，是判断苦瓜好坏的特征。果瘤越大越饱满，表示瓜肉也越厚。苦瓜不耐保存，即使在冰箱中存放也不宜超过2天。

健康药膳

苦瓜菊花瘦肉汤

原料 猪瘦肉400克，苦瓜200克，菊花20克，盐、鸡精各5克。

做法 ❶猪瘦肉洗净，切块，余水。苦瓜洗净，去籽去瓤，切片。菊花洗净，浸泡；❷将猪瘦肉放入沸水中余烫，捞出洗净；❸锅中注水，烧沸，放入猪瘦肉、苦瓜、菊花慢炖1.5小时，加入盐、鸡精调味，出锅装入炖盅即可。

功效解读 此汤可滋阴润燥、清热明目、补虚养血。对消渴赢瘦、痢疾、便秘、疮肿、热病烦渴、痱子过多、眼结膜炎、小便短赤等症均有食疗作用。

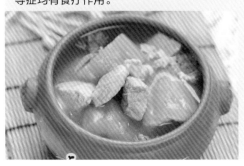

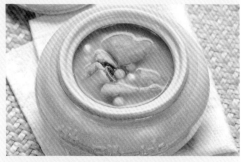

苦瓜黄豆排骨汤

原料 排骨150克，苦瓜、黄豆各适量，盐3克。

做法 ❶排骨洗净，剁块。苦瓜去皮洗净，切大块。黄豆洗净，浸泡20分钟；❷热锅注水烧开，将排骨放入，煮尽血水，捞出冲净；❸瓦煲注水烧开，放排骨、黄豆，用大火煲沸后，放苦瓜，改小火煲煮2小时，加盐调味即可。

功效解读 此汤可清热除烦、健脾益气、润肠生津。对高血压、高脂血症、糖尿病均有食疗作用。

第二章

调养心脏的药膳食疗

心脑血管疾病的药膳食疗方

冠心病

养阴生津
理气止痛

冠心病的全称是冠状动脉粥样硬化性心脏病，是由于冠状动脉粥样硬化病变致使心肌缺血、缺氧引起的。中医认为，冠心病属于"胸痹""心痛"病症范畴，由于各种原因导致气血不和、心脉阻滞、心血淤阻，从而引起胸闷、心痛。治疗此症应以活血化淤、通络止痛、益气养阴、养心安神为主。

🔍 易发人群

有血脂异常、高血压、糖尿病、肥胖、痛风等症的人群，以及吸烟、不运动等情况的人群易患冠心病。

⊕ 症状表现

表现有胸部压迫室息感、闷胀感、疼痛剧烈感多如压榨样、烧灼样。甚则胸痛彻背、气短、昏厥等。

♥ 生活调理

日常起居有常，早睡早起，避免熬夜工作。饮食上以清淡、易消化食物为主，少食油腻、糖类食物。运动上根据个人自身条件选择适当的运动，如打太极拳等。

☺ 推荐食物

猪心	猪肝	山楂	胡萝卜
芹菜	木耳	海带	洋葱

☹ 禁忌食物

忌食肥肉、狗肉、羊肉，以及动物油、辣椒、咖啡、浓茶等食物。

☺ 推荐中药材

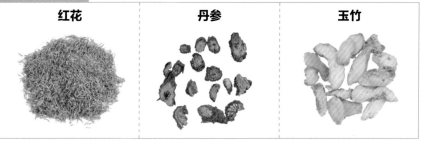

红花	丹参	玉竹

玉竹炖猪心

主料 玉竹50克，猪心500克。

配料 生姜片、葱段、花椒、盐、白糖、味精、香油各适量。

做法

1. 将玉竹洗净，切成段；将猪心剖开，洗净血水，切块。
2. 将玉竹、猪心、生姜片及洗净的葱段、花椒一同放入锅中煮40分钟。
3. 放盐、白糖、味精和香油调味即可。

功效解读

此汤具有宁心安神、养阴生津的功效，常食可改善冠脉流量，防治冠心病。

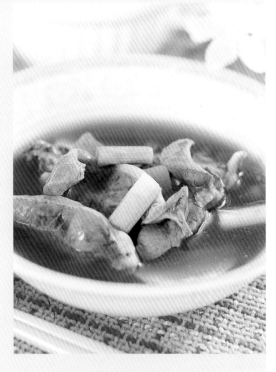

白芍猪肝汤

主料 白芍、菊花各15克，枸杞10克，猪肝200克。

配料 盐5克。

做法

1. 将猪肝洗净，切片，焯水；将白芍、枸杞、菊花均洗净备用。
2. 净锅上火倒入水煮开；放入白芍、菊花、猪肝煲至熟。
3. 再放入枸杞，调入盐即可。

功效解读

本品有养血补血、理气止痛的功效，可缓解冠心病之胸闷、胸痛等症状。

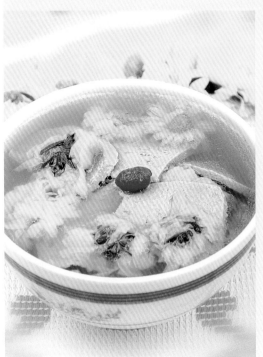

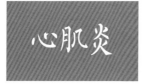

心肌炎

抵抗病毒
消炎止痛

心肌炎是指各种原因所引起的心肌炎症性病变。如感染、物理和化学等因素，均可引起心肌炎。心肌炎的临床表现各异，轻度患者无任何症状；重度患者可发生心力衰竭、心源性休克甚至猝死。该症属于中医"心悸""怔忡""心痛"等范畴，治疗应以益气养阴、安神定悸、温通心阳、滋阴降火为主。

🔍 易发人群

儿童、青壮年及有心脏病史的人群易患心肌炎。

🔆 症状表现

表现有疲乏、发热、胸闷、心悸、气短、头晕等，严重情况可出现心功能不全或心源性休克。

♡ 生活调理

根据身体状况逐渐进行温补，避免长时间看书、工作甚至熬夜以减轻心脏负担。饮食宜清淡、易消化，以高热量、高蛋白、富含维生素的食物为主。患者在恢复期间可做适当的锻炼，如散步、保健操等，帮助早日康复及避免后遗症。

😊 推荐食物

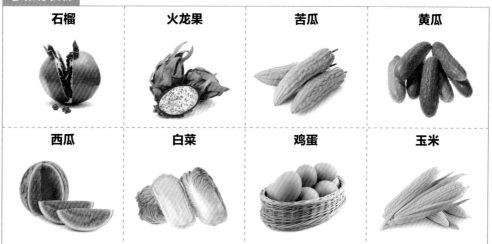

| 石榴 | 火龙果 | 苦瓜 | 黄瓜 |
| 西瓜 | 白菜 | 鸡蛋 | 玉米 |

😞 禁忌食物

忌食辣椒、胡椒、狗肉等热性食物；忌熏烤食品、腌制品、浓茶、虾、蟹、烟、酒等。

😊 推荐中药材

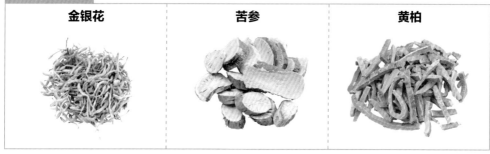

| 金银花 | 苦参 | 黄柏 |

防风苦参饮

主料 防风、苦参各5克。

配料 蜂蜜适量。

做法

1. 防风、苦参均洗净备用。
2. 将防风、苦参一起放入锅中，加入适量水煎煮，去渣取汁。
3. 加入蜂蜜调味即可。

功效解读

本品具有抵抗病毒、消炎止痛的功效，适合心肌炎患者食用；本品对湿疹、荨麻疹以及皮肤瘙痒、溃破流黄水等皮肤病症均有较好疗效。

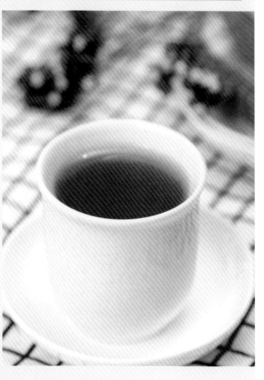

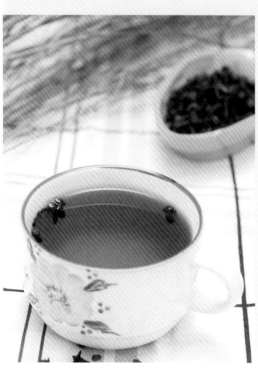

丁香绿茶

主料 丁香适量，绿茶少许。

配料 开水适量。

做法

1. 将丁香、绿茶均洗净，一同放入杯中。
2. 用开水冲泡一遍，然后倒出茶水留丁香和绿茶。
3. 再倒入开水浸泡，1~2分钟后即可饮用。

功效解读

本品具有抵抗病毒、消炎止痛的功效，适合心肌炎患者饮用；还可用来治疗胃热呕吐、食欲不振、食后腹胀以及肝气郁结、胸胁疼痛等症。

第二章 调养心脏的 药膳食疗

心律失常

补血养心
活血化淤

心律失常是指心律起源部位、心搏频率与节律或冲动传导等发生异常，即心脏的跳动速度或节律发生改变。中医认为，心律失常属于"心悸""怔忡""胸痹""心痛"等范畴，多由于脏腑气血阴阳虚损、内伤七情、气滞血淤所致心失所养、心脉失畅而引起。治疗此症应以益气补血、养心安神、滋阴降火、温补心阳为主。

易发人群

患有冠心病、心肌病、心肌炎、风湿性心脏病等患者易患心律失常。

症状表现

表现有气促、喘息、心悸、胸闷、头晕、低血压、出汗等症状。严重者可出现晕厥、阿-斯综合征，甚至猝死。

生活调理

生活要有规律，需按时作息，保证睡眠。切勿过度劳累、精神紧张，且平时要做适当运动。多食富含纤维的蔬菜水果，限制高脂肪、高胆固醇食物的摄入。

☺ 推荐食物

乌鸡	甲鱼	洋葱	蔬菜
鱼	瘦肉	牛奶	水果

☹ 禁忌食物

忌动物内脏、动物油、鸡肉、蛋黄、螃蟹、鱼子等高脂肪、高胆固醇的食物。

☺ 推荐中药材

黄芪	田七	党参

双仁菠菜猪肝汤

主料 酸枣仁、柏子仁各10克，猪肝200克，菠菜2棵。

配料 盐5克。

做法

1. 将猪肝洗净切片；将菠菜去根，洗净，切段。
2. 将酸枣仁、柏子仁装在事前准备好的棉布袋内，扎紧袋口，再将其放入锅中加4碗水熬高汤，熬至约剩3碗水。
3. 将猪肝入沸水氽烫后捞出，连同菠菜一起放入先前熬好的高汤中继续煮，待煮开后加盐调味即成。

功效解读

此汤可健脑镇静、滋补心肝，适合心血亏虚、失眠多梦导致的心律失常患者食用。

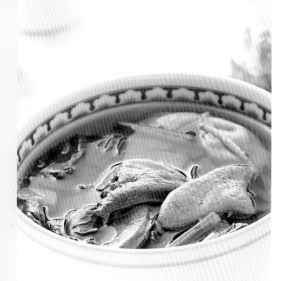

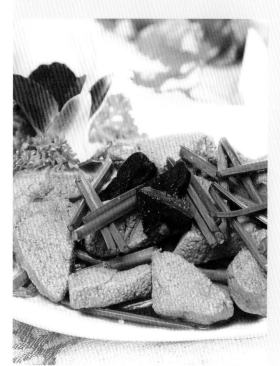

何首乌炒猪肝

主料 何首乌15克，当归10克，猪肝300克，韭菜花250克。

配料 原味豆瓣酱8克，盐3克，淀粉5克。

做法

1. 猪肝洗净氽烫，捞出后切成薄片备用。
2. 将韭菜花洗净，切段；将何首乌、当归均洗净，共同加水煮10分钟成药汁，去渣取汁，并与淀粉混合均匀。
3. 起油锅，下豆瓣酱与猪肝、韭菜花翻炒，再倒入与淀粉混合后的药汁煮至熟，加盐调味即可。

功效解读

本品可补血养心、活血化淤，适合心血不足导致的心律失常患者食用。

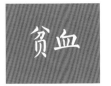

贫血

益气血
填精髓

贫血是指在一定容积的循环血液内，红细胞计数、血红蛋白量以及红细胞压积均低于正常标准值。常分为缺铁性贫血、出血性贫血、溶血性贫血、再生障碍性贫血等类型。中医学中没有贫血的名称，但从患者的证候来看，则相似于"血虚""阴虚"诸疾，一般可将贫血划入"血虚"或"虚劳亡血"的范畴，治疗应以"养血"为主。

🔍 **易发人群**

频繁或者过量出血、失血者易出现贫血；叶酸、维生素B_{12}缺乏者易出现贫血；素食者易出现贫血。

⊕ **症状表现**

表现有头晕眼花、耳鸣、面部及耳部色泽苍白、疲乏无力、指甲色苍白易脆、口唇色淡、眼睛无光泽、女性月经不调等。

◑ **生活调理**

生活中避免过度劳累，保证睡眠充足。注意饮食规律，多以清淡食物为主。

☺ **推荐食物**

桂圆	猪肝	菠菜	乌鸡
母鸡	荔枝	坚果	红枣

☹ **禁忌食物**

忌食生冷的食物，以及白萝卜、黄瓜等食物；服用补气血药时，忌服用寒凉性药物。

☺ **推荐中药材**

当归	熟地	阿胶

归芪补血乌鸡汤

主料 当归、黄芪各15克，乌鸡1只。

配料 盐适量。

做法

1. 将乌鸡洗净、剁块，放入沸水中氽烫去除血水。
2. 将当归、黄芪分别洗净备用。
3. 将乌鸡和当归、黄芪一同放入锅中，加适量的水，以大火煮开，转小火续炖25分钟，煮至乌鸡肉熟烂，最后加盐调味即可。

功效解读

此汤具有造血功能，可促进血液循环和新陈代谢，适合贫血、体虚等患者食用。

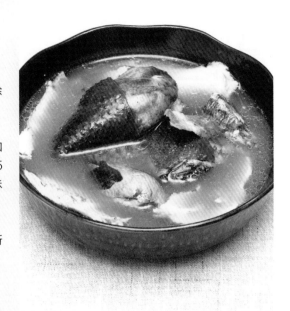

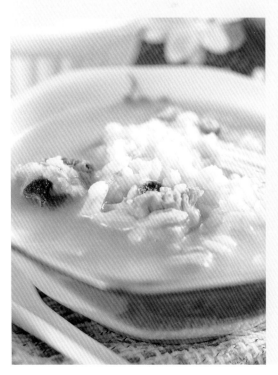

黄芪鸡汁粥

主料 黄芪15克，母鸡1000克，大米100克。

配料 盐适量。

做法

1. 将母鸡剖洗干净，切块，煎取鸡汁。
2. 将黄芪洗净；将大米淘洗干净备用。
3. 将鸡块、鸡汁和黄芪混合，倒入锅中，加入大米煮粥，加盐调味即可。

功效解读

本品具有益气血、填精髓的功效，适合气血亏虚之贫血患者食用，症见少气懒言、体虚多病、抵抗力差。

高血压

滋阴潜阳
降低血压

高血压是指在静息状态下动脉收缩压和舒张压增高的病症，收缩压大于等于140毫米汞柱和（或）舒张压大于等于90毫米汞柱，即可诊断为高血压。该症属中医"眩晕""头痛"的范畴，主要由情志内伤、肝肾阴亏阳亢或饮食不节、痰浊壅滞所致。治疗此症应以滋阴、平肝、潜阳、除痰、祛湿为主。

🔍 易发人群

小儿易患继发性高血压；妊娠20周的孕妇与产后两周的产妇易患高血压，即孕高症；大多数老年人易患高血压。

⊕ 症状表现

主要表现有头疼、眩晕、耳鸣、失眠、心悸气短、肢体麻木等。

♡ 生活调理

生活要有规律，避免过度劳累和精神刺激，早睡早起，并养成睡午觉的好习惯。白天多喝水，晚餐少吃，睡前用热水泡脚，可以促进血液循环，起床时速度宜缓，避免引起头晕。

☺ 推荐食物

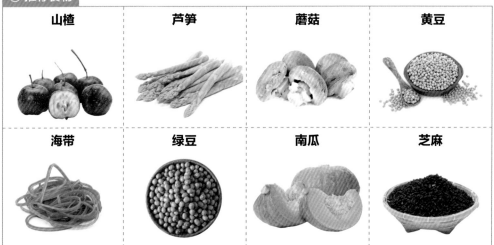

| 山楂 | 芦笋 | 蘑菇 | 黄豆 |
| 海带 | 绿豆 | 南瓜 | 芝麻 |

☹ 禁忌食物

忌羊肉、狗肉、公鸡、肥肉、糕点、辣椒、酒、虾、蟹、荔枝、榴莲等。

☺ 推荐中药材

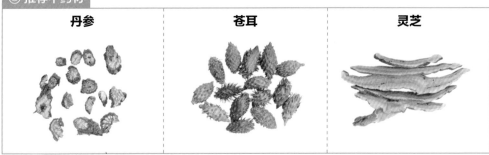

| 丹参 | 苍耳 | 灵芝 |

海带豆腐汤

主料 女贞子15克，海带结20克，豆腐150克。

配料 姜丝、盐各少许。

做法

1. 海带结洗净，泡水；豆腐洗净切丁；女贞子洗净备用。
2. 锅中加水煮沸，再放入女贞子煮10分钟。
3. 放入海带结、豆腐和姜丝煮10分钟，熟后放盐调味即可。

功效解读

此汤可清热滋阴、降低血压、软坚散结，适合高血压、甲状腺肿大等患者食用。

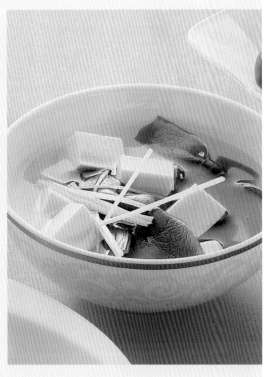

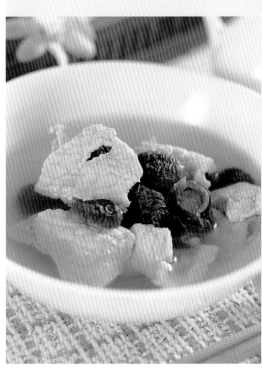

山楂瘦肉汤

主料 山楂15克，猪瘦肉200克，食用油30毫升，姜5克，葱10克，鸡汤1000毫升。

配料 盐适量。

做法

1. 山楂洗净备用。
2. 猪瘦肉洗净，去血水，切片；姜拍松；葱切段。
3. 锅置火上，加油烧热，放入姜、葱爆香，倒入鸡汤，再放入猪瘦肉、山楂、盐，以小火炖50分钟即成。

功效解读

此汤能化食消积、降低血压，适合高血压、腹胀患者食用。

脑血管硬化

清热泻火
软化血管

脑血管硬化是中枢神经系统的常见病，由脑部血管弥漫性粥样硬化、管腔狭窄及小血管闭塞等使脑部的血流供应减少所引起。脑血管硬化最大的危害就是容易引起中风。该症属于中医"眩晕""头痛"范畴，治疗此症应以益气和血、化浊通络为主。

🔍 易发人群

45岁以上，患有高血压、高脂血症等的人群易患有脑血管硬化。

☺ 症状表现

初期表现有头晕、头痛、记忆力减退、注意力不集中等症状；晚期表现有记忆力缺损、意识障碍等症状。

♡ 生活调理

早睡早起，养成良好的生活习惯。适当运动，改善血液循环，增加血液流动量。饮食宜清淡，多吃素菜少饮酒，常用植物油，少吃动物脂肪，且多食用富含蛋白质的食物。

☺ 推荐食物

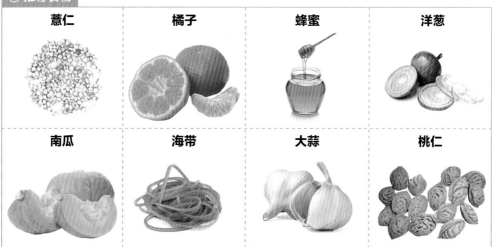

| 薏仁 | 橘子 | 蜂蜜 | 洋葱 |
| 南瓜 | 海带 | 大蒜 | 桃仁 |

☹ 禁忌食物

忌食如狗肉、猪肝、鸡肉、鸭蛋等高脂肪、高胆固醇食物；忌食如辣椒、胡椒、芥末、白酒等辛辣、刺激性强的食物。

☺ 推荐中药材

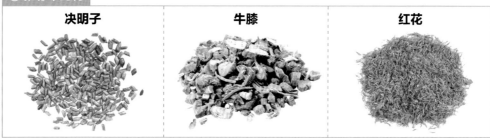

| 决明子 | 牛膝 | 红花 |

决明子苦丁茶

主料 炒决明子、牛膝、苦丁茶各5克。

配料 砂糖适量。

做法

1. 将炒决明子、牛膝、苦丁茶均洗净，共同放入杯中。
2. 倒入沸水冲泡10分钟。
3. 再加入砂糖调味即可。

功效解读

本品可清热泻火、降压降脂，预防高血压、高脂血症、脑血管硬化、冠心病等；还可治疗因肝火旺盛引起的目赤肿痛、头痛头晕、小便短赤涩痛、大便干燥秘结等症。

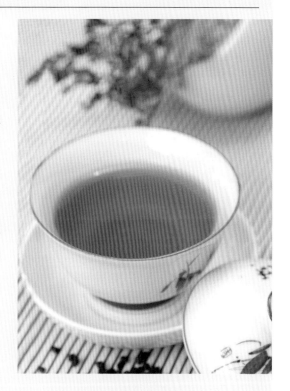

薏米南瓜浓汤

主料 薏米35克，南瓜150克，洋葱60克，奶油5克。

配料 盐3克，奶精少许。

做法

1. 将薏米洗净，入果汁机打成薏米泥。
2. 将南瓜、洋葱均洗净切丁，分别入果汁机打成南瓜泥和洋葱泥。
3. 锅炖热，将奶油融化，再将南瓜泥、洋葱泥、薏米泥倒入锅中煮滚成浓汤，加盐、淋上奶精即可。

功效解读

此汤具有降低血压、保护血管、抗动脉硬化的功效，还可健脾益气。

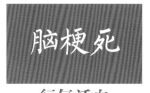

脑梗死

行气活血
平肝潜阳

脑梗死是由于脑动脉出现粥样硬化和形成血栓，使管腔狭窄甚至闭塞，引起脑组织缺血、缺氧，从而导致脑组织坏死、软化的一种病症。该症属中医"中风"的范畴，治疗应以活血化淤、益气活血、祛淤通腑、醒神开窍为主。

易发人群

50～60岁以上的人群，有脑梗死家族病史的人群，患有高血压、糖尿病、高脂血症的人群，大量吸烟人群均易患脑梗死。

症状表现

表现有头痛、头晕、眩晕、短暂性肢体麻木、无力、恶心呕吐，甚至昏迷等症状。患者多在安静时和睡眠中发病。

生活调理

保持室内洁净干爽和空气流通，注意保暖。鼓励病人多做胸部扩张、深呼吸等运动。且戒烟、忌酒。

☺ 推荐食物

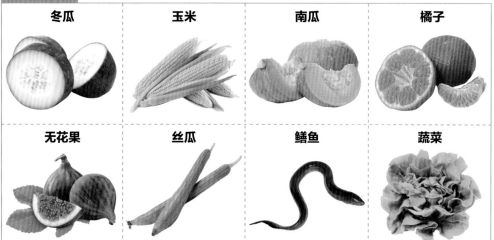

| 冬瓜 | 玉米 | 南瓜 | 橘子 |
| 无花果 | 丝瓜 | 鳝鱼 | 蔬菜 |

☹ 禁忌食物

忌蛋黄、肥肉、动物内脏、辣椒、酒、虾、蟹、动物油等。

☺ 推荐中药材

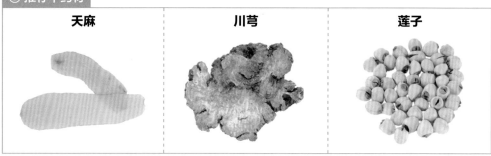

| 天麻 | 川芎 | 莲子 |

天麻川芎枣仁茶

主料 天麻6克，川芎5克，枣仁10克。

做法

1. 将天麻洗净，用淘米水泡软后切片。
2. 将川芎、枣仁分别洗净。
3. 将川芎、枣仁、天麻一起放入碗中，倒入白开水，加盖煮约10分钟后即可饮用。

功效解读

本品具有行气活血、平肝潜阳的功效，适合高血压、高脂血症、动脉硬化、脑梗死等患者食用，症见头痛、头晕、四肢麻痹等。

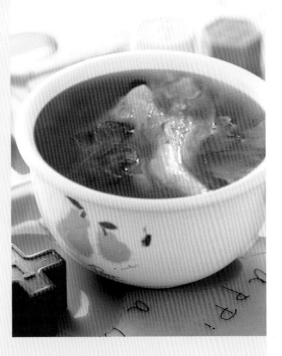

桂枝莲子粥

主料 桂枝20克，莲子30克，地龙10克，大米100克。

配料 白糖5克。

做法

1. 将大米淘洗干净，用清水浸泡；桂枝洗净，切小段；莲子、地龙均洗净备用。
2. 锅置火上，注入清水，放入大米、莲子、地龙、桂枝熬煮至米熟。
3. 放入白糖稍煮，调匀便可。

功效解读

此粥具有温经通络、熄风止痉的作用，适合风痰阻络导致的脑梗死患者食用。同时还适合冠心病以及心律失常患者食用。

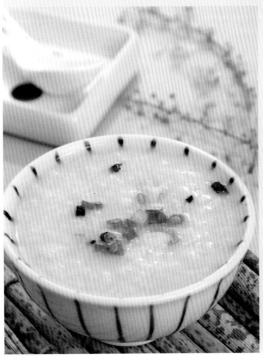

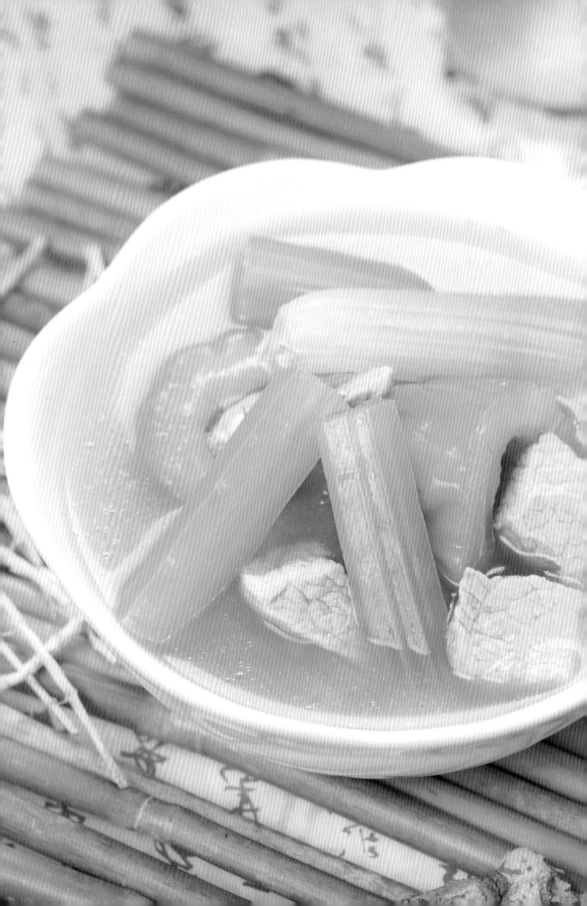

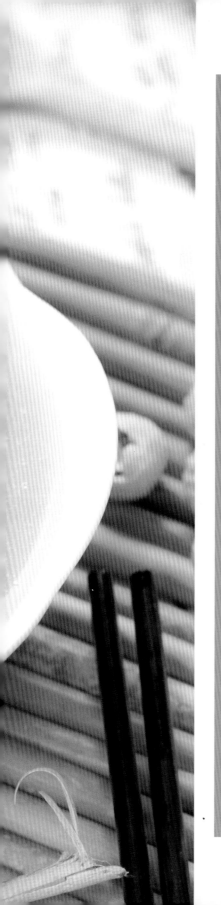

第三章

护理肝脏的
药膳食疗

现代医学认为，肝是人体内最大的解毒器官，人体内产生的毒物、废物等都必须依靠肝脏排出体外。所以，肝脏是否健康对人体具有重要影响。本章集中介绍了在日常生活中具有养护肝脏功效的药材和食材，以及一些对肝脏有益的药膳方，以便读者更好地调理肝脏和防治一些常见的肝胆系统疾病。

"肝者，将军之官，谋虑出焉。"肝脏就像一个将军，管理人的思维判断能力，人是否有持久运动的能力，也由肝脏的强弱来决定。肝脏是人体内最大的解毒器官，人体内产生的毒物、废物，吃进去的毒物、有损脏腑的药物等都必须依靠肝脏解毒。肝脏将这些有毒物质变为无毒的或消融度大的物质，随胆汁或尿液排出体外，以保身体健康。但随着压力的增大与年龄的增长，肝脏的解毒功能也在逐渐减弱，因此我们要加强对肝脏的养护。

🔍 肝脏的主要生理功能

肝主筋
筋的活动有赖于肝血的滋养。肝血不足，筋失濡养，就会导致一系列疾病的发生。

肝主疏泄
疏泄，即传输、疏通、发泄。它把人体内部的气机生发、疏泄出来，使气息畅通无阻。

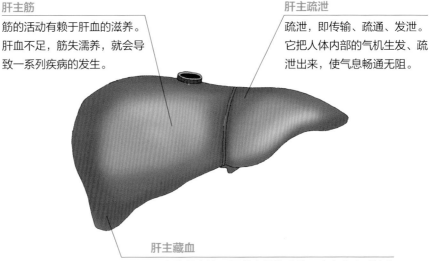

肝主藏血
肝有贮藏血液和调节血量的功能。人在休息或情绪稳定时，需血量减少，大量血液贮藏于肝；当劳动或情绪激动时，需血量增加，肝就排出所储藏的血液，以供应人体活动的需要。

🔍 肝脏养护常识面面观

清代医学家周学海在《读医随笔》中说："医者善于调肝，乃善治百病。"由此，我们可以看出肝脏对人体健康具有总领全局的重要意义。在日常饮食中，养肝护肝比较常用的药材和食物有：枸杞、菊花、天麻、柴胡、车前草、白芍、猪肝、鳝鱼、菜花、芹菜、西红柿等。

☺ 推荐药材、食物

枸杞	柴胡	菜花	天麻
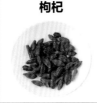	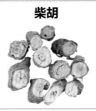	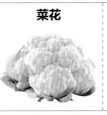	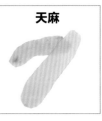

🅟 肝功能异常的具体表现

肝功能异常一般体现为疲惫、腹胀、腹痛、黄疸、食欲不振等症状。但很多能吃、能喝、能跑、能跳的人并非就安好无恙，大部分肝病在发病初期并没有明显症状，不易被人察觉，肝病也因此被称为"最大的隐形杀手"。下面就为大家列举一些肝脏异常的表现：

❶ 全身倦怠感日趋严重	❻ 酒量突然下降
❷ 食欲不振，恶心干呕	❼ 持续性低热
❸ 面色晦暗没有光泽	❽ 尿液呈啤酒色
❹ 注意力不集中	❾ 皮肤呈黄疸色，感觉瘙痒
❺ 头昏耳鸣	❿ 全身发黄，特别是巩膜色偏黄

🅟 肝脏保养要点

保持积极心态 养肝应先从调畅情绪开始，养肝最忌发怒，平时应尽量保持稳定的情绪。长期的不良情绪会引起肝络失畅，使肝阴受损，导致胁肋疼痛，脘腹胀满，口干口苦，夜卧难寐等症状，因此要以豁达开朗的良好心态来保护肝脏的气血冲和。

均衡摄入营养 肝细胞对多种营养素的缺乏十分敏感，尤其是优质蛋白和维生素，其缺乏会引起肝细胞受损。因此，肝病患者应保持的营养平衡，每日必须摄入充足的营养来帮助肝脏恢复健康。米饭、谷类等含有碳水化合物的食物可以为人体提供基本的能量；牛奶、奶制品、鸡蛋等富含蛋白质、脂肪的食物能保证营养均衡摄入；鱼肉、畜肉、豆制品等食物有助于血液、肌肉组织的生长；蔬菜、瓜果、芋类、菌菇类等食物能提供丰富的维生素和矿物质。

☺ 推荐药材、食物

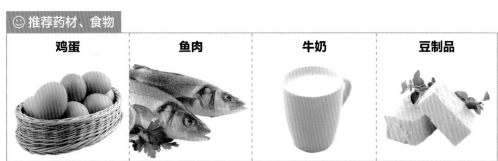

鸡蛋	鱼肉	牛奶	豆制品

培养良好生活习惯 由于酒精要经过肝脏进行代谢，过度饮酒容易形成酒精肝，而抽烟容易导致肝癌，因此要戒烟限酒；药物也必须经过肝脏解毒，因此在生活中要避免自行服用药物，以免影响肝脏代谢药物的能力；此外，要注意饮食卫生，不喝生水，不生吃海鲜。

保障充足睡眠 良好的睡眠是饮食和任何保健食品都无法替代的护肝要素，"人卧则血归于肝"，就是说当人处于躺卧位时，肝脏的血流量能增加1000~2000毫升，使肝脏得到更多的血液、氧气和营养的供给，有利于肝脏细胞的修复和再生。因此要保证足够的睡眠时间，成年人正常的睡眠时间是8小时，凌晨1点到3点是养肝血的最佳时间，晚上11点之前要上床睡觉。遇到不得不熬夜的情况时，在熬夜过程中应注意补充水分，并且在熬夜之后最好把睡眠补回来。

进行适当运动 适当锻炼是护肝的好办法，不仅可以促进血流通畅，使肝有足够的氧和营养物质的供应，还能加速新陈代谢，提高免疫力。可选择在清晨或傍晚进行适当的运动，每次不超过半小时，以不感到疲劳为度，运动最好能集精神与肉体一起锻炼，比如练习太极拳。运动要持之以恒才能得到收益，长期坚持不仅能滋养肝脏，还会养护其他脏器。

枸杞

滋肾润肺
补肝明目

● 性味
性平，味甘

● 归经
归肝、肾、
肺经

定义

枸杞是茄科植物枸杞或宁夏枸杞的成熟果实，其浆果为红色。

主要成分

含有甜菜碱、维生素B_1、维生素B_2、维生素C、铁、亚油酸、酸浆果红素等。

功效主治

枸杞具有滋肾润肺、补肝明目的功效。

主治肝肾阴亏、腰膝酸软、头晕目眩、目昏多泪、虚劳咳嗽、消渴、遗精等症。

选购与保存

选购枸杞时，以粒大、肉厚、种子少、色红、质柔软者为佳。另外，要特别注意，若枸杞的红色太过鲜亮，吃起来会有酸味，不宜购买。应将枸杞置阴凉干燥处保存，防闷热、防潮、防蛀。

健康药膳

参芪枸杞猪肝汤

原料 猪肝300克，党参、枸杞各10克，黄芪15克，盐适量。

做法 ❶猪肝洗净，切片；❷党参、黄芪均洗净，放入煮锅，加适量的水，以大火煮开，转小火熬成高汤；❸熬约20分钟，转中火，放入枸杞煮约3分钟，放入猪肝片，待水沸腾，加盐调味即可。

功效解读 此汤可补气养血、养肝明目。对两目昏花、白内障均有食疗作用。

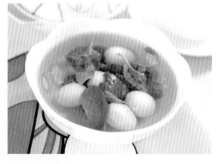

枸杞鹌鹑鸡肝汤

原料 鸡肝、鹌鹑蛋各150克，枸杞叶10克，盐5克，生姜3片。

做法 ❶鸡肝洗净，切片。枸杞叶洗净；❷鹌鹑蛋放入锅中煮熟，取出，剥蛋壳。生姜去皮，洗净，切片；❸将鹌鹑蛋、鸡肝、枸杞叶、生姜一起放入锅中，加水煮5分钟，调入盐煮至入味即可。

功效解读 此汤可滋补肝肾、养血明目。对眼睛干涩、疲劳、视力下降、夜盲症、青光眼等症均有食疗作用。

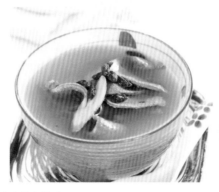

白芍

养肝补血
柔肝止痛

● **归经**
归肝、脾经

● **性味**
性凉，味苦、酸

🔍 **定义**

白芍是双子叶植物药毛茛科植物芍药的根。

🔍 **主要成分**

含有芍药苷、牡丹酚、芍药花苷、苯甲酸、挥发油、脂肪油、树脂、鞣质、淀粉、糖类、蛋白质等。

➕ **功效主治**

白芍具有养血柔肝、缓中止痛、敛阴收汗的功效（生白芍平抑肝阳，炒白芍养血敛阴，酒白芍可用于和中缓急、止痛）。多用于治疗泻痢腹痛、自汗盗汗、阴虚发热、月经不调、崩漏、带下等常见病症。

💚 **选购与保存**

选购白芍时，以根粗长、匀直，质坚实，粉性足，表面洁净者为佳。宜将白芍置于干燥处保存，防虫蛀。

健康药膳

白芍红豆鲫鱼汤

原料 鲫鱼1条（约350克），红豆500克，白芍10克，盐适量。

做法 ❶将鲫鱼收拾干净，红豆洗净、泡发；❷将白芍洗净，放入锅内，加水煎10分钟，取汁备用；❸另起锅，放入鲫鱼、红豆及白芍药汁，加2000～3000毫升水清炖，炖至鱼熟豆烂，加盐调味即可。

功效解读 此汤可疏肝止痛、利水消肿。对病毒性肝炎、肝硬化、肝腹水、下肢或全身水肿均有食疗作用。

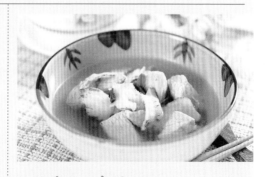

归芪白芍瘦肉汤

原料 当归、黄芪各20克，白芍10克，猪瘦肉60克，盐适量。

做法 ❶将当归、黄芪、白芍分别洗净，备用。将猪瘦肉洗净，切块，备用；❷锅洗净，置于火上，加适量清水，将当归、黄芪、白芍与猪瘦肉一起放入锅内，炖熟；❸最后加盐调味即可。

功效解读 此汤可补气活血、疏肝和胃。对体质虚弱、胁肋疼痛、肝炎、月经不调、产后血虚血淤均有食疗作用。

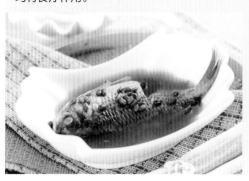

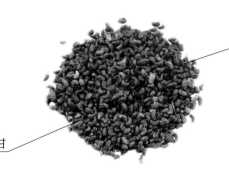

女贞子

滋补肝肾
乌须明目

● **性味**
性凉，味苦、甘

● **归经**
归肝、肾经

🔍 **定义**

女贞子是木犀科植物女贞的干燥成熟果实。

🔍 **主要成分**

含有女贞苷、橄榄苦苷、洋丁香酚苷、新女贞子苷、齐墩果酸、熊果酸、女贞子酸、女贞苷酸、β-谷固醇等。

🔼 **功效主治**

女贞子具有补肝肾、强腰膝的功效；还可增加冠状动脉血流量、降脂、降血糖、降低血液黏度。主治阴虚内热、头晕目花、耳鸣、腰膝酸软、须发早白等症。

💗 **选购与保存**

选购女贞子时，以粒大、饱满，色蓝黑，质坚实者为佳。宜将女贞子置于干燥处保存，防潮湿、防蛀、防霉。发现女贞子受潮或少量轻度虫蛀，应及时晾晒或用磷化铝熏杀。

健康药膳

女贞子鸭汤

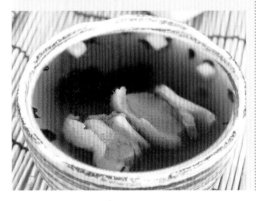

原料 鸭肉500克，枸杞30克，熟地黄、山药各100克，女贞子15克，盐适量。

做法 ❶将鸭肉洗净，切块；❷将枸杞、熟地黄、山药、女贞子均洗净，与鸭肉一同放入锅中，加适量清水，煮至鸭肉熟烂；❸最后加入盐调味即可。

功效解读 此汤可滋补肝肾、养阴益气。对心烦、心悸、盗汗、夜尿频多、肾阴亏虚型糖尿病等症均有食疗作用。

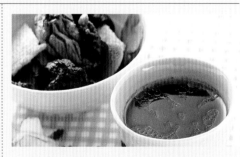

女贞子首乌鸡汤

原料 何首乌、女贞子各15克，当归、白芍各9克，茯苓8克，川芎6克，乌鸡1500克，小茴香2克，葱、盐、姜各10克，料酒20毫升。

做法 ❶乌鸡洗净、切块，姜去皮、洗净、拍松，葱洗净、切段；❷全部药材洗净，装入纱布袋；❸将乌鸡块和纱布袋放入炖锅内，加入3000毫升水，以大火烧沸，改用小火炖1小时后加入小茴香、葱段、盐、姜、料酒即可。

功效解读 此汤可补肝益肾、养血祛风。对眩晕耳鸣、腰膝酸软、须发早白、目暗不明等症均有食疗作用。

菊花

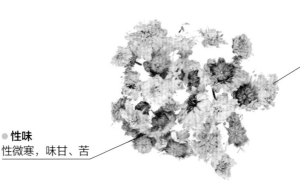

平肝明目
散风清热

● **归经**
归肺、脾、肝、肾经

● **性味**
性微寒，味甘、苦

🔍 **定义**

菊花是菊科植物菊的头状花序。

🔍 **主要成分**

含有挥发油、菊甙、刺槐甙、水苏碱、胆碱、氨基酸、维生素A、维生素B₁等。

🔍 **功效主治**

菊花具有平肝明目、散风清热、消渴止痛的功效。可用于治疗头痛、眩晕、目赤、心胸烦热、疗疮、肿毒等症。且菊花对于心绞痛、胸闷、心悸、头晕、头痛、四肢发麻等症均有不错的疗效。

❤ **选购与保存**

选购菊花时，以身干、花朵完整、颜色鲜艳、气清香、无杂质者为佳。应将菊花放于阴凉干燥处保存，以防霉坏、虫蛀，尤其夏、秋两季要勤加查看。菊花若出现霉蛀，宜烘干，不宜在烈日下暴晒，以防散瓣、变色。

第三章 护理肝脏的药膳食疗

健康药膳

菊花羊肝汤

原料 鲜羊肝200克，菊花、生姜片、葱花各5克，盐2克，料酒10毫升，胡椒粉、味精各1克，蛋清淀粉15克。

做法 ❶鲜羊肝洗净，切片。菊花洗净，浸泡；❷将羊肝片入沸水中稍余一下，用盐、料酒、蛋清淀粉浆好；❸锅内加油烧热，下姜片煸出香味，加水，放入羊肝片、胡椒粉、盐煮至汤沸，放菊花、味精、葱花煲至熟即可。

功效解读 此汤可清热祛火、疏风散热、养肝明目。对消除眼睛疲劳、恢复视力、防治心血管疾病及由风、寒、湿引起的肢体疼痛、麻木等症均有食疗作用。

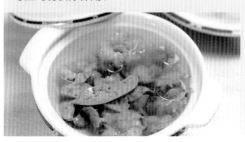

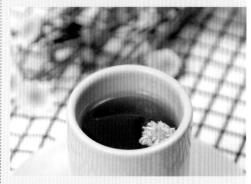

茯苓清菊茶

原料 菊花5克，茯苓7克，绿茶2克，矿泉水少许。

做法 ❶将茯苓磨粉，加少许矿泉水，搅拌均匀成汁；❷将菊花、绿茶均洗净；❸将茯苓汁、菊花、绿茶放入杯中，用300毫升左右的开水冲泡。

功效解读 此茶可清肝明目、疏风散热。对口干、火旺、目涩、眼睛疲劳以及由脾胃气虚引起的虚胖、面部水肿均有食疗作用。

95

柴胡

和解表里
疏肝升阳

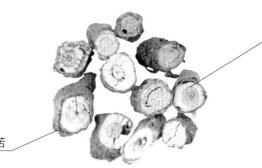

● **归经**
归肝、胆经

● **性味**
性微寒，味苦

🔍 **定义**

柴胡是伞形科植物北柴胡、狭叶柴胡的干燥根。

🔍 **主要成分**

含有柴胡皂苷、挥发油、脂肪酸、多糖、黄酮、多元醇、香豆素和多种微量元素等。

🔼 **功效主治**

柴胡具有和解表里、疏肝升阳的功效。主治肝郁气滞、寒热往来、胸满胁痛、口苦耳聋、头痛目眩、疟疾、下利脱肛、月经不调、子宫下垂、黄疸等症。

💚 **选购与保存**

选购柴胡时，以根条粗长、皮细、支根少者为佳。应将柴胡置于通风、阴凉干燥处保存，以防霉、防蛀。

健康药膳

柴胡枸杞羊肉汤

原料 柴胡3克，枸杞10克，羊肉片、油菜各200克，盐5克。

做法 ❶柴胡冲净，放入煮锅中加4碗水熬高汤，熬至约剩3碗，去渣留汁；❷油菜洗净，切段。枸杞放入高汤中煮软，再放入羊肉片，并加入油菜；❸待肉片煮熟，加入盐调味即可。

功效解读 此汤可疏肝和胃、升托内脏。对中老年体质虚弱、反胃、胃痛均有食疗作用。

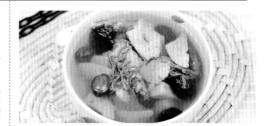

柴胡解郁猪肝汤

原料 猪肝180克，柴胡5克，蝉花10克，熟地12克，红枣6颗，盐6克，姜、淀粉、胡椒粉、香油各适量。

做法 ❶柴胡、蝉花、熟地、红枣均洗净。姜去皮洗净，切片；❷猪肝洗净，切薄片，加淀粉、胡椒粉、香油腌渍备用；❸将柴胡、蝉花、熟地、红枣、姜片放入瓦煲内，注入适量清水，以大火煲沸后改中火煲约2小时，放入腌浸好的猪肝片滚熟，最后加盐调味即可。

功效解读 此汤可滋补肝肾、聪耳明目、疏肝升阳。对口苦耳聋，头痛目眩，眼睛干涩、疲劳，青光眼均有食疗作用。

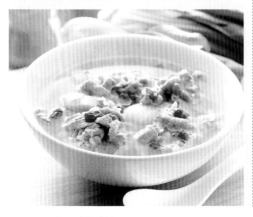

牡丹皮

清泻肝火
消炎降压

● **归经**
归心、肝、肾、肺经

● **性味**
性凉，味辛、苦

定义

牡丹皮是毛茛科植物牡丹的根皮。

主要成分

含有牡丹酚、牡丹酚苷、牡丹酚原苷、牡丹酚新苷、芍药苷、挥发油、植物固醇等。

功效主治

牡丹皮具有清热凉血、活血化淤的功效；还具有抗炎、镇静、降温、解痉、镇痛、抗动脉粥样硬化、利尿、抗溃疡的作用。主治热入血分、发斑、惊痫、吐衄、便血、骨蒸劳热、闭经、症瘕、痈疡、风湿热痹、跌打损伤等症。

选购与保存

选购牡丹皮时，以条粗长、皮厚、粉性足、香气浓、结晶状物多者为佳。应将牡丹皮置于通风干燥处保存，防霉，防蛀。

健康药膳

牡丹皮杏仁茶

原料 牡丹皮9克，杏仁、绿茶各12克，枇杷叶10克，红糖20克。

做法 ❶杏仁洗净，晾干，碾碎备用；❷牡丹皮、绿茶、枇杷叶均洗净，和杏仁一起放入锅中，加入适量水煎汁，去渣；❸最后加红糖至其融化，即可倒入杯中饮服。

功效解读 本品可活血消淤、止咳化痰、和胃止呕。对外感咳嗽、喘满、喉痹、肠燥便秘、闭经均有食疗作用。

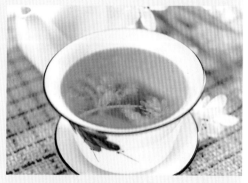

牡丹皮菊花茶

原料 金银花20克，牡丹皮、菊花、桑叶各9克，杏仁6克，芦根30克（新鲜的加倍），蜂蜜适量。

做法 ❶将金银花、牡丹皮、菊花、桑叶、杏仁、芦根均用水略冲洗；❷一起放入锅中加水煮，煮沸后盛汤；❸待凉后加入蜂蜜即可。

功效解读 本品可清热祛火、疏风散热、养肝明目。对口干、火旺、目涩，由风、寒、湿引起的肢体疼痛均有食疗作用。

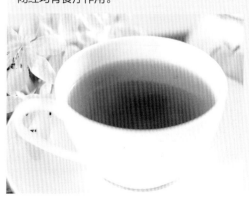

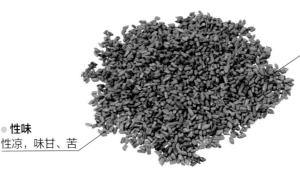

决明子

助肝气 益精水

性味
性凉，味甘、苦

归经
归肝、胆、肾、大肠经

定义

决明子是豆科一年生草本植物决明或钝叶决明的成熟种子。

主要成分

含有大黄酚、大黄素、芦荟大黄素、大黄酸、大黄素葡萄糖苷、大黄素甲醚、决明素、大黄素蒽酮、橙黄决明素、决明松、决明内脂、蛋白质等成分。

功效主治

具有清肝明目，利水通便的功效。主治风热赤眼、青盲、雀目、高血压、肝炎、肝硬化腹水、习惯性便秘等症。

选购与保存

决明子外观为马蹄形小颗粒，选购时以颗粒均匀、饱满，黄褐色者为佳。决明子应密封保存，且置于干燥通风的地方，防鼠食及虫蛀。

健康药膳

决明子鸡肝苋菜汤

原料 苋菜250克，鸡肝2副，决明子15克，盐适量。

做法 ❶将苋菜剥取嫩叶和嫩梗，洗净，沥干。鸡肝洗净，切片，去血水后捞出，冲净；❷决明子装入纱布袋，口袋扎紧，放入煮锅中，加水1200毫升熬成高汤，捞出药袋；❸高汤中先放苋菜，煮沸后放鸡肝片，待煮开后，加盐调味即可。

功效解读 此汤可清肝明目、疏风止痛。对肝炎、肝硬化腹水、高血压、小儿疳积、夜盲、风热眼痛等症均有食疗作用。

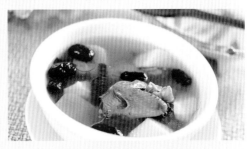

决明子杜仲鹌鹑汤

原料 鹌鹑1只，杜仲50克，山药100克，决明子15克，枸杞25克，红枣6颗，生姜5片，盐8克，味精3克。

做法 ❶鹌鹑洗净，去内脏，剁成块。杜仲、枸杞、红枣、山药均洗净备用；❷决明子装入纱布袋且扎紧袋口，放入煮锅中，加水1200毫升熬成高汤，捞出药袋；❸高汤中加入杜仲、枸杞、红枣、山药、生姜，以大火煮沸后改小火煲3小时，最后加盐和味精调味即可。

功效解读 此汤可补益肝肾、疏肝明目。对高血压、夜盲症、风热眼痛均有食疗作用。

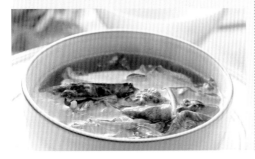

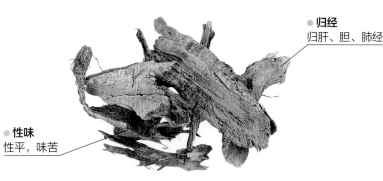

虎杖

祛风通络
清肝利胆

● **归经**
归肝、胆、肺经

● **性味**
性平，味苦

🔍 定义

虎杖是蓼科植物虎杖的根茎。

🔍 主要成分

含有大黄素、大黄素甲醚、大黄酚、蓼苷、有机酸、葡萄糖苷、多糖、铜、铁、锰、锌、钾及钾盐等。

⊕ 功效主治

虎杖具有清热解毒、利胆退黄、祛风利湿、散淤定痛、止咳化痰的功效。可治疗风湿性筋骨疼痛、湿热黄疸、淋浊带下、妇女经闭、产后恶露不下、症瘕、咳嗽痰多、痔漏下血、跌扑损伤、烫伤、恶疮癣疾等症。

♡ 选购与保存

选购虎杖时，以根条粗壮、内芯不枯朽者为佳。应将虎杖置于干燥处保存，防霉，防蛀。

健康药膳

虎杖山药蜜

原料 虎杖、山药各15克，党参25克，红枣、莪术、蜂蜜各10克。

做法 ❶将党参、山药、虎杖、红枣、莪术分别洗净，浸泡1小时；❷再一起放入瓦罐中，加适量水，以小火慢煎1小时，滤出头汁500毫升；❸向滤出的头汁中加水再煎，滤出300毫升的药汁，将此药汁与蜂蜜一同放入锅中，再以小火煎5分钟，冷却即可饮用。

功效解读 本品可清热解毒、利胆止痛、破血散结。对慢性病毒性肝炎、肝癌、肝脏肿大疼痛均有食疗作用。

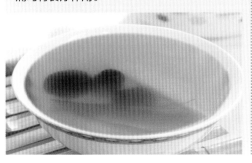

虎杖泽泻茶

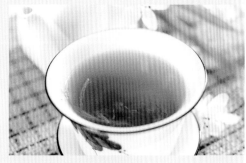

原料 虎杖、泽泻各10克，红枣15克，蜂蜜20克。

做法 ❶将红枣洗净，温水泡发30分钟，留浸泡液，去核，备用；❷将泽泻、虎杖分别洗净，各煎煮30分钟，再合并滤汁，倒入砂锅中；❸再向砂锅中加入红枣及其浸泡液，以小火共煮15分钟，加入蜂蜜拌匀即可。

功效解读 本品可祛痰除湿、清热降脂。对痰湿内阻型脂肪肝、小便不利、水肿胀满、高脂血症均有食疗作用。

香附

疏肝理气
调经止痛

归经
归肝、肺、脾、胃经

性味
性平，味辛、微苦、甘

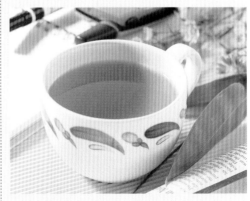

🔍 定义

香附是莎草科植物莎草的根茎。

🔍 主要成分

含有淀粉、葡萄糖、果糖、挥发油、三萜类、黄酮类、生物碱、柠檬烯、β-蒎烯、桉油素、樟烯等。

⊕ 功效主治

香附具有理气解郁、调经止痛、安胎的功效。主治肝郁气滞，胸、胁、脘腹胀痛，消化不良，胸脘痞闷，寒疝腹痛，崩漏带下，经行腹痛，胎动不安，乳房胀痛，月经不调，痛经等症。

♡ 选购与保存

选购香附时，以个大、色棕褐、质坚实、香气浓郁者为佳。应将香附置于阴凉、通风、干燥处密封保存，以免香气挥发殆尽。

健康药膳

莲心香附茶

原料 莲心3克，香附9克。

做法 ❶将莲心、香附均洗净，一同倒入锅中；❷锅中加入350毫升水，先以大火煮，水开后转小火慢煮至约剩250毫升水；❸取茶饮用。

功效解读 本品可理气解郁、强心降压、调经止痛。对抑郁症、高血压、月经不调、经闭、痛经均有一定的食疗作用。

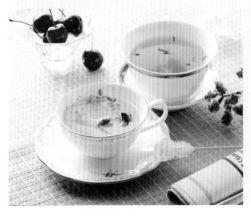

川芎香附茶

原料 香附（炒）9克，川芎10克，茶叶6克。

做法 ❶将香附、川芎分别洗净，晾干，研为细末，再混匀，装入棉布袋中；❷锅中加入适量清水，放入茶叶，以大火煮沸；❸转小火，放入棉布袋，闷煮15分钟，取清汁服用即可。

功效解读 本品可理气解郁、散淤止痛。对气郁日久所致的头痛、疲劳、情绪波动均有食疗作用。

郁金

活血止痛
疏肝解郁

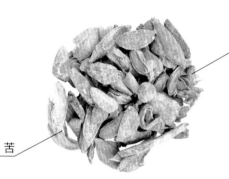

● **归经**
归肝、心、肺经

● **性味**
性凉，味辛、苦

🔍 **定义**

郁金是姜科植物温郁金、姜黄、广西莪术、蓬莪术及川郁金的块根。

🔍 **主要成分**

含有挥发油、姜黄素、淀粉、脂肪油、橡胶、黄色染料、葛缕酮、水芹烯等。

⊙ **功效主治**

郁金具有活血止痛、行气解郁、清心凉血、利胆退黄的功效。主治胸胁脘腹疼痛、月经不调、痛经、经闭、跌打损伤、热病神昏、惊痫、癫狂、血热吐衄、血淋、砂淋、黄疸等症。

♡ **选购与保存**

黄郁金以个大、肥满、外皮皱纹细、断面橙黄色者为佳；黑郁金以个大、外皮少皱缩、断面灰黑色者为佳；白丝郁金以个大、皮细、断面结实者为佳。郁金应置于通风干燥处保存。

健康药膳

田七郁金炖乌鸡

原料　田七6克，郁金9克，乌鸡500克，姜、葱、盐各5克，大蒜10克。

做法　❶田七洗净，切成绿豆大小的粒。郁金洗净，润透，切片。乌鸡洗净，斩件。大蒜洗净去皮，切片。姜洗净，切片。葱洗净，切段；❷在乌鸡块上撒盐，抹匀；❸锅置火上注入适量清水，放入乌鸡块、姜、葱、大蒜、田七和郁金，以大火炖50分钟即可。

功效解读　本品可行气解郁、理气止痛、凉血破瘀。对胸腹胁肋诸痛、热病神昏、肝气郁结引起的消化性溃疡均有食疗作用。

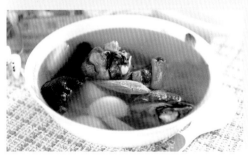

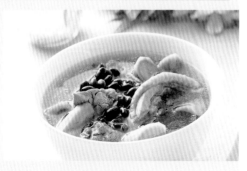

郁金黑豆炖鸡

原料　鸡腿1只，黑豆150克，牛蒡100克，郁金9克，盐5克。

做法　❶黑豆洗净，浸泡30分钟。牛蒡削皮，洗净，切块；❷鸡腿剁块，入开水中氽烫后捞出备用；❸黑豆、牛蒡、郁金先下锅，加适量的水煮沸，转小火炖15分钟，再放鸡肉续炖30分钟，待肉熟豆烂，加盐调味即可。

功效解读　本品可温中益气、行气活血、补精添髓。对胸胁脘腹疼痛、月经不调、惊痫、癫狂、黄疸尿赤均有食疗作用。

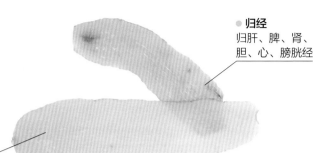

天麻

定风止痉
平抑肝阳

● 归经
归肝、脾、肾、胆、心、膀胱经

● 性味
性平，味甘

🔍 定义

天麻是兰科植物天麻的块茎。

🔍 主要成分

含有天麻素、香荚兰醇、香荚兰醛、琥珀酸、生物碱、黏液质、维生素A等。

⊕ 功效主治

天麻具有平肝潜阳、息风定惊的功效。还可缓解平滑肌痉挛，缓解心绞痛、胆绞痛。主治眩晕、头风头痛、肢体麻木、抽搐拘挛、半身不遂、语言蹇涩、急慢惊风、小儿惊痫动风等症。

♡ 选购与保存

天麻以色黄白、半透明、肥大坚实、嚼之黏牙者为佳；色灰褐、外皮未去净、体轻、断面中空者为次。应将天麻置于通风干燥处保存，防霉、防虫蛀。

健康药膳

天麻鱼头汤

原料 鱼头1个，天麻15克，茯苓2片，枸杞10克，米酒1汤匙，姜5片，葱段适量，盐少量。

做法 ❶天麻、茯苓均洗净，一同入锅，加水5碗，煎汤，熬至3碗；❷鱼头用开水汆烫，捞起备用；❸将鱼头和姜片放入煮开的天麻、茯苓汤中，待鱼头煮至将熟，放入枸杞、米酒，再稍煮片刻，放入葱段，加盐调味即可。

功效解读 此汤可平肝熄风、健脑安神。对偏头痛、眩晕、肢体麻木、癫痫抽搐、高血压均有一定的食疗作用。

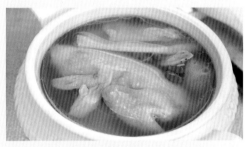

天麻黄精炖乳鸽

原料 乳鸽1只，天麻、黄精、枸杞各少许，盐、葱各3克，姜3片。

做法 ❶乳鸽收拾干净，天麻、黄精洗净稍泡，枸杞洗净泡发，葱洗净切段；❷热锅注水烧沸，下乳鸽滚尽血渍、捞起；❸炖盅注入水，放入天麻、黄精、枸杞、乳鸽、姜片，以大火煲沸后改小火煲3小时，放入葱段，加盐调味即可。

功效解读 本品可平肝养肾、息风降压。对高血压、动脉硬化、中风、老年痴呆均有食疗作用。

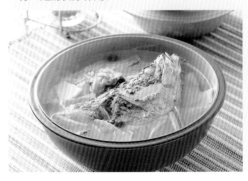

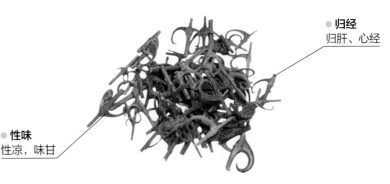

钩藤

清热平肝
熄风定惊

● 性味
性凉，味甘

● 归经
归肝、心经

🔍 定义
钩藤是茜草科植物钩藤或华钩藤及其同属多种植物的带钩枝条。

🔍 主要成分
含有地榆素、糖脂、已糖胺、缝籽木素甲醚、脂肪酸、草酸钙、钩藤碱等。

⊕ 功效主治
钩藤具有清热平肝，熄风定惊的功效。主治

肝火上逆引起的头痛目赤，肝阳上亢引起的头晕目眩，热盛动风引起的惊痫，小儿惊风、夜啼，子痫，中风瘫痪，肢节挛急等症。

♥ 选购与保存
选购钩藤时，以双钩形如锚状，茎细，钩结实、光滑，色红褐或紫褐者为佳。钩藤应置于通风干燥处保存，防霉。

健康药膳

钩藤天麻饮

原料 天麻10克，钩藤、黄芩各9克，杜仲8克。

做法 ❶天麻、钩藤、黄芩、杜仲分别洗净，备用；❷将所有食材一起放入锅中，加水600毫升，以大火煮开后续煮8分钟；❸用干净的纱布滤去药渣，将药汁倒入杯中，即可饮用。

功效解读 本品可平肝潜阳、熄风止痉。对小儿惊风、高热神昏均有食疗作用。

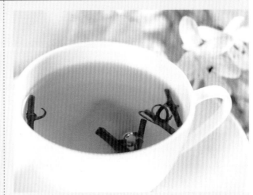

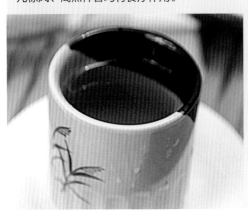

钩藤白术饮

原料 钩藤50克，白术30克，冰糖20克。

做法 ❶白术洗净，放入锅中，注水300毫升，以小火煎半小时；❷钩藤洗净，放入煮白术的锅中，以小火再煎煮10分钟；❸加入冰糖，一边煮一边轻轻搅拌，煮至冰糖融化后关火，待凉后即可服用。

功效解读 本品可清肝明目、滋阴潜阳。对夜盲症、目赤眼花、维生素A缺乏均有食疗作用。

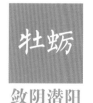

牡蛎

敛阴潜阳
止汗涩精

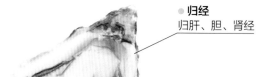

● **归经**
归肝、胆、肾经

● **性味**
性凉，味咸、湿

🔍 **定义**

牡蛎是双壳类软体动物。

🔍 **主要成分**

含有蛋白质、脂肪、碳水化合物、钙、磷、铁、维生素A、维生素B₁、维生素B₂、尼克酸、铜、锌、锰、钡、碘、硒等。

💡 **功效主治**

牡蛎具有敛阴潜阳、养血、充肌、止汗、涩精、化痰软坚的功效。可用来治疗惊痫、眩晕、自汗、盗汗、遗精、淋浊、崩漏、带下、瘰疬、瘿瘤等症。

💙 **选购与保存**

选购牡蛎时，以个大、外形完整结实、表面无沙和碎壳、肉质饱满且鲜活者为佳。宜将牡蛎置于干燥处保存。

健康药膳

猪骨牡蛎炖鱼汤

原料 鲭鱼1条，猪骨肉、牡蛎各50克，盐2克，葱段适量。

做法 ❶将猪骨、牡蛎冲洗干净，一同入锅加1500毫升水熬成高汤，熬至约3碗，取汤弃渣；❷将鲭鱼处理干净，切段，拭干。入油锅炸至酥黄，捞起；❸将炸好的鱼放入高汤中，熬至汤汁呈乳黄色时，加葱段、盐调味即可。

功效解读 此汤可平肝潜阳、补虚安神、敛汗固精。对惊痫眩晕、自汗盗汗、遗精、崩漏带下、溃疡久不收口有食疗作用。长期服用能壮筋骨、益寿命，并可治疗和改善男人性无能及不育症。

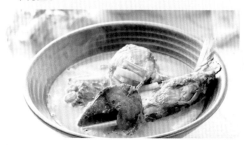

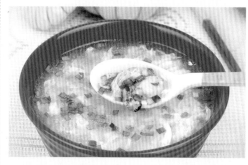

牡蛎豆腐汤

原料 牡蛎肉、豆腐各100克，鸡蛋1个，韭菜50克，盐、味精、葱段、香油、高汤各适量。

做法 ❶将牡蛎肉洗净，豆腐洗净切成细丝，韭菜洗净切末，鸡蛋打入碗中搅匀；❷起油锅，将葱炝香，倒入高汤，放入牡蛎肉、豆腐丝，调入盐、味精煲至入味；❸再下入韭菜末、鸡蛋，淋上香油即可。

功效解读 此汤可潜阳敛阴、清热润燥。对胃痛吞酸、自汗、遗精、崩漏带下、糖尿病均有食疗作用。

乌梅

**生津止渴
开胃涩肠**

● **性味**
性平，味酸、涩

🔍 定义

乌梅是蔷薇科植物梅的干燥未成熟果实。

🔍 主要成分

含有茶酸、梅酸、苦味酸、柠檬酸、谷固醇、齐墩果酸等。

⊕ 功效主治

乌梅具有收敛生津、安蛔驱虫、开胃涩肠的功效。主治久咳、虚热烦渴、久疟、久泻、痢疾、便血、尿血、血崩、蛔厥腹痛、呕吐、钩虫病、牛皮癣、胬肉等症。

♡ 选购与保存

选购乌梅时，以个大、肉厚、核小、外皮乌黑色、不破裂露核、柔润、味极酸者为佳。将乌梅置于阴凉干燥处保存，也可将乌梅真空包装后保存，并防霉、防虫。

健康药膳

乌梅银耳鲤鱼汤

原料 鲤鱼300克，银耳100克，乌梅6颗，盐适量，姜3片，香菜少许。

做法 ❶鲤鱼处理干净。起油锅，放入姜片，煎至香味出来后，放入鲤鱼，煎至金黄；❷银耳泡发，切成小朵，同煎好的鲤鱼一起放入炖锅，加水适量；❸再加入乌梅，以中火煲1小时，待汤色转成奶白色，加盐调味，最后撒上香菜即可。

功效解读 此汤可收敛生津、补脾健胃、滋阴润燥。对肺虚久咳、虚热烦渴、久泻久痢均有食疗作用。

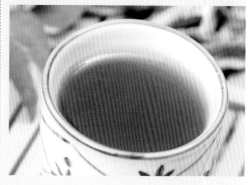

乌梅汁

原料 乌梅10颗，冰糖适量。

做法 ❶将乌梅洗净备用。汤锅上火，加入适量清水，放入乌梅，以大火煮开；❷转小火慢慢炖煮，直至汤色变成深棕色透明、梅肉化开为止；❸继续煎煮，将汤汁煮成浓缩汁，加冰糖调味即可。

功效解读 本品可健脾和胃、生津去火、补养肝肾。对夏日烦躁、预防中暑、食欲不振、降血压、降血脂、消除胆固醇均有食疗作用。

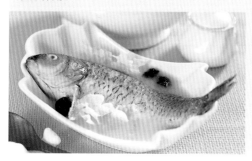

猪肝

补肝明目
养血补血

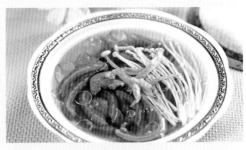

● **归经**
归肝经

● **性味**
性温，味甘、苦

🔍 **定义**

猪肝，即猪的肝脏，是猪体内储存养料和解毒的重要器官。

🔍 **主要成分**

含有蛋白质、硫胺素、核黄素、尼克酸、卵磷脂、铁、磷、维生素A、维生素C、微量元素等。

⊕ **功效主治**

猪肝具有补肝明目、养血补血的功效。还可预防眼睛干涩、疲劳，调节和改善贫血病人造血系统的生理功能，增强人体免疫力，抗氧化，防衰老。主治血虚萎黄、夜盲、目赤、浮肿、脚气等症。

💙 **选购与保存**

选购猪肝时，以质软且嫩、手指稍用力可插入切开处者为佳。最好现买现吃，不宜保存。

健康药膳

猪肝汤

原料 猪肝300克，小白菜适量，盐1/4茶匙，米酒2大匙，淀粉半杯，香油1茶匙，姜丝适量。

做法 ❶猪肝洗净，切成薄片，蘸淀粉，入水中汆烫，捞出备用；❷锅上火，加入适量清水，以大火煮沸，放入小白菜、盐、姜丝，最后再把猪肝放进去，稍沸熄火；❸淋上米酒、香油即可。

功效解读 此汤可补血养肝、清热明目。对肺热咳嗽、口渴胸闷、目赤、浮肿、心烦均有食疗作用。

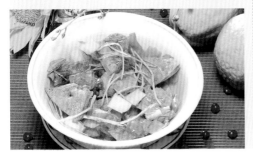

西红柿猪肝汤

原料 猪肝150克，金针菇50克，西红柿、鸡蛋各1个，盐、酱油各5克，味精3克。

做法 ❶猪肝洗净切片。西红柿入沸水中稍烫，去皮，切块。金针菇洗净。鸡蛋打散；❷将切好的猪肝入沸水中汆去血水；❸锅上火加油，下猪肝、金针菇、西红柿翻炒一会儿，加入适量清水煮10分钟，淋入蛋液，调入盐、酱油、味精即可。

功效解读 此汤可凉血平肝、健脾降压、清热利尿。对因肝血亏虚引起的两目干涩、目赤肿痛、口腔溃疡、口舌生疮均有食疗作用。

鳝鱼

**养血祛风
温补肝脾**

● **归经**
归肝、脾、肾经

● **性味**
性温，味甘

🔍 定义

鳝鱼属合鳃鱼目合鳃鱼科黄鳝属。

🔍 主要成分

含有蛋白质、钙、磷、铁、维生素B$_1$、维生素B$_2$、维生素C、尼克酸，以及能调节血糖的鳝鱼素等。

⊕ 功效主治

鳝鱼具有补气养血、祛风湿、强筋骨、壮阳

等功效。可用于降低血液中胆固醇的浓度，预防因动脉硬化而引起的心血管疾病，还可用于辅助治疗面部神经麻痹、中耳炎、乳房肿痛等症。

♡ 选购与保存

鳝鱼宜选个体肥壮、体色为灰黄色的活鳝。鳝鱼最好现杀现烹，不要吃死鳝鱼，特别是不宜食用已死半天以上的鳝鱼。

健康药膳

鳝鱼土茯苓汤

原料 鳝鱼、蘑菇各100克，当归8克，土茯苓、赤芍各10克，盐、米酒各适量。

做法 ❶鳝鱼处理干净，切段。蘑菇洗净。当归、土茯苓、赤芍均洗净；❷锅上火，加入适量清水，并将所有食材以及米酒同时放入锅中，以大火煮沸，转小火续煮20分钟；❸最后加盐调味即可。

功效解读 此汤可补气养血、清热利尿、降压降脂。对高血压、高脂血症均有食疗作用。

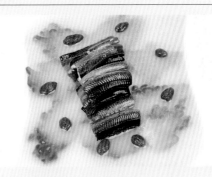

鳝鱼苦瓜枸杞汤

原料 鳝鱼300克，苦瓜40克，枸杞10克，高汤适量，盐少许。

做法 ❶将鳝鱼处理干净，切段，汆水。苦瓜洗净，去籽，切片。枸杞洗净备用；❷净锅上火，倒入高汤，放入鳝段、苦瓜、枸杞，大火烧开后，适当熬煮，调入盐，煲至熟即可。

功效解读 此汤可清热解毒、养血祛风、降糖降压。对风湿痹痛、疮肿、热病烦渴、痔子、眼结膜炎、小便短赤、糖尿病、高血压均有食疗作用。

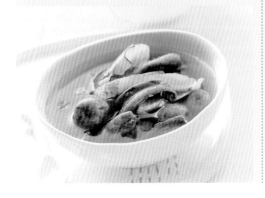

海带

泄热利水
祛脂降压

● **归经**
归肝、胃、肾经

● **性味**
性寒，味咸

🔍 定义

海带是褐藻的一种。

🔍 主要成分

含有碘、铁、钙、甘露醇、胡萝卜素等。

⊕ 功效主治

海带具有化痰软坚、泄热利水、止咳平喘、祛脂降压、散结抗癌的功效。其还能防治夜盲症、维持甲状腺正常功能、抑制乳腺癌的发生。

可用于治疗瘿瘤、瘰疬、疝气下堕、咳喘、水肿、高血压、冠心病、肥胖病等症。

♡ 选购与保存

选购海带时，以质厚实、形状宽长、身干燥、色淡黑褐或深绿、边缘无碎裂或黄化现象者为佳。将干海带剪成长段、洗净，加淘米水共煮30分钟，放凉后切成条，分别装在保鲜袋中，放入冰箱冷冻室保存。

健康药膳

海带海藻瘦肉汤

原料 猪瘦肉350克，海带、海藻各适量，盐6克。

做法 ❶将猪瘦肉洗净，切块，氽水。海带洗净，切片。海藻洗净；❷将猪瘦肉氽水，去除血腥；❸将猪瘦肉、海带、海藻放入锅中，加入清水，炖2小时至汤色变浓后，调入盐即可。

功效解读 此汤可化痰利水、软坚散结、降压降脂。对动脉硬化、高血压、高脂血症、水肿、肥胖、乳腺增生均有食疗作用。

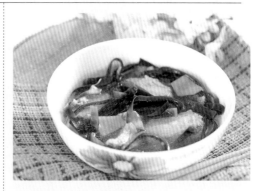

海带炖排骨

原料 海带50克，排骨200克，料酒、盐、味精、白糖、葱段、姜片各适量。

做法 ❶海带泡发，洗净，切丝。排骨洗净，切块；❷锅烧热，下排骨煸炒，加料酒、盐、白糖、葱段、姜片和清水，烧至排骨熟透后，加入海带烧至入味；❸加味精调味即可。

功效解读 本品可软坚化痰、清热利尿。对甲状腺肿大、咳嗽痰多、湿热型肥胖症、皮肤瘙痒均有食疗作用。

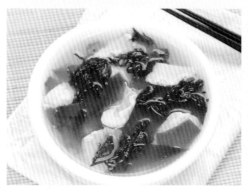

芹菜

清热平肝
凉血降压

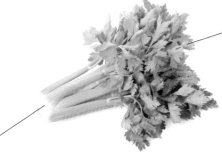

● **性味**
性凉，味甘、辛

定义

芹菜是伞形科植物芹菜的茎叶。

主要成分

含有蛋白质、甘露醇、食物纤维、维生素A、维生素B$_1$、维生素B$_2$、维生素C、维生素P等。

功效主治

芹菜具有清热除烦、平肝、利水消肿、凉血止血的作用。对高血压、头痛、头晕、暴热烦渴、黄疸、水肿、小便热涩不利，妇女月经不调、赤白带下、痄腮等症均有食疗作用。

选购与保存

选购芹菜时，以色泽鲜绿、叶柄厚、茎部稍呈圆形、内侧微内凹者为佳。贮存时可用保鲜膜将茎叶包严，根部朝下，竖直放入水中，水没过芹菜根部5厘米，可保持芹菜一周内不老不蔫。

健康药膳

芹菜金针菇瘦肉汤

原料 猪瘦肉300克，金针菇50克，芹菜100克，响螺适量、盐、鸡精各5克。

做法 ❶猪瘦肉洗净，切块。金针菇洗净，浸泡。芹菜洗净，切段。响螺洗净，取肉；❷将猪瘦肉、响螺肉放入沸水中氽水后捞出备用；❸锅中注水，烧沸，放入猪瘦肉、金针菇、芹菜、响螺肉，慢炖2.5小时，加入盐和鸡精调味即可。

功效解读 此汤可平肝明目、滋阴润肠。对黄疸、头痛头晕、消渴赢瘦、热病伤津、便秘均有食疗作用。

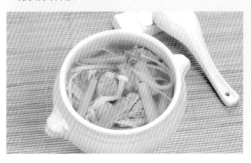

芹菜西洋参瘦肉汤

原料 芹菜、猪瘦肉各150克，西洋参20克，盐5克。

做法 ❶芹菜洗净，去叶，梗切段。猪瘦肉洗净，切块。西洋参洗净，切丁，浸泡；❷将猪瘦肉放入沸水中氽烫，洗去血污；❸再将芹菜、猪瘦肉、西洋参放入沸水锅中小火慢炖2小时，再改为大火，加盐调味即可。

功效解读 此汤可清热除烦、平肝明目、利水消肿。对高血压、头痛、头晕、暴热烦渴、黄疸、水肿、小便热涩不利均有食疗作用。

甲肝

保肝脏 抗病毒

甲型病毒性肝炎，简称"甲型肝炎""甲肝"，是由甲型肝炎病毒（HAV）引起的，以肝脏炎症病变为主的一种传染病，主要通过粪—口途径传播。甲肝属于中医"黄疸""胁痛"的范畴，是湿热邪毒侵袭肌体，脾失健运，熏蒸肝胆所致。中医治疗肝病，可结合疏肝、柔肝、益胃阴的药物进行。

🔍 易发人群

学龄前儿童和青壮年易患甲肝。

⊙ 症状表现

表现有畏寒、发热、食欲减退、恶心、疲乏、肝肿大及肝功能异常等症状。

♡ 生活调理

切断传播途径，注意饮食、水源及粪便的处理，养成良好的卫生习惯，饭前便后勤洗手；共用餐具要消毒，最好实行分餐；生食与熟食的切菜板、刀具和贮藏容器均应严格分开，防止污染。

☺ 推荐食物

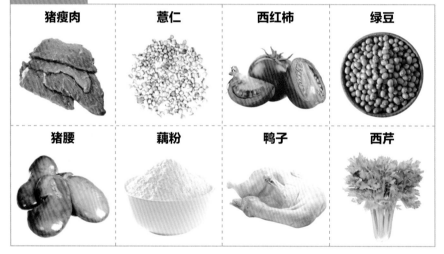

| 猪瘦肉 | 薏仁 | 西红柿 | 绿豆 |
| 猪腰 | 藕粉 | 鸭子 | 西芹 |

☹ 禁忌食物

忌肥肉类、鹅肉、虾、蛋类、辣椒、胡椒、生姜等。

☺ 推荐中药材

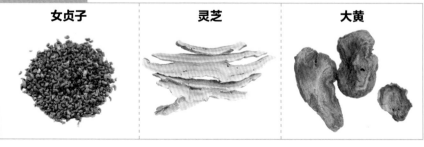

| 女贞子 | 灵芝 | 大黄 |

女贞子蒸带鱼

主料 女贞子20克，带鱼1条。

配料 生姜10克。

做法

1. 将带鱼洗净，去内脏及头鳃，切成段；生姜洗净切丝；女贞子洗净备用。
2. 将带鱼放入盘中，放入蒸锅蒸熟。
3. 再将女贞子放入盘中，加水继续蒸20分钟，撒上姜丝即可。

功效解读

此汤具有增强体质、抗病毒的功效，对各型肝炎患者均有食疗作用。

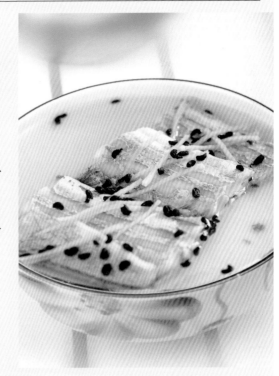

灵芝瘦肉汤

主料 黄芪、党参各15克，灵芝30克，猪瘦肉100克。

配料 生姜、葱、盐各适量。

做法

1. 将黄芪、党参、灵芝均洗净；将猪瘦肉洗净，切块。
2. 将黄芪、党参、灵芝与猪瘦肉、生姜一起放入锅中，加入适量水，以小火炖至肉熟。
3. 加入盐、葱调味即可。

功效解读

此汤有补气固表、保肝护肝、抗病毒的功效，对甲肝患者大有益处。

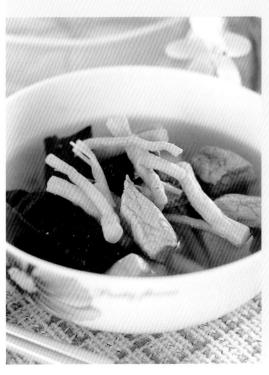

乙肝

益阴生津
清热解毒

乙肝即乙型肝炎，乙肝病毒检测为阳性，病程超过半年或有慢性肝炎表现。乙肝主要通过血液、母婴和性接触进行传播。临床表现为乏力、畏食、恶心、腹胀、肝区疼痛等症状；肝大，质地为中等硬度，有轻压痛；病情重者可伴有蜘蛛痣、肝掌、肝病面容、脾大等症状；此外，肝功能可异常或持续异常。根据临床表现，乙肝可分为轻度、中度和重度。

🔍 易发人群

免疫力弱者，有肝炎家族史的小孩，孕妇，老年人，长期嗜酒者均易患乙肝。

⊕ 症状表现

表现有面色晦暗或黝黑、食欲不振、恶心、厌油、腹胀。严重情况下会出现黄疸，皮肤、小便发黄，右上腹肝区疼痛不适。部分患者还会出现手掌表面充血性发红、皮肤长有蜘蛛痣。

♡ 生活调理

喝酒时不要贪杯，最好戒酒，体内酒精过多会对肝脏有很大伤害；另外，饮食要洁净，不吃生冷食物。

☺ 推荐食物

| 莲藕 | 鲫鱼 | 鳜鱼 | 豆腐 |
| 西红柿 | 荠菜 | 猪瘦肉 | 猕猴桃 |

☹ 禁忌食物

忌肥肉、辣椒、茴香、咸肉、腌制品、咸菜、鹅肉等。

☺ 推荐中药材

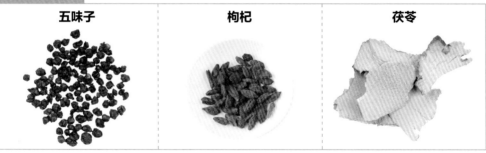

| 五味子 | 枸杞 | 茯苓 |

垂盆草粥

主料 垂盆草、粳米各30克。

配料 冰糖15克。

做法

1. 粳米洗净、备用，垂盆草洗净。净锅上火，加入适量清水，放入垂盆草，煎煮10分钟左右成药汁，捞出药草。
2. 将煎取的药汁与粳米一同熬煮成稀粥。
3. 最后加入冰糖调味即成。

功效解读

此汤具有利湿退黄、清热解毒的功效，对小儿病毒性肝炎、肝功能异常有辅助治疗作用。

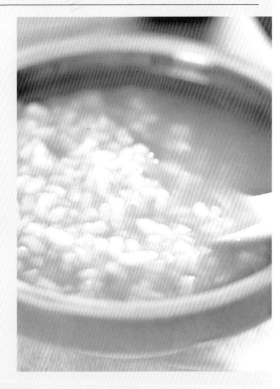

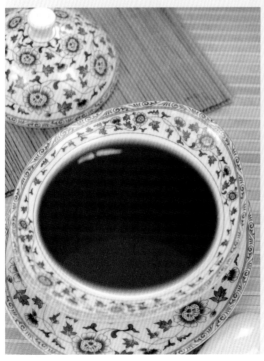

五味子茶

主料 五味子5克。

做法

1. 将五味子洗净，晾干，研成细末，倒入杯中，用少许清水微微化开，成浓稠药汁状，备用。
2. 清水烧沸，倒入盛有五味子药汁的杯中。
3. 加盖焖10分钟左右即可，代茶频饮。

功效解读

本品具有益阴生津、降低转氨酶的功效，可用于治疗因传染性肝炎所致的转氨酶升高症状。

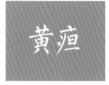

黄疸

利湿退黄
抑制病毒

黄疸是一种由于血清中胆红素升高，致使皮肤、黏膜和巩膜发黄的病症。一旦发现黄疸，应立即隔离治疗，并对患者的食具、用具、衣物等进行消毒。待黄疸消退后，不宜立即停药，应根据病情继续治疗，以免复发。中医认为，该病症是由湿热邪毒侵袭肌体，脾失健运，熏蒸肝胆所致。中医治疗黄疸，以清热利湿、退黄为主。

易发人群

患有某些肝脏病、胆囊病、血液病、产科疾病等患者易患黄疸；甲状腺功能低下者易患黄疸；新生儿易患黄疸。

症状表现

表现有皮肤、眼睛巩膜等组织发黄，尿色较深，粪便颜色变淡等。

生活调理

饮食有节、宜清淡，不嗜酒，不进食不洁净、生冷未熟的食物。另外，多休息，保持心情舒畅。患者经治疗黄疸消退后，不宜马上停药，应根据病情继续治疗，以免复发。

😊 推荐食物

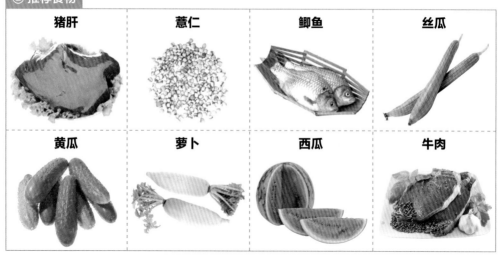

| 猪肝 | 薏仁 | 鲫鱼 | 丝瓜 |
| 黄瓜 | 萝卜 | 西瓜 | 牛肉 |

😞 禁忌食物

忌螃蟹、螺蛳、糯米、红枣、橘子、辣椒、肥肉、咸肉、酒、烟、咖啡等。

😊 推荐中药材

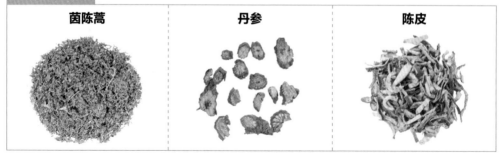

| 茵陈蒿 | 丹参 | 陈皮 |

茵陈炒蛤蜊

主料 茵陈30克，蛤蜊300克。

配料 盐、味精、姜片各适量。

做法

1. 蛤蜊放入清水中，加适量盐，先养24小时，注意坚持换水，再捞出洗净备用；茵陈洗净备用。
2. 锅烧热放油，下姜片爆香，再下蛤蜊煸炒。
3. 最后放入茵陈及适量水，烧到蛤蜊熟烂，加入盐、味精调味，起锅装盘即可。

功效解读

本品具有利湿退黄、抑制肝病毒的功效，可用于急、慢性肝炎及胆囊炎、黄疸等的辅助治疗。

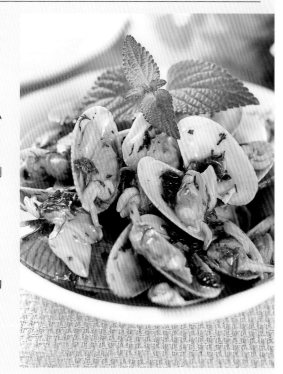

第三章 护理肝脏的药膳食疗

茵陈姜糖茶

主料 茵陈15克，生姜12克。

配料 红糖30克。

做法

1. 茵陈洗净，备用；生姜去皮，洗净，用刀拍碎。
2. 将茵陈、生姜一同放入锅中，加入适量清水，以大火煮沸。
3. 最后加入红糖调味即可。

功效解读

本品具有清热除湿、利胆退黄的功效，对黄疸及黄疸型肝炎患者有较好的疗效。

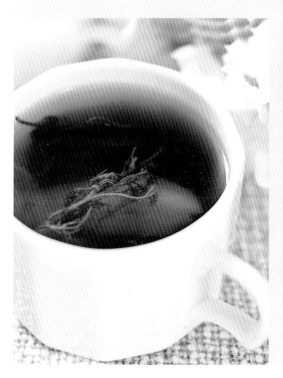

脂肪肝

疏肝理气
降低脂肪

脂肪肝是指由于各种原因引起的肝细胞内脂肪堆积过多的病变。脂肪肝是一种常见的临床现象，而非一种独立的疾病。轻者无症状，而重者则病情凶猛。脂肪肝属于中医"胁痛""积聚"等病症范畴，病因有内因和外因之分，外因为饮酒过度、过食肥甘厚味食物；内因为肝失疏泄、脾失健运、水谷不化、久聚成淤。

🔍 易发人群

肥胖者、过量饮酒者、高脂饮食者、少运动者、慢性肝病患者、中老年内分泌患者、糖尿病患者均易患脂肪肝。

⊙ 症状表现

轻度脂肪肝患者表现有轻度的疲乏；中、重度患者有类似慢性肝炎的表现，可有疲乏、食欲不振、腹胀、嗳气、肝区胀满等症状。

◯ 生活调理

提高蛋白质摄入量，控制碳水化合物的摄入，补充充足维生素、矿物质及膳食纤维。适当增加运动，以促进体内脂肪的消耗。

☺ 推荐食物

虾	小米	山楂	大蒜
燕麦	苹果	甘薯	洋葱

☹ 禁忌食物

忌动物内脏、鸡皮、肥肉、鱼子、煎炸食品等高脂食物；忌酒、烟等。

☺ 推荐中药材

柴胡	决明子	枸杞

冬瓜豆腐汤

主料 泽泻15克，冬瓜200克，豆腐100克，虾米50克。

配料 盐少许，香油3毫升，味精3克，高汤适量。

做法

1. 将冬瓜去皮、去瓤，洗净切片；将虾米用温水浸泡洗净；将豆腐洗净切片备用；将泽泻洗净备用。
2. 净锅上火倒入高汤，调入盐、味精。
3. 再放入冬瓜、豆腐、虾米、泽泻煲至熟，淋上香油即可。

功效解读

此汤具有利水、渗湿、泄热的功效，对脂肪肝、高脂血症、肥胖症均有一定的疗效。

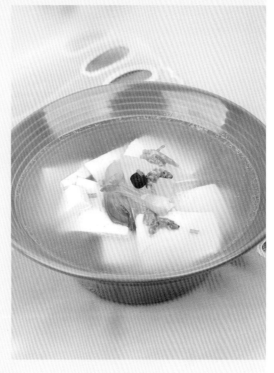

柴胡白菜汤

主料 柴胡15克，白菜200克。

配料 盐、味精、香油各适量。

做法

1. 将白菜洗净，掰开；柴胡洗净，备用。
2. 锅中加适量水，放入白菜、柴胡，以小火煮10分钟。
3. 出锅时放入盐、味精调味，淋上香油即可。

功效解读

此汤具有和解表里、疏肝理气、降低脂肪的功效，可辅助治疗脂肪肝、抑郁症等。

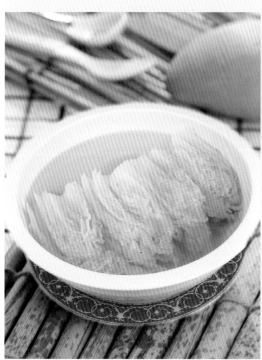

肝硬化

利尿通淋
利肝消肿

肝硬化是指由于多种有害因素长期反复作用于肝脏，导致肝组织弥漫性纤维化，以假小叶生成和再生结节形成为特征的慢性肝病。中医学没有"肝硬化"这个名称，按其不同的病理阶段和主要临床表现，属于"积聚""膨胀"等病症范畴，治疗应以疏肝解郁、健脾养血、滋肾柔肝为主。

🔍 易发人群

35~48岁的人群，长期酗酒的人群，患有病毒性肝炎、有营养障碍的人群均易患有肝硬化。

⊕ 症状表现

表现为全身乏力、食欲不振、恶心、呕吐、腹胀、牙龈出血、鼻腔出血、皮肤紫癜、女性月经过多等。

♥ 生活调理

应多摄入低盐、适量蛋白质、低脂肪的食物，进食富含维生素的食物，选择易于消化的细软食物。也可给予静脉营养，对患者的肝功能和组织学变化均有改善作用。避免暴饮暴食，避免饥饿，并戒烟戒酒。

☺ 推荐食物

鲫鱼	兔肉	西瓜	丝瓜
荠菜	莲藕	苦菜	山药

☹ 禁忌食物

忌动物油、动物内脏、肥肉、煎炸食物；忌烟、酒等。

☺ 推荐中药材

枳壳	苍术	半边莲

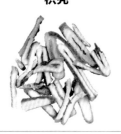

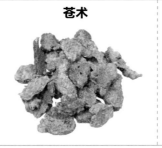

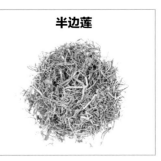

黄芪蛤蜊汤

主料 黄芪15克，茯苓、姜片各10克，蛤蜊500克，辣椒2个，粉丝、冲菜各20克。

配料 盐4克，清水适量。

做法

1. 粉丝泡发；冲菜洗净，切丝；辣椒洗净，切细条；黄芪、茯苓、蛤蜊均洗净。

2. 将蛤蜊加水煮熟，沥干。

3. 起油锅，爆香姜片、辣椒、冲菜丝，放入清水、蛤蜊、粉丝、黄芪、茯苓，加盐煮至粉丝软熟、蛤蜊入味即可。

功效解读

此汤具有益气健脾、化气行水的功效，可辅助治疗肝硬化。

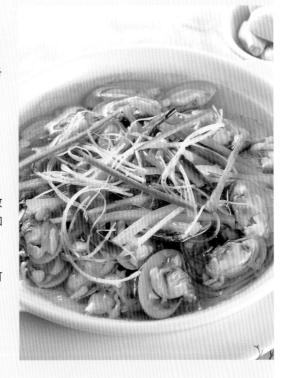

萝卜丝鲫鱼汤

主料 鲫鱼1条，萝卜200克，半枝莲30克。

配料 盐、香油、味精、葱段、葱花、姜片各适量。

做法

1. 鲫鱼洗净；萝卜去皮，洗净，切丝；半枝莲洗净，装入事前准备好的纱布袋中，扎紧袋口。

2. 起油锅，将葱段、姜片炝香，下萝卜丝、鲫鱼、适量清水及药袋煮至熟。

3. 捞起药袋丢弃，调入盐、味精，撒上葱花，淋上香油即可。

功效解读

此汤具有利尿通淋、利肝消肿、除腹水的功效，适合肝硬化腹水、肝癌患者食用。

胆结石

清热利胆
利尿消肿

胆结石是指发生在胆囊内的结石所引起的疾病，是一种常见病。任何影响胆固醇与胆汁酸浓度比例和造成胆汁淤滞的因素都能导致结石的形成，如肥胖、妊娠、高脂肪饮食等。胆结石属于中医"胆胀""胁痛""黄疸"等病症范畴，中医认为主要由情志失调、饮食不节、外感湿热及体虚久病、劳欲过度等引起。治疗应以清热利湿、疏肝利胆为主。

🔍 易发人群

主要见于成人，女性多于男性，40岁后的发病率随年龄增长而增高。

⬆ 症状表现

早期通常没有明显症状，有时可伴有轻微不适，常被误认为是胃病。当胆囊结石发生嵌顿时可表现有胆绞痛，中上腹或右上腹剧烈疼痛，大汗淋漓，恶心呕吐，甚至出现黄疸和高热。

❤ 生活调理

有胆结石高危因素的人群早餐需按时合理，三餐规律，多进食高纤维食物，减少高热量食物的摄入，适当增加运动，且避免一些不合理的快速减肥法。

☺ 推荐食物

萝卜	冬瓜	芹菜	瘦肉
鱼类	豆浆	山楂	水果

☹ 禁忌食物

忌食蛋黄类、动物内脏、鹅肉、辣椒、菠菜、豆腐等。

☺ 推荐中药材

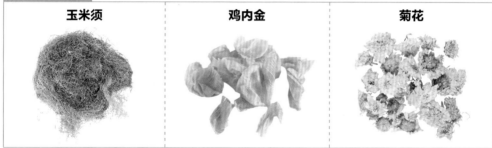

玉米须	鸡内金	菊花

洋葱炖乳鸽

主料 海金沙、鸡内金各10克，乳鸽500克，洋葱250克。

配料 姜、白糖各5克，油、盐、高汤、味精各适量，酱油10毫升。

做法

1. 乳鸽处理干净，剁块；洋葱洗净切角状；海金沙、鸡内金均洗净；姜切片。
2. 锅烧热放油，下洋葱爆炒。
3. 再放入乳鸽、海金沙、鸡内金，倒入高汤，以小火炖20分钟，放白糖、盐、味精、酱油调味即可。

功效解读

此汤具有利胆除湿、固本扶正的功效，适合胆结石、胆囊炎患者食用。

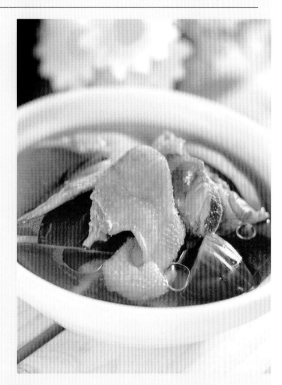

玉米须煲蚌肉

主料 玉米须50克，蚌肉150克。

配料 生姜15克，盐适量。

做法

1. 蚌肉及玉米须均洗净；生姜洗净，切片。
2. 将蚌肉、生姜和玉米须一同放入砂锅，加入适量清水，以小火炖煮1小时。
3. 最后加盐调味即成，饮汤吃肉。

功效解读

此汤具有清热利胆、利尿消肿的功效，适合胆结石、黄疸、小便不利等患者食用。

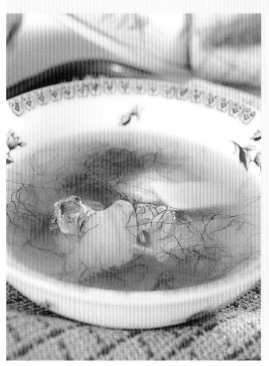

第三章 护理肝脏的药膳食疗

121

胆囊炎

清肝利胆
疏肝行气

胆囊炎是细菌性感染或化学性刺激（胆汁成分改变）引起的胆囊炎性病变，为胆囊的常见病，主要分为急性胆囊炎和慢性胆囊炎。中医认为，胆囊炎多为肝胆郁热、疏泄失常所致。治疗应以清利肝胆、疏肝行气、调理气机为主。

🔍 易发人群

35~55岁的中年人群，以及女性均易患有胆囊炎。尤多见于肥胖且多次妊娠的妇女。

⬆ 症状表现

急性胆囊炎主要表现有右上腹痛、恶心、呕吐和发热等；慢性胆囊炎主要表现有腹胀、上腹或右上腹不适、胃灼热、吞酸等。

❤ 生活调理

少量多餐、多饮汤水，便于胆汁的分泌和排出。还可进行一些如太极拳、太极剑等简单的体育活动，增强胆囊肌肉的收缩力，防止胆汁在胆囊内淤积。

☺ 推荐食物

山楂	冬瓜	鲫鱼	丝瓜
瘦肉	牛奶	黄豆	绿豆

☹ 禁忌食物

忌食辣椒、洋葱、咖喱、咖啡、浓茶、鸡蛋、肥猪肉、羊肉、核桃等。

☺ 推荐中药材

虎杖	车前子	茵陈

川楝子利胆糖浆

主料 郁金、广木香各15克，川楝子9克，虎杖30克，玉米须20克，茵陈蒿10克。

配料 冰糖适量。

做法

1. 将郁金、广木香、川楝子、虎杖、玉米须、茵陈蒿均洗净，一同入砂锅加清水煎煮成药汁，去渣取汁。
2. 把滤好的药汁放入锅中再煎煮30分钟。
3. 最后加冰糖拌匀即可。

功效解读

本品具有清肝利胆、行气止痛、退黄的功效，适合肝胆气滞、胆囊炎、黄疸患者食用。

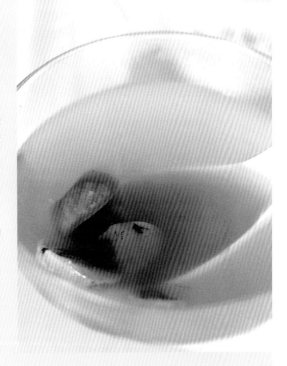

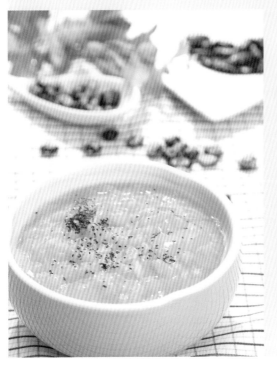

玉米车前大米粥

主料 车前子适量，玉米粒80克，大米120克。

配料 盐2克。

做法

1. 将玉米粒和大米一同泡发，洗净；将车前子洗净，捞起沥干水分。
2. 锅置火上，放入玉米粒和大米，再倒入适量清水烧开。
3. 放入车前子同煮至粥呈糊状，调入盐拌匀即可。

功效解读

此粥具有清热利水、帮助排石的功效，适合胆结石、胆囊炎、水肿、尿路结石患者食用。

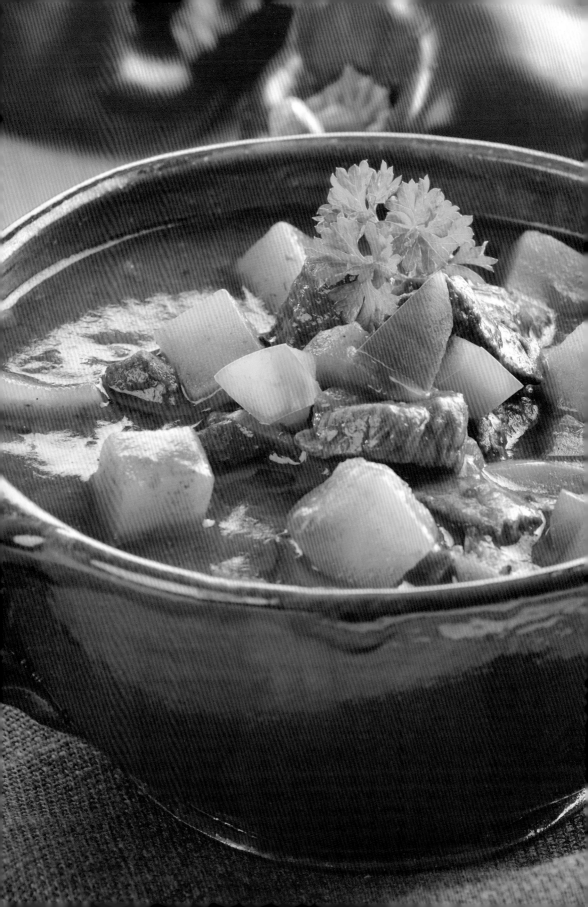

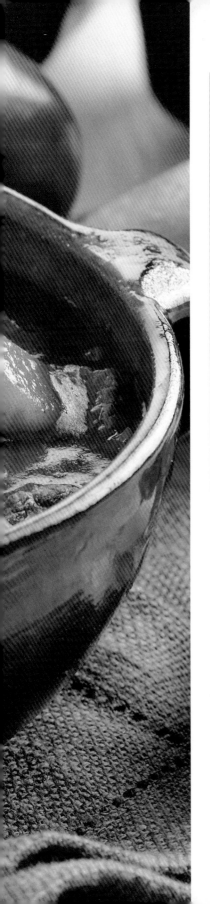

第四章

健脾和胃的
药膳食疗

　　人体脾胃具有受纳运化的功能，即摄入食物，并输出精微营养物质以供全身之用。脾胃运化功能正常，水谷精微才能得以输布全身；若脾胃运化功能失常，那么人体的精气神就会日渐衰弱。本章集中介绍了在日常生活中具有养护脾胃功效的药材和食材，以及一些对脾胃有益的药膳方，以供读者通过药膳更好地调理脾胃和防治一些常见的消化系统疾病。

"脾胃者，仓廪之官，五味出焉。"将脾胃比做仓廪，也就是人体内的"粮食局长"，身体所需的一切物质都归其调拨，是人的后天之本，可以摄入食物，并输出精微营养物质以供全身之用。若脾胃气机受阻，脾胃运化失常，那么五脏六腑无以充养，精气神就会日渐衰弱。脾胃是消化食物的器官，由于它们的作用，人体才能得以益气生血，胃气和则后天营养才有来源，脾气健则水谷精微得以输布。因此，调理脾胃，滋养后天，是我们保持身体健康的根本。

🔎 脾脏的主要生理功能

脾主升清
脾将水谷精微向上输送至心肺、头目，营养人体上部组织器官，并通过心肺的作用化生气血，以营养全身。

脾主运化
一是运化水谷的精微；二是运化水液。

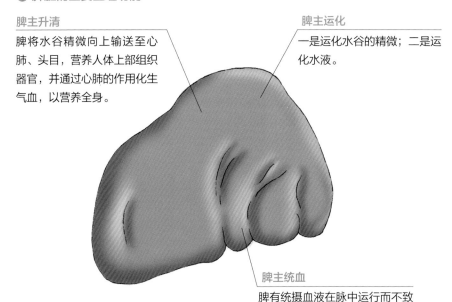

脾主统血
脾有统摄血液在脉中运行而不致溢出脉外的功能，机制在于脾主运化、脾为气血生化之源。脾气健运，则人体气血充足，气对血液的固摄作用也正常。

🔎 脾脏养护常识面面观

脾是人体五脏六腑气机升降的枢纽，是气血生化之源，为"后天之本"，所以我们一定要养好自己的脾脏。常用的养护脾脏的药材和食物有党参、黄芪、山药、白术、牛肉、黄豆、薏仁、鲫鱼、胡萝卜、花生、南瓜等。

☺ 推荐药材、食物

黄芪	黄豆	鲫鱼	南瓜

🔍 脾脏功能异常的具体表现

《黄帝内经》说："诸湿肿满，皆属于脾。"浮肿和胃胀、腹胀等肿满病与脾密切相关，脾胃不好食物就不能被充分消化，使得运化能力降低，影响身体健康。人体所需的营养物质来源于饮食，食物的消化吸收全靠脾的运化功能。脾虚则水谷精微无法传输运化，五脏六腑和四肢百骸就得不到濡养，从而出现面色萎黄、精神疲惫、身倦乏力、食少乏味等一系列症状。我们可以通过以下几方面来判断脾脏的健康状况：

① 肌肉。脾主肉，如果脾脏不能运化充足的气血来维持身体的基本运行，就会出现肌肉消烁、没有弹性的现象；如果脾胃不能将食物转化成气血来濡养肌肉，未被充分消化的食物容易转变为肥肉、囊肉，表现为肌肉松垮

② 嘴唇发白无血色、干燥爆皮、裂口，甚至外翻

③ 鼻头和鼻翼。脾胃在面部的反射区是鼻头和鼻翼，脾虚无力化生气血表现为鼻头没有血色；胃经血气浑浊表现为鼻翼处脏而发黑，油腻或长疙瘩

④ 眼袋。长期熬夜会降低肝脏解毒功能，大脑调用血气维持精力会导致脾胃供血减少，使得血液变得浑浊，而眼袋部位是胃经的起始点，容易沉淀浊物，因此熬夜的人常会有黑眼圈。如果眼袋大、浮肿、颜色暗沉、发黑都表明脾胃不好，体内湿浊盛

⑤ 腹泻和便秘。胃热导致食物残渣下行缓慢，到大肠时变得很干，从而出现便秘，而胃热的深层原因是脾虚；如果大便很稀、溏泄，则是脾胃虚寒所导致

🔍 脾脏保养要点

保持良好的情绪 不良情绪可导致食欲下降、腹部胀满、嗳气、消化不良等，而良好的情绪则有益于胃肠系统的正常活动。

饮食调摄是保养脾胃的关键 饮食应有规律，三餐定时、定量，早餐一定要吃。可多吃具有补脾益气、醒脾开胃功效的食品，如粳米、薏仁、熟藕、山药、扁豆、豇豆、牛肉、鸡肉、兔肉、牛肚、猪肚、桂鱼、葡萄、红枣、胡萝卜、土豆、香菇等。应节制饮食，不偏食、不暴饮暴食，饮食宜清淡，多吃新鲜的蔬菜、水果。

😊 推荐药材、食物

鸡肉	葡萄	香菇	红枣
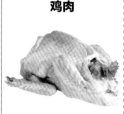	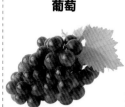	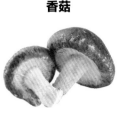	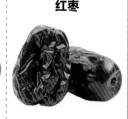

注意冷暖 俗话说"十个胃病九个寒"，在春秋气候变化无常时，有虚寒胃痛者要特别注意保暖，避免久居于低洼潮湿的地方，否则易伤筋骨和脾胃；有脾虚泄泻者，应少吃生冷瓜果等，如感到胃脘部发冷，可及时服用生姜茶。

要坚持参加适当的体育活动 适当的体育锻炼能增加人体的胃肠功能，使胃肠蠕动加强，消化液分泌增加，促进食物的消化和营养成分的吸收，并能改善胃肠道本身的血液循环，促进其新陈代谢，推迟消化系统的老化。如散步、慢跑、登山、打太极拳等都是很适合的。可根据自己的体质状况选择适合自己的运动方式，坚持锻炼，持之以恒，对脾脏保养很有益处。还可在晚间睡觉之前，躺在床上用双手轻轻地按摩上下腹部，每次来回40~50遍，可以助脾运、去积滞、通秽气，对脾胃有良好的保健作用。

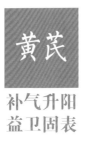

黄芪

补气升阳 益卫固表

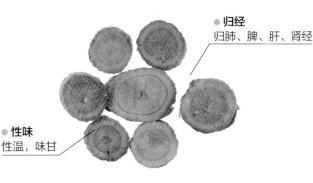

● **归经**
归肺、脾、肝、肾经

● **性味**
性温，味甘

🔍 定义

黄芪为豆科草本植物蒙古黄芪、膜荚黄芪的根。

🔍 主要成分

含有含皂甙、蔗糖、多糖、多种氨基酸、叶酸及硒、锌、铜等多种微量元素。

⊕ 功效主治

黄芪具有补气固表、利尿托毒、排脓敛疮、生肌的功效。主治气虚乏力、食少便溏、中气下陷、久泻脱肛、便血崩漏、表虚自汗、痈疽难溃、久溃不敛、血虚萎黄、内热消渴等症。

♡ 选购与保存

以根条粗长、皱纹少、质坚、粉性足、味甜者为佳；根条细小、质较松、粉性小及顶端空心大者次之。应将黄芪放在通风干燥处保存，以防潮湿，防虫蛀。

健康药膳

黄芪牛肉汤

原料 黄芪9克，牛肉450克，盐6克，葱段2克，香菜30克。

做法 ❶将牛肉洗净，切块，汆水。香菜择洗净，切段。黄芪用温水洗净，备用；❷净锅上火倒入水，放入牛肉、黄芪煲至熟；❸然后撒入葱段、香菜、盐调味即可食用。

功效解读 此汤具有益气固表、敛汗固脱的功效。

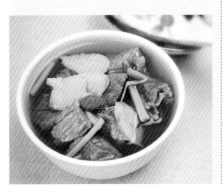

黄芪绿豆煲鹌鹑

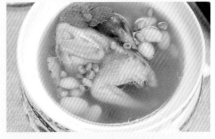

原料 黄芪、红枣、白扁豆、绿豆各适量，鹌鹑1只，盐2克。

做法 ❶鹌鹑收拾干净。黄芪洗净泡发。红枣洗净，切开去核。白扁豆、绿豆均洗净，浸水30分钟；❷锅入水烧开，将鹌鹑放入，煮尽表面的血水，捞起洗净；❸将黄芪、红枣、白扁豆、绿豆、鹌鹑一起放入砂锅，加水后用大火煲沸，改小火煲2小时，加盐调味即可。

功效解读 此汤具有益气固表、强身健体的功效。

山药

补益脾胃
润肺益气

● 性味
性平, 味甘

🔍 定义

山药是薯蓣科植物薯蓣的干燥根茎。

🔍 主要成分

含有甘露聚糖、淀粉、氨基酸、植酸、尿囊素、胆碱、多巴胺、山药碱等。

⊕ 功效主治

山药具有滋阴润肺、益气、调节呼吸系统的功效; 还能滋润血脉、健脾补胃、祛风解毒、止渴止泻、消炎抑菌、调节细胞免疫力。主治脾虚食少、久泻不止、肺虚喘咳、肾虚遗精、带下、尿频、虚热消渴等症。

♡ 选购与保存

选购山药时, 以条粗、质坚实、粉性足、色洁白、煮之不散、口嚼不黏牙者为佳。经烘干的山药需存放在通风干燥处, 防潮, 防蛀。

健康药膳

山药猪胰汤

原料 猪胰200克, 山药100克, 红枣、生姜各10克, 葱15克, 盐6克, 味精3克。

做法 ❶猪胰洗净, 切块。山药洗净, 去皮, 切块。红枣洗净, 去核。生姜洗净, 切片。葱洗净, 切段; ❷锅上火, 放适量水烧开, 放入猪胰, 稍煮片刻, 捞起沥水; ❸将猪胰、山药、红枣、姜片、葱段放入瓦煲内, 加水煲2小时, 加盐、味精调味即可。

功效解读 此汤具有健脾补肺、益胃补肾的功效。

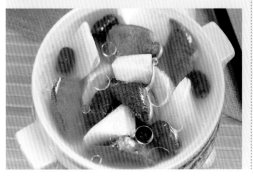

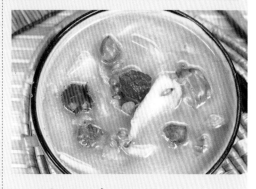

山药麦芽鸡肫汤

原料 鸡肫450克, 山药100克, 麦芽、蜜枣各10克, 盐和鸡精各适量。

做法 ❶鸡肫洗净, 切块, 氽水。山药洗净, 去皮, 切块。麦芽洗净, 浸泡; ❷锅中放入鸡肫、山药、麦芽、蜜枣, 加入清水, 加盖以小火慢炖; ❸1小时后揭盖, 调入盐和鸡精稍煮, 出锅即可。

功效解读 此汤具有行气消食, 健脾开胃的功效。

党参

补气健脾
生津养血

● 性味
性平，味甘

● 归经
归脾、肺经

🔍 定义

党参是桔梗科植物党参的干燥根。

🔍 主要成分

含有皂苷、生物碱、蛋白质、维生素B$_1$、维生素B$_2$、葡萄糖、挥发油等。

⊕ 功效主治

党参具有补中益气、健脾益肺的功效；还具有良好的补血、降压、预防动脉硬化和冠心病的作用。主治脾肺虚弱、气短心悸、食少便溏、虚喘咳嗽、内热消渴等症。

♡ 选购与保存

党参中以野生党参为最优。西党以根条肥大、粗实，皮紧，横纹多，味甜者为佳；东党以根条肥大，外皮黄色，皮紧肉实，皱纹多者为佳；潞党以独支不分叉，色白，肥壮粗长者为佳。将党参置于通风干燥处或冰箱内保存。

健康药膳

党参生鱼汤

原料 党参20克，生鱼1条，胡萝卜50克，料酒、酱油各10毫升，姜片、葱段各10克，香菜30克，盐5克，高汤200毫升。

做法 ❶将党参洗净，泡透，切段。将胡萝卜洗净，切块；❷将生鱼宰杀，洗净，切段。放入六成熟的油中煎至两面金黄后捞出备用；❸净锅上火，倒油，放入姜片、葱段爆香，倒入高汤，再下生鱼、料酒、党参、胡萝卜、酱油、盐，烧煮至熟，盛盘，撒上香菜即可。

功效解读 此汤具有补中益气、补脾利水的功效。

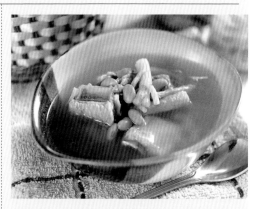

青豆党参排骨汤

原料 党参25克，青豆50克，排骨100克，盐适量。

做法 ❶青豆浸泡洗净。党参润透后洗净，切段；❷排骨洗净，切块，热水氽烫后，捞起备用；❸将青豆、党参、排骨一齐放入煲内，加水以小火煮约1小时，再加盐调味即可。

功效解读 此汤具有健脾宽中、益精补血的功效。

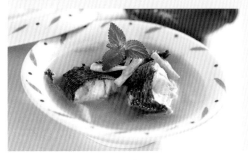

太子参

补脾和胃
养阴生津

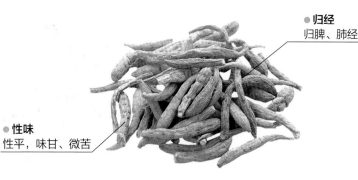

● 归经
归脾、肺经

● 性味
性平，味甘、微苦

🔍 **定义**

太子参是石竹科孩儿参的干燥块根。

🔍 **主要成分**

含有皂苷、果糖、淀粉、多种维生素、棕榈酸、亚油酸、磷脂、16种氨基酸、挥发油、葡萄糖、锰、铁、铜、锌等。

⊕ **功效主治**

太子参具有补肺健脾的功效。主治肺虚咳嗽、脾虚食少、心悸自汗、精神疲乏等症；还可治疗脾虚体弱、病后体弱、气阴不足、自汗口渴、肺噪干咳等症。

♡ **选购与保存**

选购太子参时，以色黄白、半透明、有细皱纹、无须根者为佳。应将太子参置于通风干燥处保存，防潮，防蛀。

健康药膳

太子参无花果炖瘦肉

原料 无花果20克，太子参15克，猪瘦肉200克，盐、味精各适量。

做法 ❶太子参略洗，无花果洗净，猪瘦肉洗净切片；❷把所有食材放入炖盅内，加滚水适量，盖好，隔滚水炖约2小时，加盐、味精调味即可。

功效解读 此汤具有补气益血、健脾生津的功效。

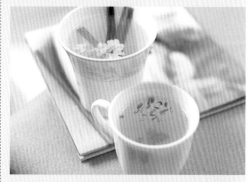

太子参黄芪浮小麦茶

原料 浮小麦30克，太子参15克，黄芪8克，玉竹6克，冰糖适量。

做法 ❶将太子参、黄芪、浮小麦、玉竹分别用清水洗净备用；❷净锅置火上，加水适量，以大火煮开，放入太子参、黄芪、浮小麦、玉竹共煮，煮沸后转小火煮30分钟，关火，滤去药渣，留汁，再加入冰糖烊化即可。

功效解读 此茶具有益气固表、健脾止汗的功效。

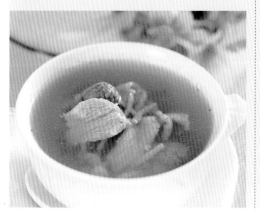

肉豆蔻

**温中下气
消食固肠**

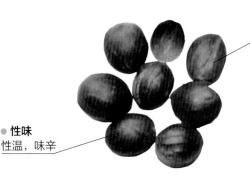

● **归经**
归脾、胃、大肠经

● **性味**
性温，味辛

🔍 定义

肉豆蔻是肉豆蔻科植物肉豆蔻的种子。

🔍 主要成分

含有肉豆蔻醚，是一种带有毒素的物质，能够产生使人兴奋的作用。

⊙ 功效主治

肉豆蔻具有温中下气、消食固肠的功效；还具有收敛、止泻、健胃、排气的作用。主治心腹胀痛、虚泻冷痢、脾胃虚弱、呕吐、宿食不消等症；肉豆蔻还能止呕，可用来治疗小儿伤食吐乳和消化不良等。

♡ 选购与保存

选购肉豆蔻时，以个大、体重、坚实、表面光滑、油足、破开后香气强烈者为佳。应将肉豆蔻置于通风干燥处保存，防蛀。

健康药膳

肉豆蔻陈皮鲫鱼羹

原料 肉豆蔻、陈皮各适量，鲫鱼1条，葱段15克，盐少许。

做法 ❶将鲫鱼处理干净，切两段，入油锅煎香。将肉豆蔻、陈皮均洗净浮尘；❷锅置火上，倒入适量清水，放入鲫鱼，待水烧开后加入肉豆蔻、陈皮煲至汤汁呈乳白色；❸加入葱段继续熬煮20分钟，加盐调味即可。

功效解读 肉豆蔻可温中行气、涩肠止泻、开胃消食；陈皮可理气开胃、燥湿化痰；鲫鱼可调中益气。此汤具有温中行气、开胃消食的功效。

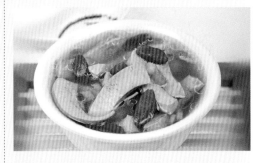

肉豆蔻补骨脂猪腰汤

原料 肉豆蔻、补骨脂各9克，猪腰100克，红枣、姜各适量，盐少许。

做法 ❶猪腰洗净，切开，除去白色筋膜。肉豆蔻、补骨脂、红枣均洗净。将姜洗净，去皮，切片；❷锅注水烧开，入猪腰汆去表面血水，倒出洗净；❸瓦煲装水，煮沸后放入猪腰、肉豆蔻、补骨脂、红枣、姜，以小火煲2小时，加盐调味即可。

功效解读 此汤具有补肾壮阳、安胎止泻的功效。

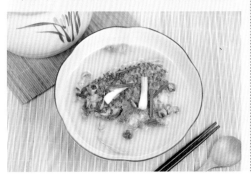

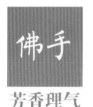

佛手

芳香理气
健脾止呕

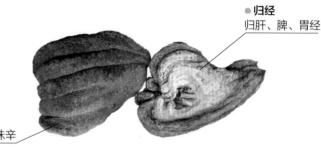

● **归经**
归肝、脾、胃经

● **性味**
性温，味辛

🔍 定义

佛手是芸香科柑橘属植物佛手的干燥果实。

🔍 主要成分

含有挥发油、香豆素、黄酮类、多糖类、无机元素、氨基酸、蛋白质、钙、柠檬内酯、橙皮甙、香柑内酯等。

⊕ 功效主治

佛手具有芳香理气、健脾止呕、化痰止咳的功效；还具有扩张冠状血管、增加冠状脉血流量、降低血压、改善心肌缺血的作用。主治消化不良、舌苔厚腻、胸闷气胀、呕吐咳嗽以及神经性胃痛等症。

♡ 选购与保存

干佛手以质硬而脆、干燥者为佳。佛手应置于阴凉干燥处保存，防霉，防蛀。

健康药膳

佛手合欢酒

原料 佛手、合欢皮各9克，白酒1000毫升。

做法 ❶将佛手洗净，用清水润透后切片，再切成正方形小块，待风吹略收水气；❷合欢皮洗净，与佛手一同放入瓶内，然后注入白酒，密封浸泡；❸每隔5天，搅拌或晃动一次，10天后即可开封，滤去药渣，留药汁。一天饮用2次，一次30毫升。

功效解读 此品具有疏肝理气、解郁安神的功效。

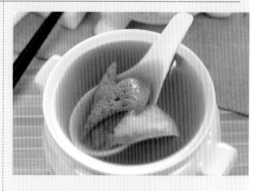

佛手元胡猪肝汤

原料 佛手、元胡各9克，制香附、甘草各6克，猪肝100克，盐、姜丝、葱花各适量。

做法 ❶将佛手、元胡、制香附、甘草均洗净。猪肝洗净，切片；❷将佛手、元胡、制香附、甘草放入锅内，加适量水煮沸，再用小火煮15分钟左右；❸加入猪肝片，放适量盐、姜丝、葱花，熟后即可食用。

功效解读 此汤具有行气止痛、疏肝和胃的功效。

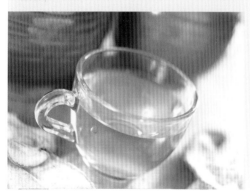

133

砂仁

行气调中
和胃醒脾

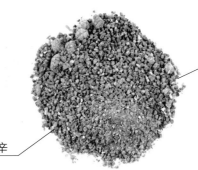

● 归经
归胃、肾、脾经

● 性味
性温，味辛

🔍 定义

砂仁是姜科植物阳春砂或缩砂的成熟果实或种子。

🔍 主要成分

含有挥发油，油中含乙酸龙脑酯、樟脑、樟烯、柠檬烯、β-蒎烯、苦橙油醇及α-蒎烯、桉油精、芳樟醇、α-胡椒烯、愈创木醇、黄酮类等。

⊕ 功效主治

砂仁具有行气调中、和胃醒脾的功效。主治腹痛痞胀、胃呆食滞、噎膈呕吐、寒泻冷痢、妊娠胎动等症。

♡ 选购与保存

选购砂仁时，以个大、坚实、仁饱满、气味浓厚者为佳。以阳春砂的质量为优。应将砂仁置于阴凉干燥处保存，防潮，防蛀。

健康药膳

春砂仁北芪猪肚汤

原料 春砂仁6克，北芪10克，猪肚1个，生粉、姜片、盐各适量。

做法 ❶将猪肚洗净，然后用生粉和猪肚一起揉搓，最后加清水冲净；❷将北芪、春砂仁均洗净，一同放入猪肚内，以线缝合；❸将猪肚和姜片放入炖盅内，加冷开水，盖上盖子，隔水炖3小时，加盐调味即可。

功效解读 砂仁可行气调中、和胃醒脾；北芪可益气调中；猪肚可健脾益胃。此汤具有补补气健脾、益胃生津的功效。

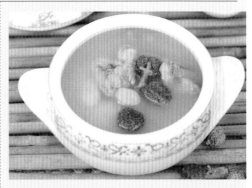

春砂仁花生猪骨汤

原料 春砂仁8克，猪骨250克，花生30克，盐适量。

做法 ❶花生、春砂仁均洗净，入水稍泡。猪骨洗净，切块；❷锅注水烧沸，下猪骨，氽烫去猪骨上的血水，捞起洗净；❸将猪骨、花生、春砂仁放入瓦煲内，注入清水，以大火烧沸，改小火煲2小时，加盐调味即可。

功效解读 此汤具有健脾益胃、益气养血的功效。

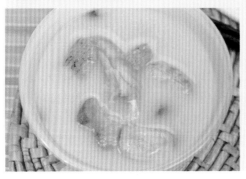

陈皮

理气调中
燥湿化痰

● 性味
性温，味苦、辛

🔍 定义

陈皮是芸香科植物橘的果皮。

🔍 主要成分

含有柑橘素、辛弗林、橙皮甙、川陈皮素、柠檬烯、α-蒎烯、β-蒎烯、β-水芹烯、B族维生素、维生素C等。

⊕ 功效主治

陈皮具有理气健脾、燥湿化痰的功效；还可

助消化、利胆、排石、增强心肌收缩力、扩张冠状动脉、升高血压、抗休克。主治脾胃气滞之脘腹胀满、疼痛、消化不良，湿浊阻中之胸闷腹胀、纳呆便溏，痰湿壅肺之咳嗽气喘等病症。

♡ 选购与保存

选购时以完整、干燥的陈皮为佳。应将陈皮置于通风干燥处保存。

健康药膳

绿豆陈皮排骨汤

原料 陈皮10克，绿豆60克，排骨250克，盐少许，生抽适量。

做法 ❶绿豆除去杂物和坏豆子，清洗干净，备用；❷排骨洗净切块，氽水。陈皮浸软，刮瓤，洗净；❸锅中加适量水，放入陈皮先煲沸，再放入排骨、绿豆煮10分钟，然后改小火煲3小时，加适量盐、生抽调味即可食用。

功效解读 此汤具有开胃消食、降压降脂的功效。

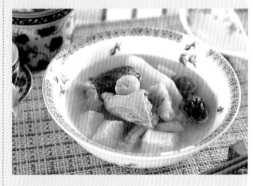

陈皮鸽子汤

原料 陈皮10克，山药30克，干贝15克，鸽子1只，猪瘦肉150克，蜜枣3颗。

做法 ❶陈皮、山药、干贝分别洗净，浸泡。猪瘦肉、蜜枣均洗净；❷鸽子去内脏，洗净，斩件，氽水；❸将清水2000毫升放入瓦煲内，煮沸后加入所有食材，以大火煮沸，改用小火煲3小时，加盐调味即可。

功效解读 此汤具有补脾健胃、调精益气的功效。

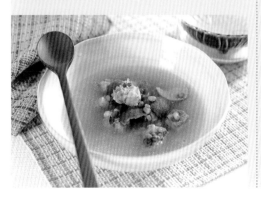

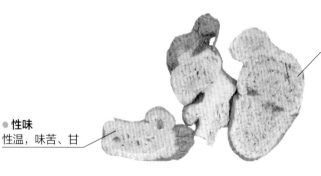

白术

补气健脾
燥湿利水

● 归经
归脾、胃经

● 性味
性温，味苦、甘

🔍 **定义**

白术是菊科植物白术的干燥根茎。

🔍 **主要成分**

含有挥发油、苍术酮、苍术醇、棕榈酸、白术内酯A、白术内酯B等。

⊕ **功效主治**

白术具有健脾益气、燥湿利水、止汗、安胎的功效；还有抗氧化、延缓衰老、降血糖、抗菌、保肝、抗肿瘤等药理作用。主治脾胃气弱、倦怠少气、虚胀腹泻、水肿、黄疸、小便不利、自汗、胎气不安等病症。

♥ **选购与保存**

选购白术时，以体大、表面灰黄色、断面黄白色、有云头、质坚实者为佳。应将白术置于阴凉干燥处保存，防蛀。

健康药膳

陈皮白术粥

原料 陈皮、白术各适量，大米100克，盐2克。

做法 ❶大米泡发洗净。陈皮洗净切丝。白术洗净，水煮，取汁；❷锅置火上，倒入熬好的白术汁，放入大米，以大火煮开；❸加入陈皮，再以小火煮至浓稠状，加盐拌匀即可。

功效解读 此粥具有健脾益气、燥湿利水的功效。

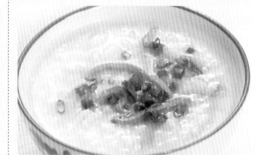

白术猪肚粥

原料 白术12克，升麻10克，猪肚100克，大米80克，盐3克，鸡精2克，葱花5克。

做法 ❶大米淘净，浸泡半小时，捞起沥干水分。猪肚洗净，切细条。白术、升麻均洗净；❷大米入锅，加适量清水，以大火烧沸，放猪肚、白术、升麻，转中火熬煮；❸待米粒开花，改小火熬煮至粥浓稠，加盐、鸡精调味，撒上葱花即可。

功效解读 此粥具有补脾益气、健胃消食的功效。

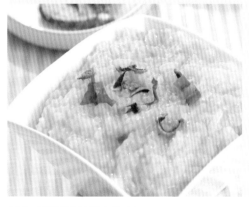

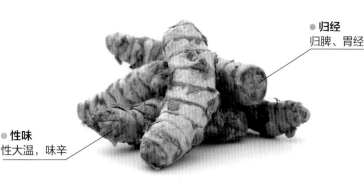

高良姜

温胃散寒
消食止痛

● **性味**
性大温，味辛

● **归经**
归脾、胃经

🔍 **定义**

高良姜是姜科植物高良姜的干燥根茎。

🔍 **主要成分**

含有姜素、槲皮素、山奈酚、山奈素、桉叶素、丁香油酚，以及挥发油，油中主要成分为蒎烯、按油精、桂皮酸甲醋、高良姜醇等。

⊕ **功效主治**

高良姜具有温胃散寒、消食止痛的功效。主治脘腹冷痛、胃寒呕吐、嗳气吞酸等症；还可治脚气、头痛、流涕、风牙肿痛、心脾痛等。

♡ **选购与保存**

选购高良姜时，以色红棕、香气浓、味正者为佳。将高良姜炮制后，用干燥容器保存，且置于阴凉干燥处，防蛀，防潮。

健康药膳

话梅高良姜汤

`原料` 高良姜6克，话梅50克，冰糖8克。

`做法` ❶将话梅洗净切成两半。将高良姜洗净，去皮切片；❷净锅上火倒入适量水，放话梅、姜片稍煮；❸最后调入冰糖煮25分钟即可（可按个人喜好增减冰糖的份量）。

`功效解读` 高良姜可温脾胃、祛风寒、行气止痛；话梅可健胃、敛肺、温脾、止血涌痰、消肿解毒、生津止渴。此汤具有健胃温脾、生津止渴的功效。

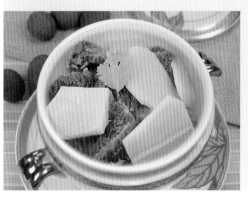

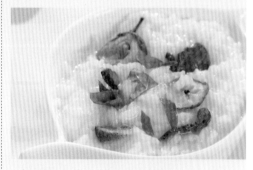

高良姜山楂粥

`原料` 高良姜26克，大米90克，山楂30克，鲜枸杞叶少许，盐2克，味精少许。

`做法` ❶大米泡发洗净。高良姜洗净，切片。山楂洗净，切片。枸杞叶洗净；❷锅置火上，加水适量，放入大米、高良姜、山楂，以大火煮至米粒开花；❸放入枸杞叶，改用小火煮至粥成，加盐、味精，入味即可。

`功效解读` 高良姜可温胃散寒、消食止痛；山楂可开胃消食、化淤止痛。此粥具有温胃消积、减肥祛淤的功效。

第四章　健脾和胃的药膳食疗

鸡内金

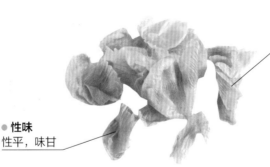

消食健脾
治疗厌食

● **性味**
性平，味甘

● **归经**
归脾、胃、小肠、
膀胱经

● **定义**

鸡内金是雉科动物家鸡的干燥砂囊内膜。

● **主要成分**

含有胃激素、角蛋白、微量胃蛋白酶、淀粉酶、多种维生素、氨基酸等。

● **功效主治**

鸡内金具有消积滞、健脾胃的功效。主治食积胀满、呕吐反胃、泻痢、疳积、消渴、遗溺、喉痹乳蛾、牙疳口疮等症；还可治疗腹胀、肠内异常发酵、口臭、大便不成形等各种消化不良病症。对小儿遗尿，或成人小便频数、夜尿，以及体虚遗精均有较好的治疗效果，尤其对肺结核患者之遗精治疗效果更佳。

● **选购与保存**

选购鸡内金时，以干燥、完整、个大、色黄者为佳。应将鸡内金置于通风干燥处保存。

健康药膳

鸡内金核桃燕麦粥

原料 核桃10个，海金沙15克，鸡内金粉10克，燕麦100克，白糖、玉米粒适量。

做法 ❶将核桃去壳留仁，捣碎。将海金沙用布包扎好；❷置锅火上，加水600毫升，以大火煮开，放入包好的海金沙以小火煮20分钟后，拣去海金沙，放入燕麦煮至开花，再加入鸡内金粉、核桃、玉米粒煮成稠粥，最后加入适量白糖调味；❸每日早、晚空腹温热服食。

功效解读 此粥具有利尿排石、和胃消食的功效。

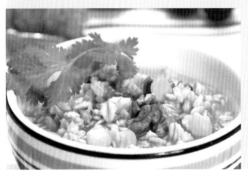

鸡内金山药炒甜椒

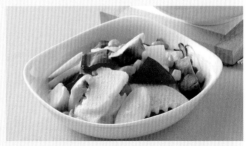

原料 新鲜山药150克，鸡内金、天花粉各10克，红甜椒、新鲜香菇各60克，玉米粒、毛豆仁各35克。

做法 ❶将鸡内金、天花粉共同放入棉布袋包好，和清水一同放入锅中，煮沸后3分钟左右关火，滤取药汁备用；❷山药去皮洗净，切薄片。红甜椒洗净，去蒂头和籽，切片。香菇洗净，切片。炒锅倒油加热，放入所有材料翻炒2分钟；❸倒入药汁，盖上锅盖以大火焖煮约2分钟，最后加盐调味即可。

功效解读 本品能够开胃消食、消积除胀。

山楂

**消食化积
活血散瘀**

● 性味
性微温，味酸、甘

定义

山楂是蔷薇科植物山楂或野山楂的果实。

主要成分

含有表儿茶精、槲皮素、金丝桃苷、绿原酸、山楂酸、柠檬酸、苦杏仁苷等。

功效主治

山楂具有消食化积、行气散瘀的功效。可降血压、收缩子宫、强心、改善动脉粥样硬化、调治消化不良等。另外，泻痢、肠风、疝气，或者血瘀、经闭、产后恶露不止等症也可用山楂来改善。

选购与保存

北山楂以个大、皮红、肉厚者为佳；南山楂以个匀、色红、质坚者为佳。可将山楂放木箱内，置于通风干燥处保存，防尘，防虫蛀；炮制品可置于密闭的干燥容器中保存。

健康药膳

麦芽山楂饮

[原料] 炒麦芽、炒山楂片各10克，红糖适量。

[做法] ❶将炒麦芽、炒山楂片放入锅中，加适量水炖煮；❷15分钟后再加红糖稍煮；❸滤渣，取汁饮。

[功效解读] 炒麦芽善消食，能除积滞；山楂能解肉食油腻，行积滞。二者合用，既消食又开胃，且味酸甜美，儿童乐于饮用。

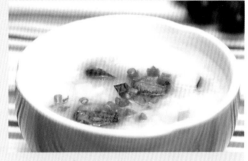

山楂苹果大米粥

[原料] 山楂干15克，苹果50克，大米100克，冰糖5克，葱花少许。

[做法] ❶大米淘洗干净，用清水浸泡。苹果洗净，切小块。山楂干用温水稍泡，洗净，备用；❷锅置火上，放入大米，加适量清水煮至八成熟；❸再放入苹果、山楂干煮至米烂，放入冰糖熬融后调匀，撒上葱花即可。

[功效解读] 山楂可消食化积、行气散瘀；苹果可生津止渴、益脾止泻、和胃降逆。此粥具有益气和胃、消食化积的功效。

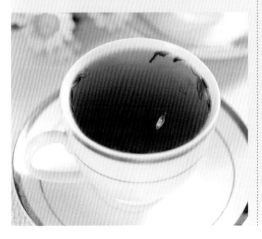

第四章 健脾和胃的药膳食疗

139

薏仁

利水消肿
健脾美容

● **归经**
归脾、胃、肺经

● **性味**
性凉，味甘、淡

🔍 定义

薏仁是禾本科植物薏苡的种仁。

🔍 主要成分

含有丰富的糖、蛋白质、脂肪、淀粉、氨基酸、薏仁酯、薏苡素、三萜化合物及少量B族维生素等。

⚡ 功效主治

薏仁具有利水渗湿、解热、镇静、镇痛、抑制骨骼肌收缩、健脾止泻、除痹、排脓等功效；还可美容健肤、增强人体免疫功能。可用来治疗水肿、脚气、脾虚泄泻，也可治疗肺痈、肠痈等症。

♡ 选购与保存

选购薏仁时，以粒大、饱满、色白、完整者为佳。贮藏薏仁前要筛除薏仁中的粉粒、碎屑，以防生虫或生霉。

健康药膳

薏仁红枣茶

原料 薏仁50克，红枣25克，绿茶2克。

做法 ❶将绿茶用沸水冲泡。将红枣洗净，去核备用；❷把薏仁与红枣混合，放入锅中，注入适量清水一起煮至软烂；❸倒入绿茶汁，再一起煮3分钟，待稍凉即可饮用。

功效解读 此茶具有清热利湿、益气生津的功效。常饮可以保持人体皮肤光泽细腻，消除粉刺、雀斑、老年斑、妊娠斑、蝴蝶斑，对脱屑、痤疮、皲裂、皮肤粗糙等都有良好疗效。

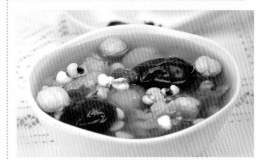

薏仁银耳桂枣汤

原料 薏仁、银耳各适量，桂圆肉、红枣、莲子各少许，红糖6克。

做法 ❶将薏仁、莲子、桂圆肉、红枣分别洗净浸泡。将银耳泡发，洗净，撕成小朵，备用；❷汤锅上火倒入水，放入薏仁、银耳、莲子、桂圆肉、红枣煲至熟；❸最后调入红糖搅匀即可。

功效解读 此汤具有健脾益胃、益气补血的功效。常食能护肤养颜、滋补生津。可辅助治疗脾胃虚弱、肺胃阴虚等症。

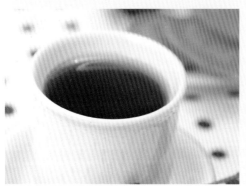

猪肚

**补虚损
健脾胃**

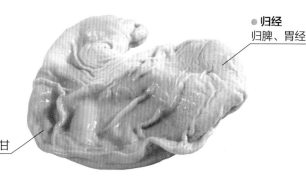

● **归经**
归脾、胃经

● **性味**
性微温，味甘

● **定义**

猪肚是猪科动物猪的胃。

● **主要成分**

钙、钾、钠、镁、铁、维生素A、维生素E、蛋白质、脂肪等。

● **功效主治**

猪肚具有补虚损、健脾胃的功效。主治脾虚腹泻、虚劳瘦弱、消渴、小儿疳积、尿频、遗尿等症。猪肚与黄豆芽同食，可增强人体免疫力；猪肚与莲子同食，可补脾健胃；猪肚与金针菇同食，可开胃消食；猪肚与生姜同食，可阻止胆固醇的吸收；猪肚与糯米同食，可益气补中。

● **选购与保存**

新鲜猪肚色黄白，手摸劲挺、黏液多，肚内无块和硬粒，弹性足。用盐将猪肚腌好，放于冰箱保存。

健康药膳

竹香猪肚汤

原料 熟猪肚100克，水发腐竹50克，色拉油25毫升，味精3克，香油4毫升，姜末5克，盐6克。

做法 ❶将熟猪肚切成丝。水发腐竹洗净，切丝备用；❷净锅上火倒入色拉油，将姜末炝香，下入熟猪肚、水发腐竹煸炒，然后倒入水，调入盐、味精烧沸，淋上香油即可食用。

功效解读 此汤具有补脾健胃、健脑降脂的功效。

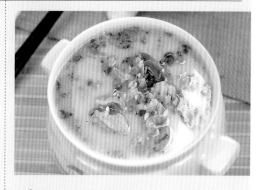

薏仁肚条煲

原料 猪肚500克，薏仁300克，枸杞20克，姜、蒜各5克，高汤200毫升，盐3克，鸡精1克。

做法 ❶猪肚洗净切条，氽水沥干。薏仁、枸杞均洗净。姜、蒜洗净切碎；❷锅倒油烧热，加入姜、蒜爆香，放入高汤、猪肚、薏仁、枸杞，以大火烧开；❸加盐、鸡精炖至入味即可。

功效解读 此汤具有健胃补虚、除湿利水的功效。

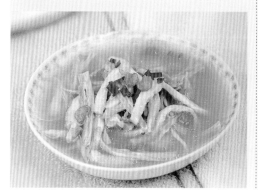

牛肉

补中益气
滋养脾胃

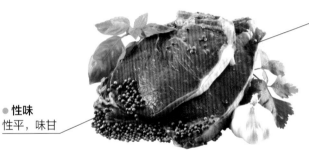

● **归经**
归脾、胃经

● **性味**
性平，味甘

🔍 定义

牛肉是牛科动物黄牛或水牛的肉。

🔍 主要成分

含有蛋白质、脂肪、维生素A、维生素B$_1$、维生素B$_2$、维生素D、钙、磷、铁等。

⊕ 功效主治

牛肉具有补中益气、滋养脾胃、强健筋骨、化痰息风、止渴止涎的功效。对虚损羸瘦、消渴、脾弱不运、癖积、水肿、腰膝酸软、久病体虚、面色萎黄、头晕目眩等症均有食疗作用。

♡ 选购与保存

新鲜牛肉有光泽，颜色均匀，脂肪洁白或淡黄色，外表微干或有风干膜，不粘手，弹性好。如不慎买到老牛肉，急冻再冷藏一两天，肉质可稍变嫩。

健康药膳

胡萝卜煲牛肉

原料 酱牛肉250克，胡萝卜100克，高汤适量。

做法 ❶将酱牛肉洗净，切块。将胡萝卜去皮，洗净，切块备用；❷净锅上火，倒入高汤，放入酱牛肉、胡萝卜煲至熟即可。

功效解读 胡萝卜有补肝明目、清热解毒的作用；牛肉可补中益气、滋养脾胃、强健筋骨、化痰息风、止渴止涎。此汤具有补脾益胃、补肝明目的功效。

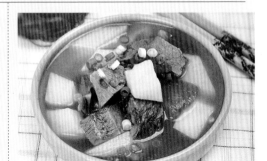

西红柿牛肉煲

原料 酱牛肉200克，西红柿150克，土豆100克，高汤适量，盐少许，香葱5克。

做法 ❶将酱牛肉、西红柿、土豆收拾干净，均切块备用；❷净锅上火倒入高汤，放入酱牛肉、西红柿、土豆，调入盐煲至成熟，撒入香葱即可。

功效解读 牛肉可补中益气、强健筋骨、滋养脾胃；西红柿可生津止渴、健胃消食；土豆可缓急止痛、通利大便。此汤具有和胃调中、健脾益气的功效。

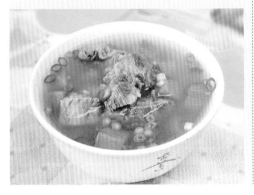

鲫鱼

健脾开胃
益气利水

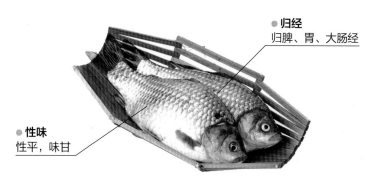

● 归经
归脾、胃、大肠经

● 性味
性平，味甘

🔍 定义

鲫鱼属淡水鱼系，体型侧扁，上脊隆起。

🔍 主要成分

含有蛋白质、脂肪、钙、磷、铁、锌、核黄素、尼克酸、维生素A、维生素B_1、维生素B_2等。

⊕ 功效主治

鲫鱼具有补阴血、通血脉、补体虚、益气健脾、利水消肿、清热解毒、通络下乳、祛风湿病痛的功效。能够促进智力发育、降低胆固醇和血液黏稠度、预防心血管疾病。

❤ 选购与保存

选购鲫鱼时，以身体扁平、颜色偏白、肉质嫩者为佳。新鲜鱼的眼睛略凸，眼球黑白分明，眼面发亮，可用浸湿的纸贴在鱼眼上，防止鱼视神经后的死亡腺离水后断掉，这样死亡腺可保持一段时间，从而延长鱼的寿命。

健康药膳

豆豉鲫鱼汤

原料 风味豆豉150克，鲫鱼100克，清汤适量，盐5克，姜片3克。

做法 ❶将豆豉剁碎。将鲫鱼洗净，切块，备用；❷净锅上火倒入清汤，调入盐、姜片，放入鲫鱼烧开，撇去浮沫，再放入风味豆豉煲至熟即可。

功效解读 豆豉能和胃除烦、解腥毒；鲫鱼能益气健脾、利水消肿、清热解毒。此汤具有温中健脾、消谷除胀的功效。

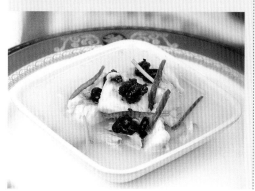

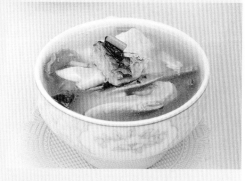

蘑菇豆腐鲫鱼汤

原料 豆腐175克，鲫鱼1条，蘑菇45克，清汤适量，盐4克，香油5毫升。

做法 ❶豆腐洗净，切块。鲫鱼收拾干净，切块。蘑菇洗净，切块备用；❷净锅上火，倒入清汤，调入盐，放入鲫鱼、豆腐、蘑菇烧开，煲至熟，淋上香油即可。

功效解读 鲫鱼可补阴血、通血脉、补体虚；豆腐可补中益气、清热润燥、生津止渴、清洁肠胃。此汤具有健脾开胃、通络下乳的功效。

糯米

补养体气
温补脾胃

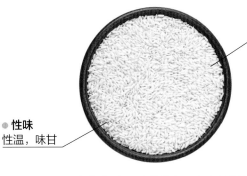

● **归经**
归脾、肺经

● **性味**
性温，味甘

🔍 定义

糯米是糯稻的种仁。

🔍 主要成分

含有蛋白质、脂肪、糖类、碳水化合物、膳食纤维、钙、磷、铁、维生素B_1、维生素B_2、烟酸、淀粉等。

⊕ 功效主治

糯米具有补养体气、温补脾胃的功效。可缓解气虚所致的盗汗、妊娠后的腰腹坠胀、劳动损伤所致的气短乏力等症。对治疗贫血、腹泻、神经衰弱亦有较好的作用。

♡ 选购与保存

选购已放置三四个月的糯米为最好，因为新鲜糯米不太容易被煮烂，也较难吸收作料中的香味。米袋内可放置几颗大蒜头，防止生虫。

健康药膳

糯米莲子粥

原料 莲子30克，糯米100克，蜂蜜少许。

做法 ❶将糯米、莲子分别洗净，浸泡1小时；❷把糯米、莲子放入锅内，加适量清水，置火上煮；❸煮至莲子熟后，再放入蜂蜜调匀即可。

功效解读 糯米可补中益气、健脾养胃、止虚汗；莲子可清心醒脾、补脾止泻、养心安神。此粥具有健脾止泻、开胃消食的功效。

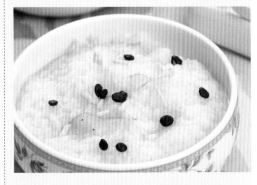

酸枣玉竹糯米粥

原料 酸枣仁、玉竹、灯心草各适量，糯米100克，盐2克。

做法 ❶糯米洗净，浸泡半小时，捞出，沥干水分备用。酸枣仁洗净。玉竹、灯心草均洗净，切段；❷锅置火上，倒入清水，放入糯米，以大火煮开；❸加入酸枣仁、玉竹、灯心草同煮片刻，再以小火煮至浓稠状，加盐调味即可。

功效解读 此粥具有清心降火、生津益胃的功效。

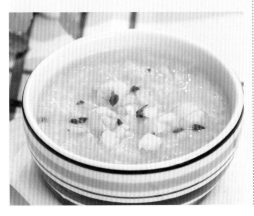

花生

益智抗衰
延年益寿

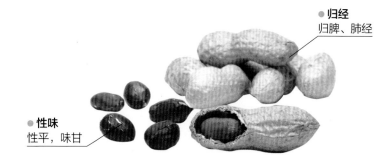

● **归经**
归脾、肺经

● **性味**
性平，味甘

🔍 定义

花生是豆科植物落花生的种子。

🔍 主要成分

含有蛋白质、脂肪、糖类、碳水化合物、维生素A、维生素B$_6$、维生素E、维生素K、钙、磷、铁、卵磷脂、胆碱、胡萝卜素、粗纤维等。

⚙ 功效主治

花生具有促进代谢、增强记忆、益智、止血、抗衰老、延长寿命的功效。主治营养不良、脾胃失调、咳嗽痰喘、乳汁缺少等症。还能预防心脏病、高血压和脑出血。

♡ 选购与保存

选购花生时，以其果荚呈土黄色或白色、色泽分布均匀一致，果仁颗粒饱满、形态完整、大小均匀、肥厚而有光泽者为佳。应将花生晒干后放在低温、干燥处保存。

健康药膳

牛奶炖花生

原料 花生米50克，枸杞20克，银耳30克，牛奶1500毫升，冰糖适量。

做法 ❶将银耳、枸杞、花生米均洗净；❷锅上火，倒入牛奶，放入银耳、枸杞、花生米，煮至花生米烂熟；❸最后调入冰糖即可。

功效解读 花生米可补脾胃、养血增乳，具有抗衰老、增强记忆力的作用；枸杞、银耳可养阴增乳；牛奶具有生津止渴、补益气血、补虚健脾的功效。

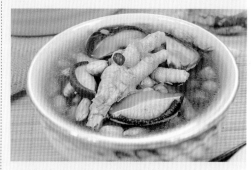

花生香菇鸡爪汤

原料 鸡爪250克，花生米45克，香菇4朵，高汤适量，盐4克。

做法 ❶鸡爪洗净。花生米洗净，浸泡。香菇洗净，切片备用；❷净锅上火，倒入高汤，放入鸡爪、花生米、香菇煲至熟后，加盐调味即可食用。

功效解读 此汤具有养血催乳、活血止血的功效。花生可调节脾胃功能、化痰止咳、增加乳汁分泌；香菇可益胃助食；鸡爪中含有大量的胶原蛋白，可延缓衰老、滋润皮肤。

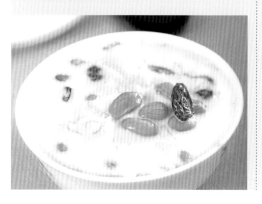

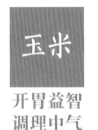

玉米

开胃益智
调理中气

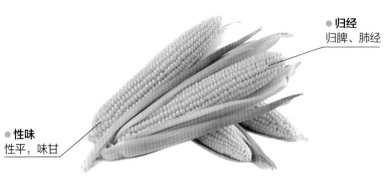

● **归经**
归脾、肺经

● **性味**
性平，味甘

🔍 定义

玉米属早熟禾本科，一年生谷类植物，是一种常见的粮食作物。

🔍 主要成分

含有蛋白质、脂肪、维生素E、钙、铁、铜、锌、胡萝卜素、B族维生素等。

⊕ 功效主治

玉米具有开胃益智、宁心活血、调理中气的功效，还能降低血液中脂肪、胆固醇的含量，增强记忆力，排除毒素，延缓衰老。玉米对治疗青春痘也有一定的作用。

♡ 选购与保存

选购玉米时，以颗粒整齐、饱满、无缝隙、色泽金黄、表面光亮者为佳。保存玉米时需将外皮及毛须去除，洗净后擦干，用保鲜膜包起来放入冰箱中冷藏。

健康药膳

玉米猪肚汤

原料 猪肚200克，玉米1根，姜1片，盐、味精各适量。

做法 ❶猪肚洗净氽水，玉米切段；❷将所有食材放入盅内加水，用中火蒸2个小时；❸最后加盐、味精调味即可。

功效解读 玉米可开胃益智、宁心活血、调理中气；猪肚可补虚损、健脾胃。此汤具有健脾补虚、防治便秘的功效。

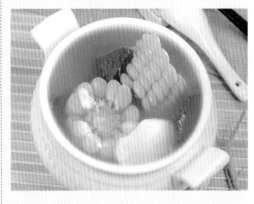

玉米山药猪胰汤

原料 猪胰1个，玉米1根，山药15克，盐5克。

做法 ❶猪胰洗净，去脂膜，切件。玉米洗净，切成2~3段；❷山药洗净，浸泡20分钟；❸把以上全部原料放入煲内，加清水适量，大火煮沸后，以小火煲2小时即可。

功效解读 此汤具有健脾益阴、降糖止渴的功效。

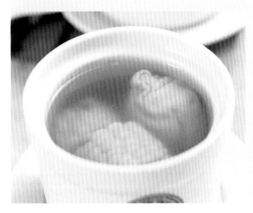

南瓜

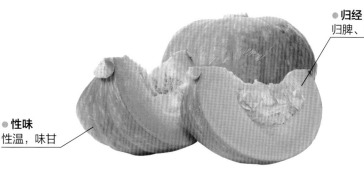

健胃消食
消炎止痛

● **归经**
归脾、胃经

● **性味**
性温，味甘

定义

南瓜是葫芦科南瓜属一年生草本植物。

主要成分

含有蛋白质、钾、磷、钙、铁、锌、锰、糖类、淀粉、胡萝卜素、维生素B_1、维生素B_2、维生素C、膳食纤维等。

功效主治

南瓜具有润肺益气、化痰止喘、消炎止痛、降低血糖、驱虫解毒、美容的功效。还可减少粪便中毒素对人体的危害，防止结肠癌的发生；对高血压及肝脏的一些病变也有预防和治疗作用。另外，南瓜中富含胡萝卜素，可保护眼睛。

选购与保存

外形完整，最好是瓜梗、蒂连着瓜身，这样的南瓜新鲜。切开南瓜后，可将南瓜子去掉，用保鲜袋装好后放入冰箱冷藏保存。

健康药膳

南瓜虾皮汤

原料 南瓜400克，虾皮20克，盐、葱花各适量。

做法 ❶将南瓜洗净、切块；❷净锅上火，倒油，放入南瓜稍炒，加盐、葱花、虾皮，再炒片刻；❸加水煮成汤即可。

功效解读 此汤具有健脾益胃、润肺补中的功效。

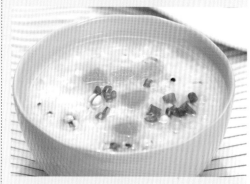

南瓜薏仁粥

原料 南瓜40克，薏仁20克，大米70克，盐2克，葱8克。

做法 ❶大米、薏仁均泡发洗净。南瓜去皮洗净，切丁；❷锅置火上，加适量清水，放入大米、薏仁，以大火煮开；❸放入南瓜煮至浓稠状，调入盐拌匀，撒上葱花即可。

功效解读 南瓜可润肺益气、化痰、消炎；薏仁可利水消肿、健脾祛湿、舒筋除痹、清热排脓。此粥具有降糖止渴、健脾祛湿的功效。

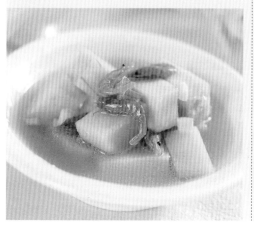

慢性胃炎

温中健脾
行气止痛

慢性胃炎是指由各种原因引起的胃黏膜炎症，是一种常见病，其发病率在各种胃病中占据首位。现代医学认为，幽门螺旋杆菌感染、长期进食刺激性食物或药物，均会引起胃黏膜损伤、胃酸分泌过少以及胆汁反流等，从而导致慢性胃炎的发生。

🔍 易发人群

慢性胃炎可发生于各年龄段，十分常见，通常男性多于女性，而且随着年龄的增长，发病率逐渐增高。

⊕ 症状表现

表现有中上腹疼痛（多为隐痛，常为饭后痛），上腹饱胀等；偶尔伴有烧心、恶心、呕吐、食欲不振、乏力等症状。

♡ 生活调理

少食具有刺激性作用的食物，饮食多注意保护胃黏膜。

☺ 推荐食物

南瓜	酸奶	鳝鱼	红枣
猪小肚	扁豆	银杏	小米

☹ 禁忌食物

忌生冷、生硬、辛辣或其他刺激性食物。

☺ 推荐中药材

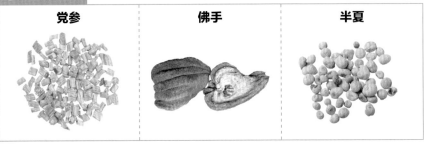

党参	佛手	半夏

党参鳝鱼汤

主料 鳝鱼200克，党参20克，红枣10克，佛手、半夏各5克。

配料 盐适量。

做法

1. 将鳝鱼去鳞及内脏，洗净切段。
2. 将党参、红枣、佛手、半夏分别洗净，备用。
3. 把党参、红枣、佛手、半夏、鳝鱼等一同放入锅中，加适量清水，以大火煮沸后，转小火续煮1小时，调入盐即可。

功效解读

此汤具有温中健脾、行气止痛的功效。

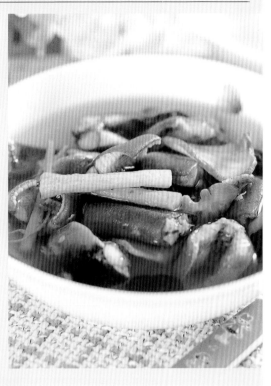

银杏煲猪小肚

主料 猪小肚100克，扁豆15克，白术10克，银杏5颗。

配料 盐适量。

做法

1. 猪小肚洗净，切丝；银杏炒熟，去壳。
2. 将扁豆、白术均洗净，一同装入纱布袋中，扎紧袋口，制成药袋。
3. 将猪小肚、银杏、药袋一起放入砂锅，加适量水，以大火煮沸后改小火炖煮1小时，捞出药袋丢弃，加盐调味即可。

功效解读

此汤具有补气健脾、化湿止泻的功效。

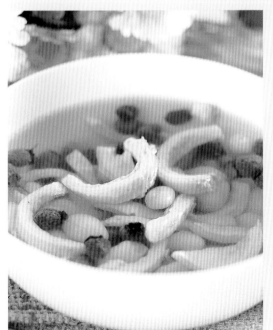

胃及十二指肠溃疡

补气健脾
敛阴止痛

胃溃疡和十二指肠溃疡是由于胃酸和胃蛋白酶对黏膜的自身消化所形成的一种常见消化道疾病。中医认为，此病多因感受外邪、内伤饮食、情志失调、劳倦过度而伤及于胃所致。

🔍 易发人群

中青年人，以及男性均易患有胃溃疡和十二指肠溃疡。

🔔 症状表现

临床多表现为慢性、周期性、节律性的上腹疼痛。胃溃疡疼痛多表现于进食后0.5~1小时；

十二指肠溃疡疼痛则多表现于进食后3~4小时。轻微者表现有反胃、呕吐、疼痛等；严重者可因消化道大量出血（呕血或便血）导致休克。

♥ 生活调理

饮食上多吃绿色蔬菜、水果等。避免长期精神紧张、焦虑或情绪波动等。

😊 推荐食物

| 豆腐 | 鸡蛋 | 软饭 | 油菜 |
| 水果 | 牛奶 | 牛肉 | 蜂蜜 |

😞 禁忌食物

忌玉米、高粱、荞麦、芹菜、花生、火腿、腊肉、咖啡、浓茶、辣椒等。

😊 推荐中药材

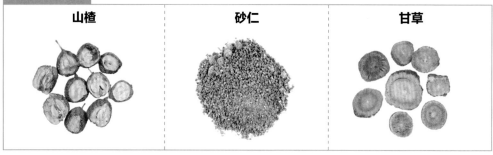

| 山楂 | 砂仁 | 甘草 |

白芍椰子鸡汤

主料 白芍10克，椰子100克，母鸡肉150克，菜心30克。

配料 盐5克。

做法

1. 将椰子洗净，切块；白芍洗净，备用。
2. 将母鸡肉洗净切块，氽水，备用；菜心洗净。
3. 煲锅上火倒入水，放入椰子、母鸡肉、白芍，煲至快熟时，调入盐，放入菜心煮熟即可。

功效解读

此汤具有益气生津、清热补虚的功效。

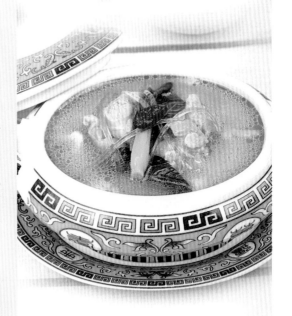

白芍山药鸡汤

主料 莲子、山药各50克，鸡肉40克，白芍10克，枸杞5克。

配料 盐适量。

做法

1. 山药去皮，洗净，切块状；莲子洗净，与山药一起放入热水中稍煮，备用；白芍及枸杞分别洗净，备用。
2. 鸡肉洗净，放入沸水中氽去血水。
3. 锅中加入适量水，再一同放入山药、白芍、莲子和鸡肉，待水沸腾后，转中火煮至鸡肉熟烂，加枸杞，调入盐即可。

功效解读

本品具有补气健脾、敛阴止痛的功效。

第四章 健脾和胃的药膳食疗

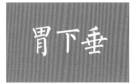

胃下垂

升阳举陷
健脾补胃

胃下垂是指站立时，胃下缘达盆腔，胃小弯弧线最低点降至髂嵴连线以下。多是由于膈肌悬吊力不足，肝胃、膈胃韧带功能减退而松弛，腹内压下降及腹肌松弛所致，使胃呈鱼勾状，即为胃下垂所见的无张力型胃。

🔍 易发人群

瘦长无力体型者，久病体弱者，经产妇，多次腹部手术有切口疝者，长期卧床少动者均易患有胃下垂。

⏱ 症状表现

表现有腹胀、上腹不适、腹痛、恶心、呕吐、便秘、失眠、头痛、头昏、迟钝、忧郁等。严重者还可出现低血压、心悸等症。

💧 生活调理

切勿暴饮暴食，宜少食多餐。多食具有健脾、益气、提升作用的食物，以及促进胃肠消化的食物。另外，不要做剧烈运动。

😊 推荐食物

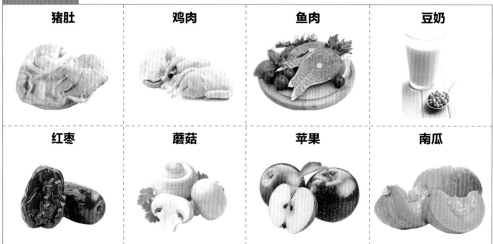

| 猪肚 | 鸡肉 | 鱼肉 | 豆奶 |
| 红枣 | 蘑菇 | 苹果 | 南瓜 |

☹ 禁忌食物

忌肥甘、辛辣刺激性食物；忌烟酒。

😊 推荐中药材

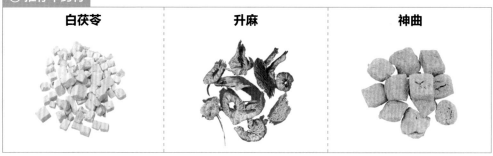

| 白茯苓 | 升麻 | 神曲 |

黄芪牛肚汤

主料 牛肚1000克，鲜荷叶半张，白术、黄芪、升麻、神曲各10克，生姜3片，桂皮2片。

配料 茴香、胡椒粉、料酒、盐、白醋各适量。

做法

1. 将鲜荷叶垫于锅底，上面放置洗净的牛肚和所有药材（白术、黄芪、升麻、神曲）。加水烧沸后以中火炖30分钟。
2. 取出牛肚切成小块后放入砂锅中，加料酒、茴香、生姜和桂皮，以小火煨2小时。
3. 加胡椒粉、盐、白醋调味，继续煨2~3小时，直至牛肚熟烂即可。

功效解读

本品具有升阳举陷、健脾补胃的功效。

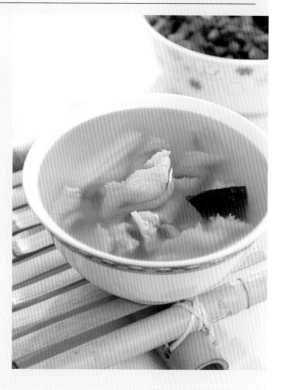

参枣茯苓粥

主料 红枣、白茯苓、人参各适量，大米100克。

配料 白糖8克。

做法

1. 大米泡发，洗净；人参洗净，切小块；白茯苓洗净；红枣去核洗净，切开。
2. 锅置火上，注入清水后，放入大米，用大火煮至米粒开花，再放入人参、白茯苓、红枣同煮。
3. 改用小火煮至粥浓稠闻见香味时，放入白糖调味，即可食用。

功效解读

本品具有益脾和胃、益气补虚的功效。

第四章

健脾和胃的药膳食疗

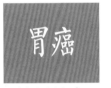

胃癌

健胃消食
防癌抗癌

胃癌是常见的恶性肿瘤，也是最常见的消化道恶性肿瘤，乃至名列人类所有恶性肿瘤的前茅。在我国，胃癌的发病率居各类肿瘤的首位。胃癌又可分为肠型胃癌和胃型胃癌两种。

🔍 易发人群

长期食用薰烤、盐腌食品者，长期吸烟者，幽门螺杆菌感染者，部分胃病患者以及与胃癌病人有血缘关系者均易患胃癌。

⬆ 症状表现

胃癌早期的症状表现为胃脘疼痛，并伴有上腹部不适感、饱胀感或重压感；到了一定程度，就会出现恶心、呕吐、呕血、便血、食欲减退、腹泻等症状。晚期，因肿瘤消耗及畏食等，常会出现恶液质，患者会极度消瘦，且上腹部能触及包块。

❤ 生活调理

患者应多食用具有增强免疫力、抗胃癌作用的食物。

☺ 推荐食物

白菜	西兰花	薏仁	菱角
黄花菜	葵花子	猕猴桃	沙丁鱼

☹ 禁忌食物

忌肥甘、辛辣刺激性食物；忌烟、酒。

☺ 推荐中药材

大黄	黄连	夏枯草

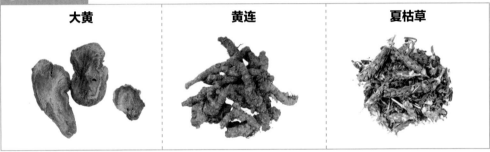

山楂花菜汤

主料 花菜200克，土豆150克，猪瘦肉100克，山楂、桂枝、白芍各10克。

配料 盐适量，黑胡椒粉少许。

做法

1. 将山楂、桂枝、白芍一同煎成药汁备用；花菜掰成小朵状；土豆切小块；猪瘦肉切小丁。
2. 将花菜、土豆、猪瘦肉放入锅中，倒入药汁煮至土豆变软，加盐、黑胡椒粉调味，再次煮沸后关火即可食用。

功效解读

此汤具有健胃消食、温胃止痛的功效。

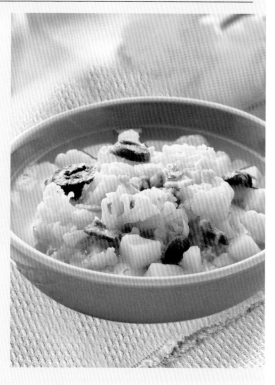

佛手娃娃菜

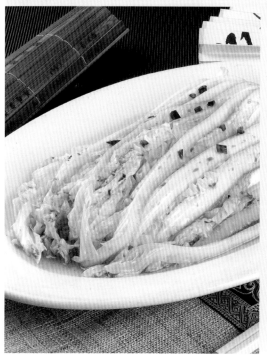

主料 娃娃菜350克，佛手10克。

配料 红甜椒10克，盐3克，生抽8毫升，味精2克，香油10毫升。

做法

1. 娃娃菜洗净切细条，入水汆熟，捞出沥干水分，装盘；红甜椒洗净，切末；佛手洗净，放进锅里加水煎汁，去渣取汁备用。
2. 用盐、生抽、味精、香油、红甜椒、佛手汁一同调成味汁，淋在汆熟的娃娃菜上即可。

功效解读

本品具有防癌抗癌、开胃消食的功效。

急性肠炎

涩肠止泻
健胃生津

急性肠炎是由细菌及病毒等微生物感染所引起的疾病。多是由于饮食不当，进食发酵分解或腐败污染的食物所致的肠道急性炎症。由于微生物对肠黏膜的侵袭和刺激，促使胃肠道的分泌、消化、吸收和运动等功能出现障碍，从而导致粪便稀薄、排便次数增多。

🔍 **易发人群**

经常进食不洁、生冷、刺激性食物者，服用某些药物者（如水杨酸盐类、磺胺、某些抗生素等），全身性感染者均易患急性肠炎。

😀 **症状表现**

主要表现有进食后数小时会出现腹泻，且大便呈黄色水样，夹杂未消化食物。还会有腹痛的症状，呈阵发性钝痛或绞痛。或伴呕吐、发热、头痛、周身不适等。严重者会脱水甚至休克。

❤ **生活调理**

注意平时饮食卫生。不要进食病死牲畜的肉和内脏，少食生冷、不新鲜的食物。且平时要少喝酒。

😊 **推荐食物**

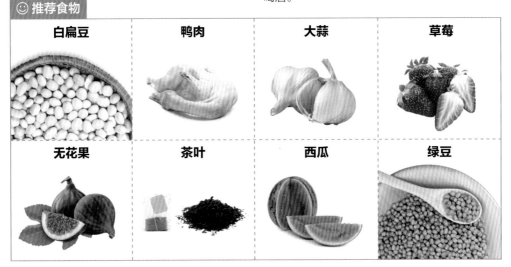

| 白扁豆 | 鸭肉 | 大蒜 | 草莓 |
| 无花果 | 茶叶 | 西瓜 | 绿豆 |

😟 **禁忌食物**

忌辣椒、胡椒、桂皮、羊肉、狗肉、海鲜类、荔枝、桂圆、蜂蜜、坚果类等。

😊 **推荐中药材**

| 薏仁 | 菊花 | 金银花 |

黄连白头翁粥

主料 川黄连10克，白头翁50克，大米30克。

做法

1. 将川黄连、白头翁均洗净，一同放入砂锅中，加水600毫升，以大火煎煮10分钟成药汁，去渣取汁。
2. 另起锅，加清水400毫升，放入淘洗过的大米煮至米粒开花。
3. 加入药汁煮至浓稠状即成。每日3次，温热服食。

功效解读

本品具有清热燥湿、泻火解毒的功效。

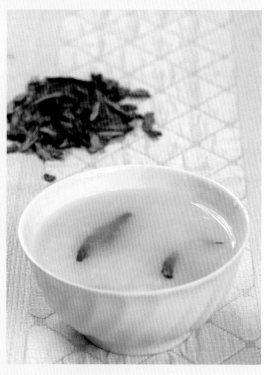

苹果番荔枝汁

主料 苹果1个，番荔枝2个。

配料 蜂蜜20毫升。

做法

1. 将苹果洗净，去皮，去核，切成块备用。
2. 将番荔枝去壳，去籽。
3. 将苹果、番荔枝放入搅拌机中，再加入蜂蜜，搅拌30秒即可。

功效解读

本品能化食消积、降低血压，适合高血压、腹胀患者食用。

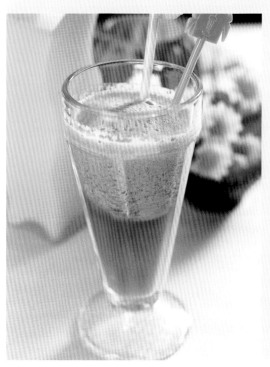

慢性肠炎

**健脾益胃
润肠排毒**

慢性肠炎泛指肠道的慢性炎症性疾病，多由细菌、霉菌、病毒、原虫等微生物感染所致。此病可由急性肠炎迁延或反复发作而来，病程多在2个月以上。长期过度疲劳、情绪激动、过度精神紧张，加上营养不良，都可成为慢性肠炎的诱因。也可继发于咀嚼障碍、胃酸缺乏、胃大部切除、肠道寄生虫等疾患。

🔍 易发人群

进食不洁食物者，急性肠炎延治或误治者，微生物感染者均易患慢性肠炎。

⬆ 症状表现

表现有长期慢性反复发作的腹痛腹泻，及顽固不化、面色不华、精神不振、少气懒言、四肢乏力、喜温怕冷等症状，重者可有黏液便或水样便。

💙 生活调理

加强锻炼，增强体质，使脾旺不易受邪；不吃腐败变质的食物，不喝生水；生吃瓜果要烫洗，养成饭前便后洗手的良好习惯；还需注意休息和增加营养，多食易消化的食物，如米汤、粥汤等。

😊 推荐食物

石榴	柿子	苹果	糯米
乌骨鸡	板栗	扁豆	菱角

😞 禁忌食物

忌辣椒、胡椒、芥末、浓茶、咖啡、酒、生蚝、虾、蟹等。

😊 推荐中药材

红枣	肉豆蔻	五倍子

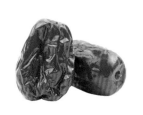

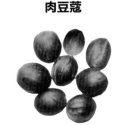

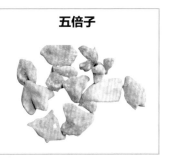

蒜肚汤

主料 芡实、山药各15克，猪肚1000克，大蒜、生姜各适量。

配料 盐适量。

做法

1. 将猪肚洗净，去脂膜，切块；大蒜、生姜均洗净。
2. 芡实洗净，备用；山药去皮，洗净切片。
3. 将所有材料放入锅内，加水煮2小时，至大蒜被煮烂、猪肚被煮熟，调入盐即可。

功效解读

此汤具有健脾益胃、清肠排毒的功效。

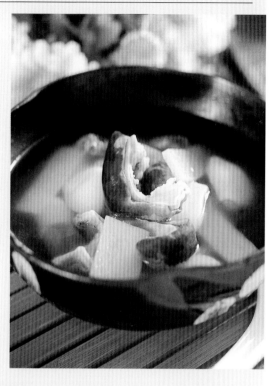

双花饮

主料 金银花30克，白菊花20克。

配料 冰糖适量。

做法

1. 将金银花、白菊花分别洗净。
2. 将以上材料放入净锅内，加水600毫升，煮沸后再以小火煎煮3分钟，关火。
3. 最后调入冰糖，搅拌溶化即可。可分两次饮用。

功效解读

此饮具有解暑散热、润肠排毒的功效。

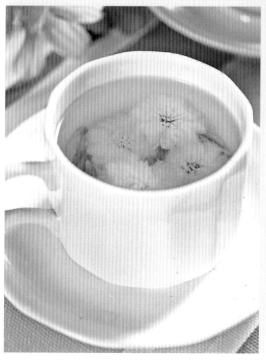

第四章 健脾和胃的 药膳食疗

159

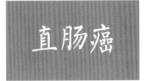

直肠癌

清热解毒
消炎抗癌

直肠癌是由于直肠组织细胞发生恶变而形成的，其发病率仅次于胃癌和食管癌。病因目前尚不明确，但是多数专家认为，直肠癌的发病与社会环境、遗传因素、饮食习惯有关。同时，某些疾病如直肠息肉、慢性炎症肠病等，也是引发直肠癌的高危因素。

🔍 **易发人群**

有直肠癌家族病史的人群，患有直肠息肉、慢性炎症肠病的人群易患直肠癌。

📈 **症状表现**

早期多无明显症状表现，当发展到一定程度，会表现有脓血、黏液血便等便血症状，且有不同程度的便不尽感、肛门下坠感、排便前腹痛感等。随着肿瘤的生长，还会导致肠腔狭窄，此时患者会表现有腹痛、腹胀、排便困难等肠梗阻的症状。

◯ **生活调理**

保持情绪乐观，避免抑郁。直肠癌手术后排尿有障碍的患者，平时多注意锻炼膀胱功能。

☺ **推荐食物**

白菜	包菜	甲鱼	芦荟
菱角	芦笋	核桃	胡萝卜

☹ **禁忌食物**

忌烟熏、炸、烤食物；忌烟、酒等。

☺ **推荐中药材**

白茅根	麦芽	神曲

金银花茅根猪蹄汤

主料 猪蹄1只，黄瓜35克，灵芝8克，金银花、茅根各10克。

配料 盐6克。

做法

1. 将猪蹄洗净，切块，汆水；黄瓜去皮、籽，洗净，切滚刀块；灵芝洗净，备用；金银花、茅根均洗净，一同装入纱布袋中，扎紧袋口，制成药袋。

2. 汤锅上火倒入水，放入猪蹄、药袋，调入盐、灵芝烧开，煲至快熟时，放入黄瓜即可。

功效解读

本品具有清热解毒、消炎抗癌的功效。

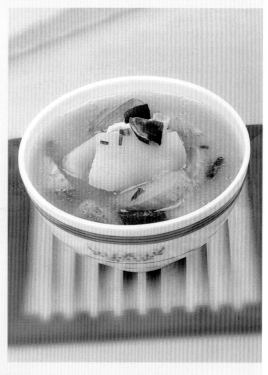

山药大蒜蒸鲫鱼

主料 鲫鱼350克，山药100克。

配料 大蒜、葱、姜、盐、味精、料酒各适量。

做法

1. 鲫鱼收拾干净，用料酒、盐腌15分钟；将大蒜、葱分别洗净，切小段；将姜洗净，切小片。

2. 将山药去皮洗净切片，铺于碗底，放入鲫鱼。

3. 加大蒜、葱、姜、味精调味，上笼蒸30分钟即可。

功效解读

此品具有益气健脾、消炎抗癌的功效。

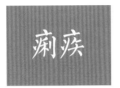

痢疾

清热解毒
消肿止痛

痢疾，古称肠辟、滞下，为急性肠道传染病之一。痢疾主要是由饮食不节或误食不洁之物，伤及脾胃，湿热疫毒趁机入侵，壅滞肠胃、熏灼脉络，致使气血凝滞、血淤化脓而发病。

🔍 易发人群

学龄前儿童，有不洁饮食史者，与痢疾患者密切接触者均易患有痢疾。

⊕ 症状表现

湿热性痢疾表现为腹痛、腹泻、里急后重、下痢浓血、肛门灼热、小便短赤等症状；疫毒性痢疾表现为发病急骤、高热口渴、腹痛烦躁、里急后重等；寒湿性痢疾表现为腹痛、里急后重等；休息性痢疾表现为痢疾时止时作、临厕腹痛、里急后重、大便夹有黏液、精神倦怠、食少畏寒等。

♡ 生活调理

多卧床休息，以保存体力。

☺ 推荐食物

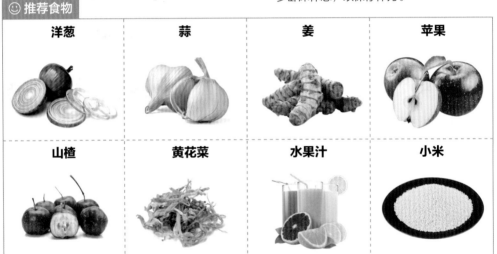

| 洋葱 | 蒜 | 姜 | 苹果 |
| 山楂 | 黄花菜 | 水果汁 | 小米 |

☹ 禁忌食物

忌油腻、刺激性、生冷性食物。

☺ 推荐中药材

| 金银花 | 附子 | 蒲公英 |

大蒜银花茶

主料 金银花30克，大蒜20克。

配料 甘草3克，白糖适量。

做法

1. 将大蒜去皮，洗净捣烂。
2. 将金银花、甘草均洗净，再一起放入锅中，加水，用大火煮沸即可关火。
3. 最后调入白糖即可饮用。

功效解读

此品具有清热解毒、止痢的功效。

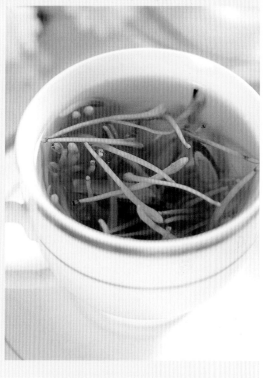

黄花菜马齿苋汤

主料 苍术20克，干黄花菜30克，鲜马齿苋50克。

做法

1. 将干黄花菜洗净，泡软；鲜马齿苋、苍术分别洗净，备用。
2. 将苍术装入事前准备好的袋子中，扎紧袋口，制成药袋。
3. 将药袋放入锅中加水800毫升煮10分钟，再放入黄花菜、马齿苋煮成汤，拣去药袋即可。可分两次服用。

功效解读

此汤具有清热解毒，消肿止痛的功效。

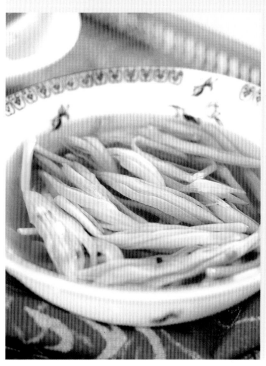

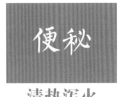

便秘

清热泻火
润肠通便

便秘是指排便不顺利的状态，包括粪便干燥排出不畅和粪便不干亦难排出两种情况，一般每周排便少于2~3次（所进食物的残渣在48小时内未能排出）。从现代医学角度来看，便秘不是一种具体的疾病，而是多种疾病的一个症状。便秘在程度上有轻有重，在时间上可以是暂时的，也可以是长久的。中医认为，便秘主要由燥热内结、气机郁滞、津液不足和脾肾虚寒所引起。

🔎 易发人群

气血虚弱者，肛门、直肠附近疼痛者，多次妊娠的妇女，营养不良者，腹腔内脏下垂者，未能每天定时排便者，均易患有便秘。

⊕ 症状表现

表现有排便次数减少、粪便量减少、粪便干结、排便费力等症状。

♡ 生活调理

养成每天定时排便的习惯(一般以定时在清晨为佳)。每天早上起来空腹喝温水冲的蜂蜜水，润滑肠道。晚上睡觉前，仰卧于床上，用双手叠加或右手按于腹部，按顺时针方向抚摸，按约3~5分钟，可有效缓解便秘症状。

☺ 推荐食物

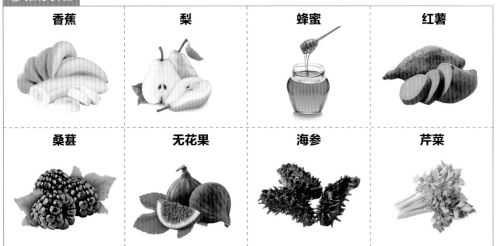

| 香蕉 | 梨 | 蜂蜜 | 红薯 |
| 桑葚 | 无花果 | 海参 | 芹菜 |

☹ 禁忌食物

忌辛辣、温燥的食物；忌高蛋白、高脂肪食物。

☺ 推荐中药材

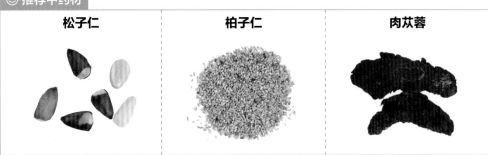

| 松子仁 | 柏子仁 | 肉苁蓉 |

大黄番泻叶茶

主料 大黄、番泻叶各10克，蜂蜜20毫升。

做法

1. 将番泻叶用清水洗净，备用。
2. 锅洗净，置于火上，注入适量清水，将大黄放入锅中煎煮半小时。
3. 熄火加入番泻叶、蜂蜜，加盖焖10分钟，取出即可饮用。

功效解读

此品具有清热泻火、润肠通便的功效。

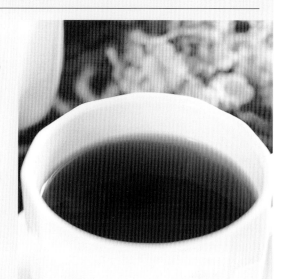

黄连杏仁汤

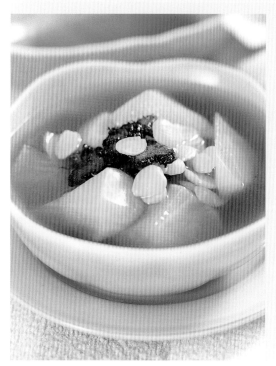

主料 黄连5克，杏仁20克，萝卜500克。

配料 盐适量。

做法

1. 黄连用清水洗净备用；杏仁放入清水中浸泡，去皮备用；萝卜用清水洗净，切块备用。
2. 将萝卜与杏仁、黄连一起放入碗中，然后将碗移入蒸锅中，隔水炖。
3. 待萝卜炖熟后，加入盐调味即可。

功效解读

此品具有润肠通便、清热泻火、止咳化痰的功效。

第四章　健脾和胃的药膳食疗

165

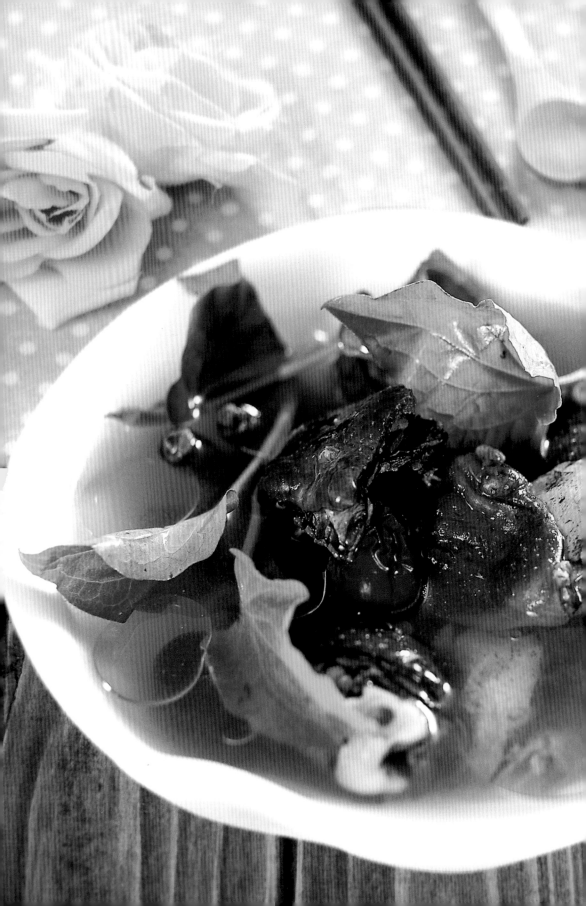

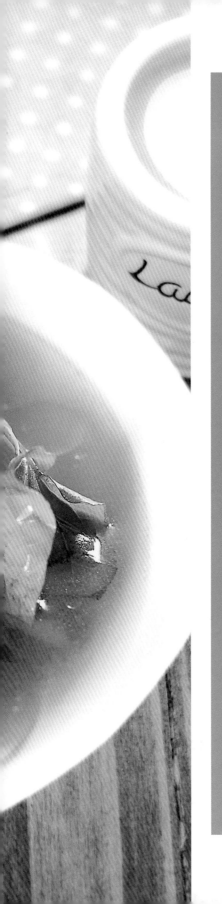

第五章

润肺益气的
药膳食疗

中医认为，肺主气、司呼吸，负责气的宣发肃降。人体肺部的宣发肃降功能失调，气机运行就会受阻，人就会生病，最典型的症状就是咳嗽。因此，肺脏的健康对于畅通人体气机有着重要的作用。本章集中介绍了在日常生活中具有养护肺脏功效的药材和食材，以及一些对肺脏有益的药膳方，以供读者通过药膳更好地调理肺脏和防治一些常见的呼吸系统疾病。

"肺者，为相傅之官。"肺与心同居膈上，上连气管，通窍于鼻，与自然界的空气直接相通。肺主气、司呼吸；负责气的宣发和肃降。肺能使自然界的新鲜空气进入体内，而体内的污浊气体也会通过肺排出体外，让身体的气机畅通无阻。中医有"肺为水之上源"的说法，一旦肺热或肺寒，宣发肃降功能失调，气机运行就会受阻，人就会生病，最典型的症状就是咳嗽。因此，在日常生活中，我们必须注重对肺脏的保养。

◉ 肺脏的主要生理功能

肺主行水
肺气的宣发和肃降作用能推动和调节全身水液的输布和排泄。

肺主气
肺不仅是呼吸器官，还可以把呼吸之气转化为全身的一种正气、清气而输布到全身。

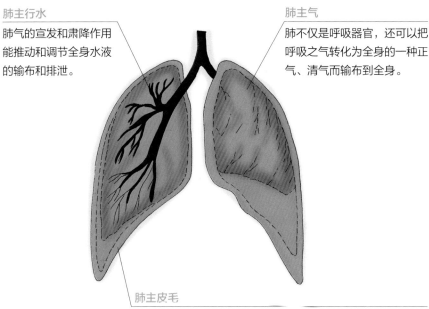

肺主皮毛
人体全身表皮都有毛孔，毛孔又叫"气门"，是气出入的地方，都由肺来主管。呼吸主要通过鼻子，所以肺又开窍于鼻。

◉ 肺脏养护常识面面观

人的生命离不开两样东西，一是空气，二是食物。肺为"华盖"，在五脏六腑中位置最高，覆盖诸脏，因此外邪入侵首先犯肺。肺司呼吸，负责人体内外气体的交换，因此肺的养护很重要。常用的养护肺脏的药材和食物有：冬虫夏草、沙参、鱼腥草、川贝、白果、老鸭、杏仁、百合、银耳、丝瓜、梨等。

☺ 推荐药材、食物

梨	银耳	丝瓜	银杏

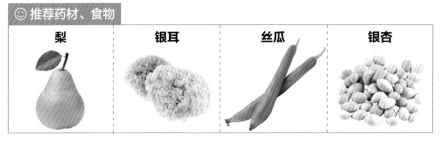

如果肺的呼吸功能失常，势必会影响一身之气的生成和运行。即清气不能吸入，浊气不能排出，新陈代谢就会受到影响。一般来讲，风热犯肺、热邪蕴肺都属于肺热。肺热常发于冬春季节，根据引发原因的不同会表现出不同的症状：

① **风热壅肺**：热邪犯肺、外邪入里时会引起热壅闭于肺，导致肺失宣降，出现发热、口渴、气喘、咳嗽、痰黄、心烦、胸闷、胸痛、小便黄赤、舌红、脉滑数等症状

② **暑伤肺络**：暑热或暑湿病邪犯肺，会导致肺络损伤，血气妄行，出现发热、烦渴、咳嗽、气促、咯血痰、苔黄、脉数等症状

③ **秋燥伤肺**：秋天少雨，气候干燥，燥气灼烁肺阴，使肺气不宣，出现顿咳少痰、伴音瘖或伴呕吐、小便失禁等症状。若从热化则为热燥，有发热、舌边尖红、苔黄而燥等症状；若从寒化则为寒燥，有便溏、苔白、肤凉等症状

🔍 肺脏保养要点

呼吸养护　《黄帝内经》介绍了一种闭气的呼吸方法，有助于增强肺功能。具体方法是先闭气，闭住之后停止呼吸，尽量坚持到你不能忍受的时候再呼出来，如此反复7遍。还有一个众所周知的方法就是戒烟并尽量远离吸烟场所，避免吸入二手烟。香烟对于肺的伤害非常直接，危害巨大，自己不要吸烟，更不要给他人带去二手烟。

饮食养护　"形寒饮冷则伤肺"，是说如果没有适当保暖、避风寒，或者经常吃寒凉的食物，都会损伤肺部功能而引发疾病。合理膳食是调养肺脏的重要方面，日常饮食应多吃老鸭、杏仁、玉米、黄豆、黑豆、冬瓜、西红柿、莲藕、红薯、猪皮、贝类、梨等养肺食物，常用的养肺药材有：冬虫夏草、沙参、鱼腥草、川贝等，但要按照个人体质、肠胃功能酌量选用。

😊 推荐药材、食物

冬瓜	莲藕	玉米	红薯
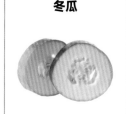	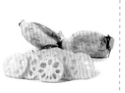	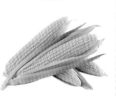	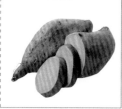

运动养护　每天坚持适量运动，跑步、散步、打太极拳、做健身操等都是不错的选择，可以增强体质，提高肺脏的抗病能力，从而使人体各项生理功能恢复正常。中医有"笑能清肺"的说法，笑能使胸廓扩张，增大肺活量，伸展胸肌，具有宣发肺气、调节人体气机的升降、消除疲劳、缓解抑郁、改善胸闷、恢复体力、增强食欲的作用。清晨锻炼时开怀大笑，可使肺充分吸入大自然中的"清气"，呼出体内的废气，加快血液循环，从而达到心肺气调和。

心理养护　七情中悲伤肺，过于悲伤不利于肺脏养护，可以多交朋友，参加集体活动，培养健康的兴趣爱好，保持心情舒畅。

经络养护　脏腑以经络为通道传递信息，可以经常敲打手太阴肺经及其腧穴来养护肺脏。

季节养护　中医认为，秋令与肺相应，秋天燥邪最易伤肺。呼吸系统疾病也多在秋末天气较冷时复发，所以养护肺脏最适宜在秋季。我们可在秋天气候变化之时，及时增减衣服，并适当进补，增强身体抵抗力，预防风寒等外邪伤肺；中秋后气候转燥时，注意室内保持一定湿度，避免剧烈运动使人大汗淋漓、耗津伤液，预防燥邪伤神。

川贝母

润肺止咳
清热化痰

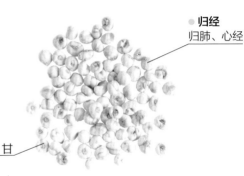

● 归经
归肺、心经

● 性味
性凉，味苦、甘

ⓟ 定义

川贝母是百合科植物卷叶贝母、乌花贝母或棱砂贝母等的鳞茎。

ⓟ 主要成分

含有甾体生物碱（川贝碱）、西贝碱、皂苷等。

⊕ 功效主治

川贝母具有清热化痰、润肺止咳、散结消肿的功效。主治肺热燥咳、干咳少痰、阴虚劳嗽、咯痰带血等症。还能养肺阴、宣肺、润肺而清肺热。

♡ 选购与保存

购买川贝母时，以质坚、色白、粉性足者为佳。宜将川贝母置于低温、干燥、通风处保存，防霉，防蛀。

健康药膳

川贝母炖鸡蛋

原料 川贝母6克，鸡蛋2个，盐少许。

做法 ❶川贝母洗净备用；❷鸡蛋打入碗中，加盐，搅拌均匀；❸将川贝母倒入鸡蛋中，入蒸锅蒸6分钟即可。

功效解读 川贝母可清热化痰、润肺止咳、散结消肿；鸡蛋可补肺养血、滋阴润燥，用于气血不足、热病烦渴、胎动不安等，是扶助正气的常用食品。此品具有清热化痰、生津止渴的功效。

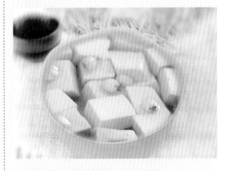

川贝母炖豆腐

原料 豆腐300克，川贝母10克，冰糖适量。

做法 ❶川贝母打碎或研成粗米状，冰糖亦打成粉碎状；❷将豆腐放炖盅内，上面再放川贝母、冰糖，盖好，隔滚水以小火炖约1小时，吃豆腐及川贝。

功效解读 豆腐能宽中益气、调和脾胃、消除胀满；川贝母可润肺止咳、清热化痰、散结消肿。此品具有润肺化痰、清热润燥的功效。

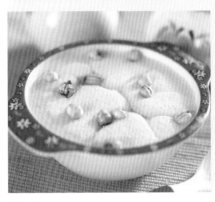

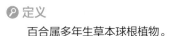

百合

**养阴润肺
清心安神**

● **性味**
性微寒，味甘

● **归经**
归肺、心经

❂ 定义
百合属多年生草本球根植物。

❂ 主要成分
含有秋水仙碱、淀粉、蛋白质、脂肪等。

❂ 功效主治
百合具有养阴润肺、清心安神、补中益气、健脾和胃、清热解毒、利尿、凉血止血的功效。适用于燥热咳嗽、阴虚久咳、劳嗽痰血、虚烦惊悸、失眠多梦、精神恍惚、二便不利、浮肿、痈肿疮毒、脚气、产后出血、腹胀、身痛等症。

❂ 选购与保存
百合以鳞片均匀，肉厚，色黄白，质硬、脆，筋少，无黑片、油片者为佳。鲜百合的贮藏要掌握"干燥、通气、阴凉、遮光"的原则，贮藏期间，若发现包装内温度过高或有轻度霉变、虫蛀，应及时拆包摊晾、通风。

健康药膳

银耳百合汤

原料 银杏40克，水发百合15克，银耳20克，冰糖10克。

做法 ❶将银杏洗净，银耳泡发洗净撕成小朵，将水发百合洗净备用；❷净锅上火倒入水烧开，放入银杏、银耳、水发百合，调入冰糖煲至熟即可。

功效解读 银杏可敛肺定喘、止带缩尿；百合可清火、润肺、安神；银耳可滋阴润肺、美容护肤。此品具有补气养血、滋阴润肺、强心健体的功效。

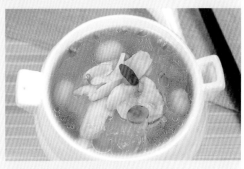

百合沙参汤

原料 水发百合15克，水发莲子30克，沙参1根，矿泉水、冰糖各适量。

做法 ❶将水发百合、水发莲子均洗净备用；❷将沙参用温水清洗备用；❸净锅上火，倒入矿泉水，调入冰糖，放入沙参、水发莲子、水发百合煲至熟即可。

功效解读 百合可清火润肺、养心安神；莲子可清心醒脾、补脾止泻、养心安神；沙参可清热养阴、润肺止咳。此品具有养阴润肺、滋阴补血的功效。

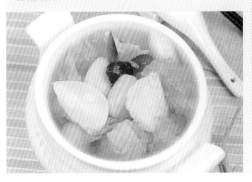

麦冬

养阴润肺
养胃生津

● 归经
归心、肺、胃经

● 性味
性微寒，味甘、微苦

● 定义

麦冬是百合科植物大麦冬的干燥块茎。

● 主要成分

含有麦冬皂苷A、麦冬皂苷B、麦冬皂苷C、麦冬皂苷D、麦冬黄酮等。

● 功效主治

麦冬具有养阴生津、润肺清心的功效。还具有耐缺氧、降血糖、抗衰老、增强人体免疫力的作用。常用于治疗肺燥干咳、虚痨咳嗽、津伤口渴、心烦失眠、内热消渴、肠燥便秘、咽白喉、吐血、咯血、肺痿、肺痈、热病津伤、咽干口噪等症。

● 选购与保存

选购麦冬时，以身干、体肥大、色黄白、半透明、质柔、有香气、嚼之发黏者为佳。本品易虫蛀，可用硫黄熏后，密封储存。

健康药膳

灵芝玉竹麦冬茶

原料 灵芝5克，麦冬6克，玉竹3克，蜂蜜适量。

做法 ①将灵芝、麦冬、玉竹分别洗净，一起放入锅中，加水600毫升，以大火煮开，转小火续煮10分钟即可关火；②去渣留汁，倒入杯中，待茶稍凉后加入蜂蜜，搅拌均匀，即可饮用。

功效解读 灵芝可补气安神、止咳平喘；麦冬、玉竹都可滋阴生津、润肺止咳。此品具有滋阴润燥、增强体质的功效。

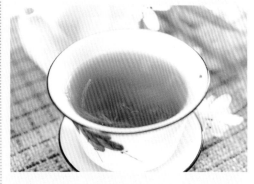

麦冬竹茹茶

原料 麦冬、竹茹、冰糖各10克，绿茶3克。

做法 ①将麦冬、竹茹洗净备用；②将麦冬、竹茹、绿茶放入砂锅中，加400毫升清水；③煮至水剩约250毫升，去渣取汁，再加入冰糖煮至溶化即可。

功效解读 麦冬有滋阴生津、润肺止咳、清心除烦的作用；竹茹可清热化痰、除烦止呕；冰糖可补中益气、和胃润肺。此品具有养阴生津、润肺止咳的功效。

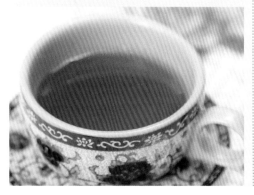

沙参

清热养阴
润肺止咳

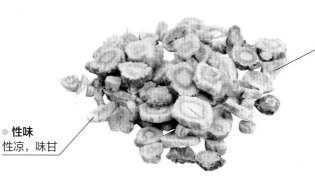

● **归经**
归肺、胃经

● **性味**
性凉，味甘

定义

沙参是桔梗科沙参属植物四叶沙参、杏叶沙参或其同属植物的根。

主要成分

含有三萜皂甙、淀粉、棕榈酰β-谷甾醇、羽扇豆烯酮、β-谷甾醇等。

功效主治

沙参具有清热养阴、润肺止咳的功效。还有补阴、补肺气、益肺胃、生津的作用。常用于治疗诸如肺结核、肺虚燥咳，因热病所引起的咽喉干燥、口渴等症。

选购与保存

选购沙参时，以条粗长、色黄白者为佳。勿选抽沟严重、坚而不实的产品。用塑料袋将沙参装好，再放入罐中密封，置于避光通风处保存。

健康药膳

沙参煲猪肺

原料 猪肺300克，沙参片12克，桔梗10克，盐6克。

做法 ❶猪肺洗净，切块，入沸水中氽烫；❷沙参片、桔梗分别用清水洗净备用；❸净锅上火倒入水，调入盐，放入猪肺、沙参片、桔梗煲至熟即可。

功效解读 沙参能清热养阴、润肺止咳；桔梗可宣肺祛痰、利咽排脓；猪肺可补虚、止咳、止血。此品具有滋阴润肺、益气补虚的功效。

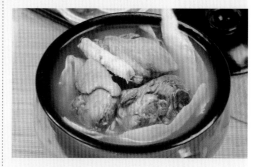

玉竹沙参焖老鸭

原料 老鸭1只，玉竹、北沙参各15克，生姜、盐、葱花各适量。

做法 ❶将老鸭收拾干净，氽去血水，斩件备用。北沙参、玉竹、生姜均洗净，北沙参切块，玉竹切片，生姜去皮切片；❷净锅上火，加入老鸭、玉竹、北沙参、生姜，用大火煮沸，转小火煨煮1小时，加盐、葱花调味即可。

功效解读 玉竹可滋阴润肺、养胃生津；沙参可清热养阴、润肺止咳；老鸭可清热健脾、滋阴润肺。此品具有益气补虚、润肺生津的功效。

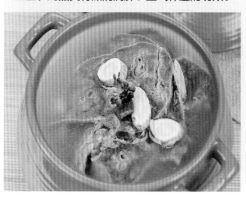

银杏

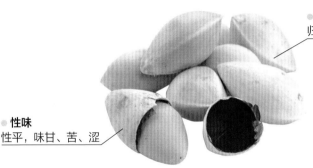

**敛肺止咳
止带止遗**

● **性味**
性平，味甘、苦、涩

● **归经**
归肺、心、膀胱经

定义

银杏是银杏科植物银杏的种子。

主要成分

含有淀粉、粗蛋白、脂肪、蔗糖、矿物质、粗纤维、银杏酚、银杏酸等。

功效主治

银杏具有敛肺气、定喘嗽、止带浊、缩小便的功效。主治哮喘、痰饮咳嗽、白带、白浊、遗精、淋病、小便频数等症，生食可解酒。还可治疗呼吸道感染性疾病、收缩膀胱括约肌、辅助治疗心脑血管疾病。

选购与保存

选购银杏时，以外壳白色、种仁饱满、里面色白者为佳。干品置于通风干燥处保存，鲜果要放在通风阴凉处保存，不能暴晒，以防霉变。也可冷藏保鲜。

健康药膳

银杏蒸鸡蛋

原料 银杏5克，鸡蛋2只，盐适量。

做法 ❶银杏洗净，去皮。鸡蛋加盐打匀，加温水调匀成蛋汁，滤去浮末，盛入碗内，加入银杏；❷锅中加水，待水滚后转中小火隔水蒸蛋，每隔3分钟左右掀一次锅盖，让蒸气溢出，保持蛋面不起气泡，约蒸15分钟即可。

功效解读 银杏能敛肺气、定喘嗽、止带浊、缩小便；鸡蛋能补阴益血、除烦安神、补脾和胃。此品具有温肺益气、定咳祛痰的功效。

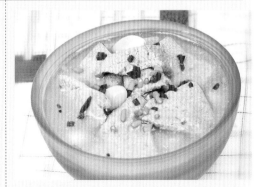

银杏玉竹猪肝汤

原料 银杏8克，玉竹10克，猪肝200克，味精、盐、香油、高汤各适量。

做法 ❶将猪肝洗净切片，银杏、玉竹分别洗净备用；❷净锅上火倒入高汤，放入猪肝、银杏、玉竹，调入盐、味精烧沸；❸淋上香油即可。

功效解读 银杏可清肺止咳；玉竹可滋阴润肺、养胃生津；猪肝可补肝明目、养血。此品具有保肝护肾、敛肺定嗽的功效。

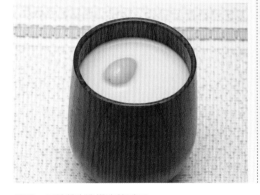

罗汉果

清热润肺
止咳化痰

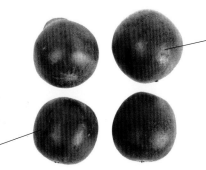

● 归经
归肺、大肠经

● 性味
性凉，味甘

🔍 定义

罗汉果是葫芦科植物罗汉果的果实。

🔍 主要成分

含有汉果苷、葡萄糖、果糖、氨基酸、黄酮、蛋白质、维生素C、锰、铁、硒、碘等。

⊕ 功效主治

罗汉果具有清热润肺、止咳化痰、润肠通便之功效。主治百日咳、痰多咳嗽、血燥便秘等症，对于急性气管炎、急性扁桃体炎、咽喉炎、急性胃炎有很好的疗效。

♡ 选购与保存

选购罗汉果时，以球形、褐色、果皮薄、易破、味甜者为佳。应将罗汉果置于干燥处保存，防霉，防蛀。

健康药膳

罗汉果银花玄参饮

原料 罗汉果半个，金银花6克，玄参8克，薄荷3克，蜂蜜适量。

做法 ❶将罗汉果、金银花、玄参、薄荷均洗净备用；❷锅中加水600毫升，以大火煮开，放入罗汉果、玄参煎煮2分钟，再加入薄荷、金银花煮沸即可；❸滤去药渣，加入蜂蜜即可饮用。

功效解读 罗汉果可清热润肺、止咳化痰、润肠通便；金银花可清热解毒；玄参可清热凉血、泻火解毒。此品具有清热润肺、止咳利咽的功效。

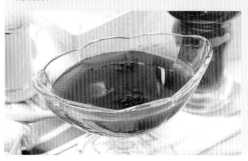

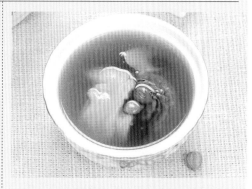

罗汉果杏仁猪蹄汤

原料 猪蹄100克，杏仁、罗汉果各适量，姜片5克，盐3克。

做法 ❶将猪蹄洗净，切块，入沸水汆烫，捞出洗净。将杏仁、罗汉果均洗净；❷把姜片放进砂锅中，注入清水烧开，放入杏仁、罗汉果、猪蹄，大火烧沸后转用小火煲炖3小时，加盐调味即可。

功效解读 此品具有清热润肺、止咳化痰的功效。

西洋参

益肺阴
清虚火

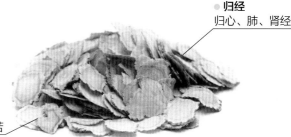

● **归经**
归心、肺、肾经

● **性味**
性凉，味甘、微苦

🔎 **定义**

西洋参是五加科植物西洋参的干燥根。

🔎 **主要成分**

含有人参皂苷类、氨基酸、微量元素、果胶、人参三糖、胡萝卜苷、固醇等。

⊕ **功效主治**

西洋参具有益肺阴、清虚火、生津止渴的功效。主治肺虚久嗽、失血、咽干口渴、虚热烦倦。还可辅助治疗肺结核、慢性肝炎、慢性肾炎、红斑性狼疮、再生障碍贫血、白血病、肠热便血等症。

♡ **选购与保存**

粉光西洋参以形较小、色白而光、外表横纹细密、体轻、气香而浓、味微甜带苦者为佳；原皮西洋参以形粗如大拇指、外表土黄色、横纹色黑而细密、内部黄白色、体质轻松、气香味浓者为佳。将其置于阴凉干燥处保存，密封，防蛀。

健康药膳

玉竹西洋参茶

原料 玉竹20克，西洋参3片，蜂蜜15毫升。

做法 ❶先将玉竹与西洋参用沸水600毫升冲泡30分钟；❷滤渣，待温凉后，再加入蜂蜜，拌匀即可。

功效解读 西洋参可益肺阴、清虚火、生津止渴；玉竹可滋阴润肺、养胃生津；蜂蜜可调补脾胃、缓急止痛、润肺止咳、润肠通便、润肤生肌、解毒。此品具有补气养阴、清热生津的功效。

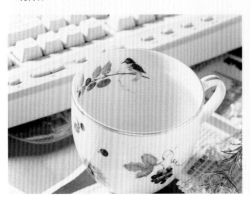

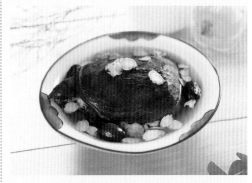

西洋参无花果甲鱼汤

原料 西洋参9克，无花果20克，甲鱼500克，红枣3颗，生姜、盐各5克。

做法 ❶将甲鱼的血放净，与适量清水一同放入锅内，加热至水沸，捞出，去表皮，去内脏，洗净，氽水；❷西洋参、无花果、红枣分别洗净，生姜洗净切片；❸将2000毫升清水放入瓦煲内，煮沸后加入所有原材料，以大火煲沸后改用小火煲3小时，加盐调味即可。

功效解读 本品能滋阴益气、防癌抗癌。

天门冬

**养阴润燥
降火生津**

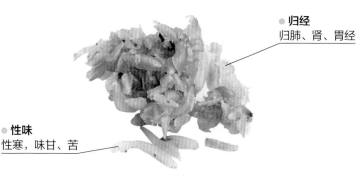

● **归经**
归肺、肾、胃经

● **性味**
性寒，味甘、苦

🔍 定义
天门冬是百合科植物天门冬的块根。

🔍 主要成分
含有天冬苷、天冬酰胺、瓜氨酸、丝氨酸、低聚糖、天门冬素、甾体皂甙、黏液质等。

⊕ 功效主治
天门冬具有养阴生津、润肺清心的功效。主治肺燥干咳、虚劳咳嗽、津伤口渴、心烦失眠、内热消渴、肠燥便秘、白喉等症。

💛 选购与保存
天门冬以面黄白色至淡黄棕色，半透明，光滑或具深浅不等的纵皱纹，偶有残存的灰棕色外皮，有黏性，断面角质样，中柱黄白色，气味微甜、微苦者为佳。应将天门冬置于阴凉干燥处保存，防潮，防霉，防蛀。

健康药膳

天门冬银耳汤

原料 银耳50克，天门冬、红枣各15克，莲子30克，枸杞10克，冰糖适量。

做法 ❶将银耳用温水泡开，摘洗干净，撕成小朵（去掉根部发黄的部分）。莲子泡发。少许盐放在清水中待用；❷将天门冬、红枣、枸杞分别洗净；❸汤锅加入放盐的清水加热，放入银耳、天门冬、红枣、枸杞、莲子，煮至熟，再加入冰糖调味即可。

功效解读 银耳可补脾开胃、益气清肠、滋阴润肺；天门冬可滋阴润燥、清肺生津。此品具有滋阴润肺、美容养颜的功效。

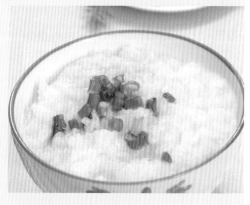

天门冬米粥

原料 大米100克，天门冬15克，麦冬10克，白糖3克，葱5克。

做法 ❶大米泡发洗净，天门冬、麦冬均洗净，葱洗净、切圈；❷锅置火上，倒入清水，放入大米，以大火煮开；❸加入天门冬、麦冬煮至粥呈浓稠状，撒上葱花，调入白糖拌匀即可。

功效解读 此品具有养阴生津、降低血糖的功效。

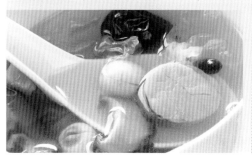

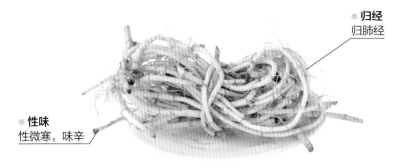

鱼腥草

清肺热
排脓痰

● **性味**
性微寒，味辛

● **归经**
归肺经

🔍 **定义**

鱼腥草是三白草科植物蕺菜的带根全草。

🔍 **主要成分**

含有挥发油（主要成分为鱼腥草素）、氯化钾、硫酸钾、蕺菜碱、金丝桃甙、硬脂酸、油酸、亚油酸等。

⊕ **功效主治**

鱼腥草具有清热解毒、利尿消肿的功效。主治肺炎、肺脓疡、热痢、疟疾、水肿、淋病、白带、痈肿、痔疮、脱肛、湿疹、秃疮、疥癣等症。同时对乳腺炎、蜂窝组织炎、中耳炎、肠炎等亦有疗效。

◌ **选购与保存**

选购鱼腥草时，以淡红褐色、茎叶完整、无泥土杂质者为佳。干燥的鱼腥草应置于阴凉通风处保存，防止返潮。

健康药膳

鱼腥草金银花粥

原料 鱼腥草、金银花、生石膏各20克，竹茹9克，大米100克，冰糖30克。

做法 ❶大米淘洗备用。鱼腥草、金银花、生石膏、竹茹均洗净，一同用水煎汤；❷汤中加入粳米及适量水，共煮成粥；❸最后加冰糖，稍煮即可。

功效解读 鱼腥草可清热解毒、利尿消肿；金银花可清热解毒、疏利咽喉、消暑除烦；生石膏可清热泻火、除烦止渴、收敛生肌；竹茹有清热化痰、除烦止呕的作用。此品具有清热润肺、消炎化痰的功效。

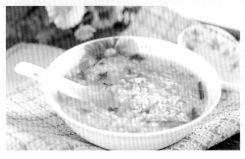

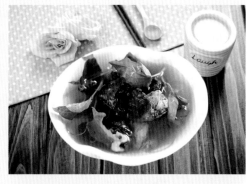

鱼腥草乌鸡汤

原料 鱼腥草20克，乌鸡半只，红枣5颗，盐、味精各适量。

做法 ❶鱼腥草洗净，乌鸡洗净、切块，红枣洗净；❷锅中加水烧沸，放入鸡块汆去血水后捞出；❸净锅加入1000毫升清水，煮沸后加入以上所有食材，以大火煲开，再改小火煲2小时，最后加盐、味精调味即可。

功效解读 此品具有清热解毒、消肿排脓的功效。

玉竹

养阴润肺
生津开胃

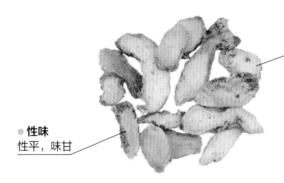

● **归经**
归肺、胃经

● **性味**
性平，味甘

● **定义**

玉竹是百合科植物玉竹的根茎。

● **主要成分**

含有玉竹黏多醣、甾体皂苷、黄精螺甾醇、生物碱、维生素A、玉竹果聚糖A、玉竹果聚糖B等。

● **功效主治**

玉竹具有养阴润燥、除烦止渴的功效；还可延缓衰老、延长寿命、双向调节血糖等，且还具有较好的强心作用。常用于治疗燥咳、劳嗽、热病阴液耗伤导致的咽干口渴、内热消渴、阴虚外感、头昏眩晕、筋脉挛痛等症。

● **选购与保存**

玉竹以条长、肉肥、色黄白、光泽柔润、嚼之略黏者为佳。应将玉竹置于通风干燥处保存，防霉，防蛀。

健康药膳

玉竹焖鸭

原料 玉竹、沙参各5克，老鸭1只，葱、生姜、味精、盐各适量。

做法 ❶老鸭洗净，切块，放入锅内。生姜去皮切片；❷锅中再放入沙参、玉竹、生姜，加水适量，以大火烧沸；❸转小火焖煮1小时后加盐、味精，撒上葱花即可。

功效解读 玉竹可养阴润燥、除烦止渴；沙参可养阴清肺、益胃生津；老鸭可清热健脾、滋阴润肺。此品具有补肺滋阴、益胃生津的功效。

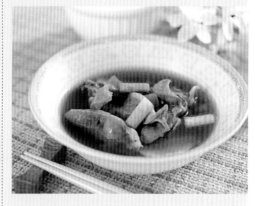

玉竹炖猪心

原料 玉竹10克，猪心500克，生姜片、葱段、花椒、盐、白糖、味精、香油各适量。

做法 ❶将玉竹洗净，切段。猪心剖开，洗净血水，切块；❷将玉竹、猪心、生姜片、葱段、花椒同置锅内煮40分钟；❸放入盐、白糖、味精和香油于锅中调味即可。

功效解读 此品具有安神宁心、养阴生津的功效。

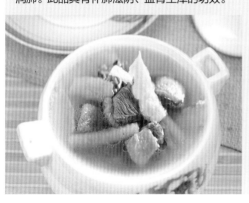

杏仁

润肺平喘
祛痰止咳

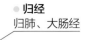

● 归经
归肺、大肠经

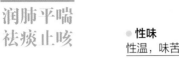

● 性味
性温，味苦

🔍 定义

杏仁是蔷薇科植物杏、野杏、山杏、东北杏的种子。

🔍 主要成分

含有蛋白质、脂肪、糖类、胡萝卜素、B族维生素、维生素C、维生素P、脂肪酸、绿原酸、本甲醛、芳樟醇、钙、磷、铁等。

⊕ 功效主治

杏仁具有祛痰止咳、平喘、润肠的功效。且杏仁含有丰富的脂肪油，有降低胆固醇的作用。主治外感咳嗽、喘满、喉痹、肠燥便秘等症。

♡ 选购与保存

选购杏仁时，以颗粒均匀、有深棕色脉纹、饱满肥厚、味苦、不发油者为佳。将杏仁置于通风干燥处保存，防虫，防霉。

健康药膳

椰子杏仁鸡汤

原料 椰子1只，杏仁9克，鸡腿肉45克，盐适量。

做法 ❶将椰子汁倒出，杏仁洗净，鸡腿肉洗净、切块、备用；❷净锅上火倒入水，下入鸡块氽水洗净；❸净锅上火倒入椰子汁，下入鸡块、杏仁烧沸煲至熟，调入盐即可。

功效解读 椰子有生津止渴、利尿消肿的作用；杏仁可祛痰止咳、平喘、润肠。此品具有润肺止咳、下气除喘的功效。

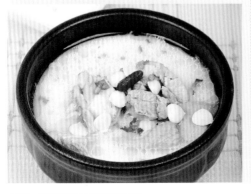

杏仁苹果生鱼汤

原料 南、北杏仁各9克，苹果450克，生鱼500克，猪瘦肉150克，红枣、盐各5克，姜2片。

做法 ❶生鱼收拾干净，炒锅下油，爆香姜片，将生鱼两面煎至金黄色；❷猪瘦肉洗净，氽水。南、北杏仁用温水浸泡，去皮，去尖。苹果去皮、心，切成4块；❸将清水放入瓦煲内，煮沸后加入所有原料，以大火煲滚，再改小火煲150分钟，加盐调味即可。

功效解读 此品具有清热祛风、润肺美肤的功效。

枇杷叶

润肺燥
散痰结

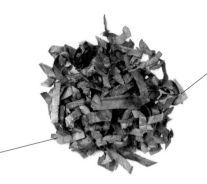

● 归经
归肺、胃经

● 性味
性凉，味苦

🔍 定义

枇杷叶是双子叶植物蔷薇科枇杷的干燥叶。

🔍 主要成分

含有苦杏仁甙、熊果酸、齐墩果酸、酒石酸、柠檬酸、苹果酸、维生素B_1、维生素C、鞣质、有机酸、糖类等。

⊕ 功效主治

枇杷叶具有化痰止咳，和胃止呕的功效，其作用为镇咳、祛痰、健胃，为清解肺热和胃热的常用药。还可用来治疗肺热咳嗽（表现为干咳无痰或痰少黏稠、不易咳出或咳嗽时胸痛，口渴咽干，苔黄脉数）、胃脘胀痛等。

♡ 选购与保存

选购枇杷叶时，以叶大、色灰绿、叶脉明显、不破碎者为佳。应将枇杷叶置于通风干燥处保存。

健康药膳

枇杷叶桑白皮茶

原料 桑白皮15克，葶苈子、瓜蒌、枇杷叶各10克，梅子醋30毫升。

做法 ❶把枇杷叶、桑白皮、葶苈子、瓜蒌均洗净入锅，加水600毫升；❷以小火煮至水约剩300毫升；❸取汁去渣，待冷后加入梅子醋即可饮用。

功效解读 枇杷叶有化痰止咳、和胃止呕的作用；桑白皮具有泻肺平喘、利水消肿的功效，可治疗肺热咳喘、面目浮肿、小便不利等症。此品具有化痰止咳、泻肺平喘的功效。

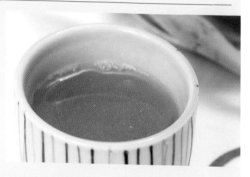

川贝母杏仁枇杷茶

原料 川贝母、枇杷叶各10克，杏仁20克，麦芽糖2大匙。

做法 ❶将川贝母、杏仁、枇杷叶均洗净入煮锅；❷加600毫升水以大火煮开，转小火熬至约剩350毫升水；❸捞去药渣，加麦芽糖拌匀即可。

功效解读 川贝母可润肺止咳、化痰平喘；杏仁可止咳平喘、润肠通便；枇杷叶可化痰止咳、和胃止呕。此品具有清热泻肺、止咳化痰的功效。

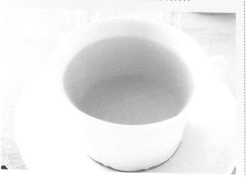

银耳

润肺生津
益气安神

● 归经
归肺、胃、肾经

● 性味
性平，味甘、淡

定义

银耳是生于枯木上的胶质药用真菌。

主要成分

含有蛋白质、脂肪、粗纤维、钙、磷、铁、维生素B$_1$、维生素B$_2$、维生素D、烟酸、氨基酸等。

功效主治

银耳具有润肺生津、滋阴养胃、益气安神、强心健脑的功效。主治虚劳咳嗽、痰中带血、津亏口渴、病后体虚、气短乏力等症。

选购与保存

选购银耳时，以色白净带微黄、略带特殊药性味、基地部小、朵大肉厚者为佳。银耳本身无味道，选购时可取少许试尝，如对舌有刺激或有辣的感觉，证明这种银耳是用硫黄熏制过的，不宜购买。需将银耳密封，置于阴凉干燥处保存，防潮。

健康药膳

鸽子银耳胡萝卜汤

原料 鸽子1只，水发银耳、胡萝卜各20克，盐5克。

做法 ❶将鸽子洗净，剁块，余水。水发银耳洗净，撕成小朵。胡萝卜去皮，洗净，切块备用；❷汤锅上火倒入水，下入鸽子、胡萝卜、水发银耳，调入盐煲至熟即可。

功效解读 此品具有滋养和血、滋补温和的功效。

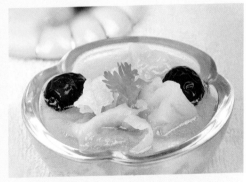

菠萝银耳红枣汤

原料 菠萝125克，水发银耳20克，红枣8颗，白糖10克。

做法 ❶菠萝去皮，洗净，切块。水发银耳洗净，摘成小朵。红枣洗净，备用；❷汤锅上火倒入水，下入菠萝、水发银耳、红枣煲至熟，调入白糖搅匀即可食用。

功效解读 菠萝可解暑止渴、消食止泻；银耳可润肺生津、滋阴养胃、益气安神、强心健脑。此品具有滋阴去燥、补血润肺的功效。

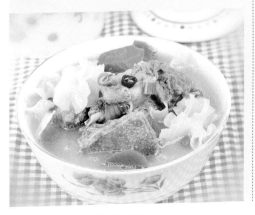

猪肺

**润肺止咳
补气止血**

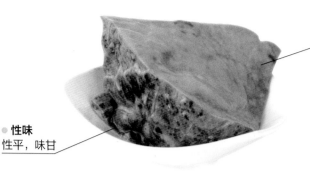

● **归经**
归肺经

● **性味**
性平，味甘

🔍 **定义**

猪肺是猪科动物猪的肺。

🔍 **主要成分**

含有蛋白质、脂肪、钙、磷、铁以及维生素B$_1$、维生素B$_2$等。

⊕ **功效主治**

猪肺具有补肺、止咳、止血的功效。主治肺虚咳嗽、咯血等症。凡肺气虚弱如肺气肿、肺结核、哮喘、肺痿的患者，以猪肺作为食疗之品，最为有益。

♡ **选购与保存**

选购猪肺时，以色泽粉红、有光泽、均匀、富有弹性者为佳。充血猪肺的颜色鲜红，炖出来会发黑，最好选择颜色稍淡的猪肺；变质猪肺的颜色呈褐绿或灰白，有异味，不能食用；异常猪肺的外表有水肿、气块、结节以及脓样块节，不能食用。猪肺应置于冰箱内保存。

健康药膳

南杏萝卜炖猪肺

原料 猪肺250克，上汤适量，南杏4克，萝卜100克，花菇50克，生姜2片，盐10克，味精5克。

做法 ❶猪肺反复冲洗干净，切成大件。南杏、花菇分别浸透洗净。萝卜洗净，带皮切成中块；❷将以上用料连同上汤、生姜一同倒入炖盅，盖上盅盖，隔水炖煮，以大火炖30分钟，再以中火炖50分钟，最后以小火炖1小时；❸炖好后，加盐、味精调味即可。

功效解读 此品具有清热化痰、止咳平喘的功效。

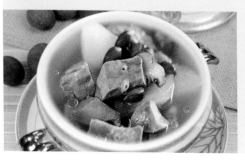

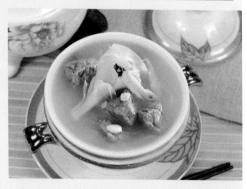

霸王花猪肺汤

原料 霸王花50克，猪肺750克，瘦肉300克，红枣3颗，姜片、盐各适量。

做法 ❶霸王花浸泡洗净，红枣洗净；❷猪肺注水，挤压直至血水去尽，切块，汆水。瘦肉切块，汆水。烧锅放姜片，将猪肺干爆5分钟；❸瓦煲内注水，煮沸后加入上述用料，以大火煲滚，改小火煲3小时，加盐调味即可。

功效解读 此汤具有化痰止咳、润肺滑肠的功效。

第五章

润肺益气的药膳食疗

183

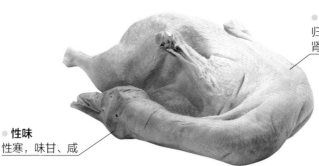

鸭

**养肺气
补虚损**

● 归经
归脾、胃、肺、肾经

● 性味
性寒，味甘、咸

🔍 定义

鸭是鸭科动物鸭的肉。

🔍 主要成分

含有蛋白质、脂肪、碳水化合物、灰分、B族维生素、维生素E、钙、磷、铁、锌、硫胺素、核黄素、尼克酸等。

⊕ 功效主治

鸭具有养胃滋阴、清肺解热、大补虚劳、利水消肿之功效。还具有保护心脏的作用。用于治疗咳嗽痰少、咽喉干燥、阴虚阳亢导致的头晕头痛、水肿、小便不利。

◎ 选购与保存

要选择肌肉新鲜、脂肪有光泽的老鸭。可用熏、腊、风干、腌等方法保存。

健康药膳

薄荷水鸭汤

原料 水鸭400克，薄荷100克，生姜10克，盐7克，味精3克，胡椒粉2克，鸡精3克。

做法 ❶水鸭洗净，切小块。薄荷洗净，摘取嫩叶。生姜切片；❷锅中加水烧沸，下鸭块氽去血水，捞出；❸净锅加油烧热，下入生姜、鸭块炒干水分，加入适量清水，再一同倒入煲中煲30分钟，下入薄荷、盐、味精、胡椒粉、鸡精调匀即可。

功效解读 本品可滋养肺胃、健脾利水。

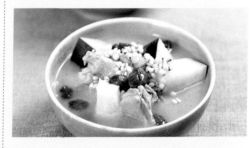

冬瓜薏仁鸭汤

原料 红枣、薏仁、姜各10克，冬瓜200克，鸭1只，盐3克，鸡精、胡椒粉各2克，香油5毫升。

做法 ❶冬瓜洗净，切块。鸭收拾干净，剁件。姜洗净去皮，切片。红枣洗净。薏仁洗净；❷锅上火，油烧热，爆香姜片，加入清水烧沸，下鸭肉氽烫后捞起；❸将鸭肉转入砂钵内，加适量清水，放入红枣、薏仁烧开后，放入冬瓜煲至熟，调入盐、鸡精、胡椒粉，淋上香油拌匀即可。

功效解读 本品可清热利湿、补肺生津。

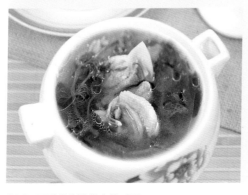

蜂蜜

润肺止咳
润燥通便

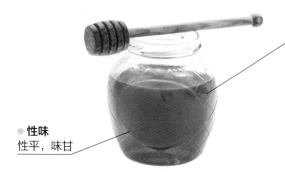

● **归经**
归肺、脾、大肠经

● **性味**
性平，味甘

定义

蜂蜜是蜂蜜采集花蜜，经自然发酵而成的黄白色黏稠液体。

主要成分

含有葡萄糖、果糖、多种有机酸、蛋白质、多种无机盐、维生素B_1、维生素C、维生素D、维生素E、氧化酶、还原酶、过氧化酶、淀粉酶、酯酶、转化酶等。

功效主治

蜂蜜具有补虚、润燥、解毒、护肝、营养心肌、降血压、防止动脉硬化的功效。对中气亏虚、肺燥咳嗽、风疹、胃痛、口疮、水火烫伤、高血压、便秘等症均有食疗作用。

选购与保存

蜂蜜以含水分少、有油性、稠如凝脂、味甜而纯正、无异臭及杂质者为佳。将蜂蜜放铁桶或罐内盖紧，置于阴凉干燥处保存。

健康药膳

莲花蜜茶

原料 莲花3朵，蜂蜜、水各适量。

做法 ❶莲花用开水冲洗一遍，备用；❷将莲花放入锅中，注入500毫升水煮沸；❸待莲花茶稍凉些，加入蜂蜜拌匀即可饮用。

功效解读 莲花可清心解暑、散瘀止血、消风祛湿；蜂蜜可补虚润燥、润肠通便。此品具有清火解毒、镇心安神的功效。

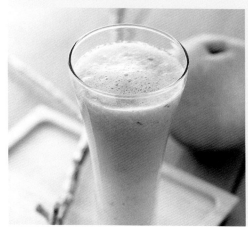

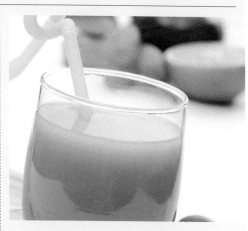

哈密瓜蜂蜜汁

原料 哈密瓜220克，蜂蜜30毫升，豆浆180毫升。

做法 ❶哈密瓜洗净，去皮，去籽，切块备用；❷豆浆中加入蜂蜜，和哈密瓜一同倒入榨汁机中搅打成汁，即可饮用。

功效解读 此饮具有补肺润燥、清热防暑的功效。

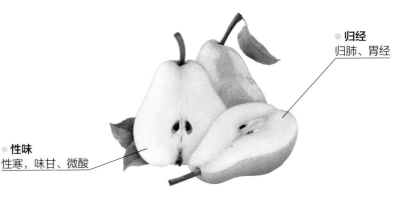

梨

止咳化痰
清热降火

● **归经**
归肺、胃经

● **性味**
性寒，味甘、微酸

🔍 **定义**

梨为蔷薇科梨属植物的果实。

🔍 **主要成分**

含有蛋白质、脂肪、糖类、钙、磷、铁、胡萝卜素、维生素B_1、维生素C、膳食纤维等。

⊕ **功效主治**

梨具有止咳化痰、清热降火、养血生津、润肺去燥、润五脏、镇静安神的功效。对高血压、心脏病、口渴便秘、头昏目眩、失眠多梦患者均有良好的食疗作用。

♡ **选购与保存**

选购梨时，以果粒完整、无虫害、无压伤、坚实者为佳。将梨置于室内阴凉处存放即可。如需冷藏，可将其装在纸袋中放入冰箱储存2~3天。

健康药膳

百合莲藕炖梨

原料 鲜百合200克，梨2个，白莲藕250克，盐少许。

做法 ❶将鲜百合洗净，撕成小片状。白莲藕洗净，去节，切成小块。梨削皮，切块备用；❷把梨与白莲藕放入清水中煲2小时，再加入鲜百合片，煮约10分钟；❸加盐调味即可。

功效解读 此品具有泻热化痰、润肺止渴的功效。

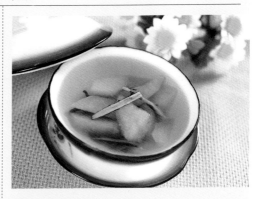

柴胡秋梨汤

原料 柴胡6克，秋梨1个，红糖适量。

做法 ❶柴胡、秋梨均洗净，秋梨切成块；❷将柴胡、秋梨放入锅内，加1200毫升水，先以大火煮沸，再改小火煮15分钟；❸滤渣，调入红糖即可。

功效解读 柴胡可透表泄热、疏肝解郁、升举阳气；梨可止咳化痰、清热降火、养血生津、润肺去燥。此汤具有透表泄热、清热除燥的功效。

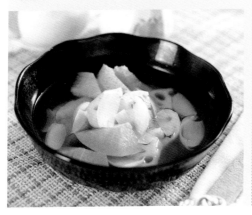

丝瓜

清暑凉血
祛风化痰

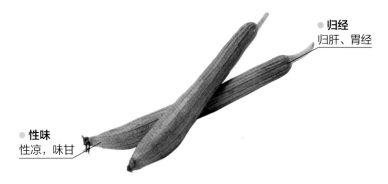

● **归经**
归肝、胃经

● **性味**
性凉，味甘

定义

葫芦科丝瓜属，一年生攀缘性草本植物。

主要成分

含有蛋白质、脂肪、碳水化合物、钙、磷、铁、维生素B_1、维生素C、皂甙、植物粘液、木糖胶、丝瓜苦味质、瓜氨酸等。

功效主治

丝瓜具有清暑凉血、解毒通便、祛风化痰、润肌美容、通经络、行血脉、下乳汁、调理月经不顺等功效。用于治疗身热烦渴、痰喘咳嗽、肠风漏、崩漏、带下、血淋、疗疮痈肿、妇女乳汁不下等症。

选购与保存

选购丝瓜时，以鲜嫩，结实，光亮，皮色嫩绿或淡绿，果肉顶端较饱满、无臃肿感者为佳。若皮色枯黄或瓜皮干皱、瓜体肿大且局部有斑点和凹陷，则该瓜过熟而不能食用。

健康药膳

丝瓜鸡片汤

原料 丝瓜150克，鸡胸肉200克，生姜、味精各5克，盐6克，生粉适量。

做法 ❶丝瓜去皮、切块，鸡胸肉洗净、切片；❷再将鸡肉片用生粉、盐腌渍入味；❸锅中加水烧沸，下入鸡片、丝瓜煮6分钟，待熟后调入味精即可。

功效解读 此汤具有润肺化痰、美肌润肤、清暑凉血、解毒通便、祛风化痰的功效。

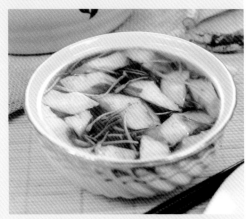

丝瓜金银花饮

原料 金银花40克，丝瓜500克。

做法 ❶丝瓜、金银花均洗净，丝瓜切成菱形块状；❷锅中下丝瓜、金银花，加水1000毫升，以大火煮开后转中火煮5分钟即可；❸每次饮用300毫升，每日3~5次。

功效解读 此饮具有清热解毒、祛风化痰的功效。

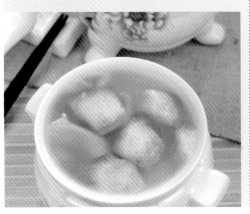

肺炎

**强阳补精
补益体力**

肺炎又名"肺闭喘咳"或"肺风痰喘"，是指肺泡腔和间质组织的肺实质感染，通常发病急、变化快、合并症多，是内、儿科的常见病之一，以老人以及有免疫缺陷的婴儿较为多见。肺炎又分为急性肺炎、迁延性肺炎和慢性肺炎。

☺ 症状表现

表现有发热、呼吸急促、持久干咳的症状，也可能伴随有单边胸痛、深呼吸和咳嗽时胸痛，有少量痰或大量痰（痰中可能含有血丝）等症状。幼儿患上肺炎，症状表现不明显，可能会表现有轻微咳嗽，应注意及时治疗。

🔍 发病原因

顽固性病菌或病毒感染、身体抵抗力弱、长期吸烟、上呼吸道感染等均可导致肺炎的发生。

☺ 推荐食物

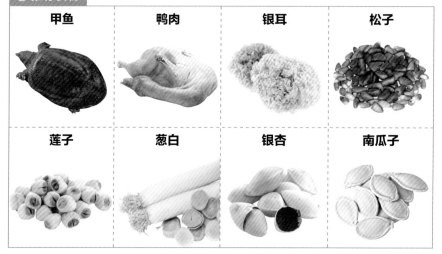

| 甲鱼 | 鸭肉 | 银耳 | 松子 |
| 莲子 | 葱白 | 银杏 | 南瓜子 |

☹ 禁忌食物

忌海腥、油腻食物；忌刺激性食物，如辣椒、胡椒、蒜、葱、韭菜等。

☺ 推荐中药材

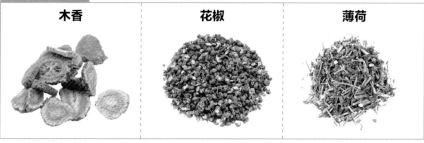

| 木香 | 花椒 | 薄荷 |

百部甲鱼汤

主料 甲鱼500克，生地25克，知母、百部、地骨皮各10克。

配料 料酒、盐、姜片、油、鸡汤各适量。

做法

1. 将甲鱼收拾干净，去壳，切块，氽烫捞出洗净；将生地、知母、百部、地骨皮均洗净，一同装入纱布袋中，扎紧袋口，制成药袋。

2. 锅中加水，放入甲鱼，加入油、鸡汤、料酒、盐、姜片，以旺火烧沸后，改用小火炖至六成熟，加入药袋。

3. 继续炖至甲鱼肉熟烂，拿掉药袋即可。

功效解读

本品能补肝肾、退虚热、滋阴散结。

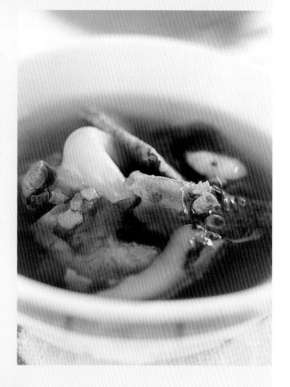

虫草鸭汤

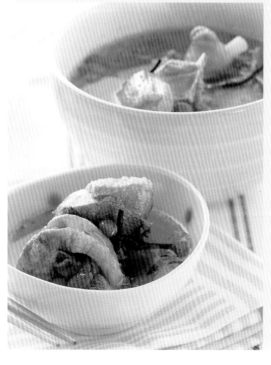

主料 冬虫夏草2克，枸杞10克，鸭肉500克。

配料 盐6克。

做法

1. 将鸭肉洗净，放入沸水中氽烫，捞出再冲净。

2. 将鸭肉、冬虫夏草、枸杞一同放入锅中，加水至没过材料，以大火煮开后转小火续煮60分钟。

3. 待鸭肉熟烂，加盐调味即成。

功效解读

此汤具有强阳补精、补益体力的功效。

肺气肿

泻肺止咳
清热化痰

肺气肿是指终末细支气管远端（包括呼吸细支气管、肺泡管、肺泡囊和肺泡）的气道弹性减退，过度膨胀、充气和肺容积增大或同时伴有气道壁破坏的病理状态。肺气肿按发病原因可分为老年性肺气肿、代偿性肺气肿、间质性肺气肿、阻塞性肺气肿等。

☺ 症状表现

早期可无明显症状表现或仅在劳动、运动时感觉气短，逐渐难以胜任原来的工作等。发展期表现有呼吸困难，以至简单活动或完全休息时仍感气短，并有乏力、体重下降、食欲减退、上腹胀满、咳嗽、咳痰等症状。晚期表现有心慌、颈静脉怒张、肝肿大、下肢水肿、意识障碍、球结膜水肿、手扑翼样震颤等心力及呼吸衰竭。

☺ 发病原因

抗胰蛋白酶缺乏、气道高反应、肺发育不良等遗传因素，以及职业粉尘、化学物质、呼吸道感染、环境污染等环境因素，均可导致肺气肿的发生。

☺ 推荐食物

排骨	红枣	猪肺	瘦肉
山楂	杏仁	紫米	樱桃

☹ 禁忌食物

忌海腥、油腻、甜腻的食物；忌辛辣刺激性食物，如羊肉、洋葱、辣椒、榴莲等。

☺ 推荐中药材

桔梗	旋覆花	桑白皮

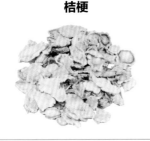

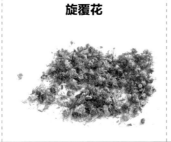

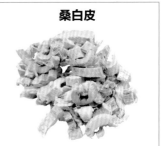

桑白排骨汤

主料 排骨500克，桑白皮20克，杏仁10克，红枣少许。

配料 姜、盐各适量。

做法

1. 排骨洗净，切块，放入沸水中余去血水。
2. 桑白皮洗净；红枣洗净；姜洗净，切丝，备用。
3. 把排骨、桑白皮、杏仁、红枣放入盛有开水的锅中，以大火煮沸后改小火煲2小时，加入姜、盐调味即可。

功效解读

此汤具有泻肺止咳、清热化痰的功效。

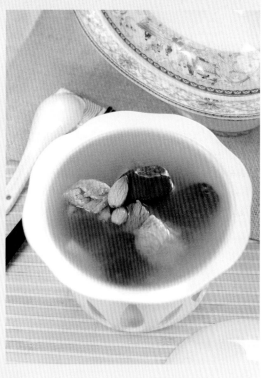

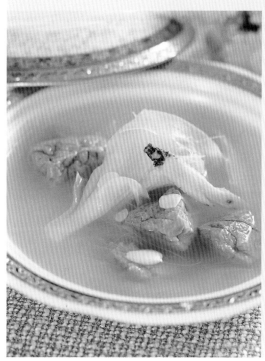

款冬花猪肺汤

主料 款冬花20克，猪肺750克，猪瘦肉300克，红枣3颗，南、北杏各10克。

配料 盐5克，姜2片。

做法

1. 款冬花、红枣分别浸泡，洗净；猪肺洗净，切片；猪瘦肉洗净，切块。
2. 烧热油锅，放入姜片，将猪肺爆炒5分钟左右。
3. 锅中加入适量清水，煮沸后加入剩余所有原料，用小火煲3小时，加盐调味即可。

功效解读

本品具有清热化痰、益气补虚的功效。

肺结核

**敛肺止咳
化痰利水**

肺结核是由结核分枝杆菌引起的慢性传染病，可侵及许多脏器，以肺部结核感染最为常见。传染源主要是排菌的肺结核患者，通过呼吸道传播。健康人感染结核菌并不一定发病，只有在机体免疫力下降时才发病。肺结核严重威胁着人类的健康，我国是世界上肺结核病情较严重的国家之一。

⊙ 症状表现

无特异性的临床表现，有些患者甚至没有任何症状表现，仅在体检时才被发现。大多数患者常有午后低热等结核中毒的症状，也会伴有咳嗽、咳白色黏痰、咯血、胸痛、呼吸困难等症状。

⊙ 发病原因

糖尿病、矽肺、肿瘤、营养不良、居住条件差、器官移植手术、长期使用免疫抑制药物或者皮质激素等，均可导致肺结核的发生。

☺ 推荐食物

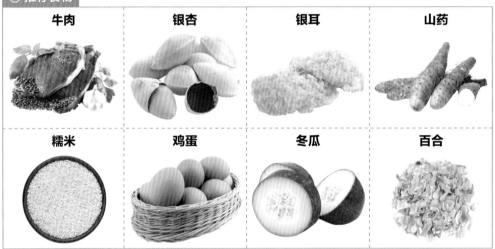

| 牛肉 | 银杏 | 银耳 | 山药 |
| 糯米 | 鸡蛋 | 冬瓜 | 百合 |

☹ 禁忌食物

忌食辛辣刺激性食物，如辣椒、咖啡、洋葱、花椒、孜然、葱白等。

☺ 推荐中药材

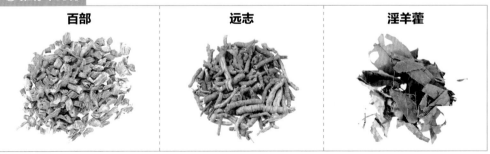

| 百部 | 远志 | 淫羊藿 |

鸡蛋银耳浆

主料 玉竹10克，鸡蛋1个，银耳50克。

配料 豆浆500毫升，白糖适量。

做法

1. 将鸡蛋打在碗内，搅拌均匀成鸡蛋液；银耳泡开；玉竹洗净备用。
2. 将银耳、玉竹与豆浆放入锅中，加水适量同煮。
3. 煮开后冲入鸡蛋液，再加白糖调味即可。

功效解读

此品具有滋阴润肺、美容润肤的功效。

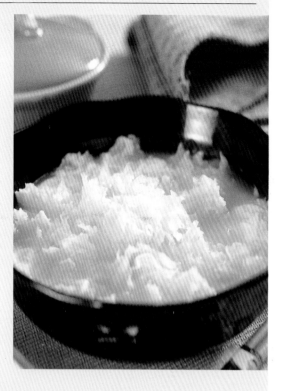

冬瓜银杏姜粥

主料 冬瓜250克，银杏30克，大米100克。

配料 姜末、葱各少许，盐2克，胡椒粉3克，高汤半碗。

做法

1. 银杏去壳、皮，洗净；冬瓜去皮洗净，切块；大米洗净，泡发；葱洗净，切花。
2. 锅置火上，注入水后，放入大米、银杏，用大火煮至米粒完全开花。
3. 再放入冬瓜、姜末，倒入高汤，改用小火煮至粥成，调入盐、胡椒粉入味，撒上葱花即可。

功效解读

此粥具有敛肺止咳、化痰利水的功效。

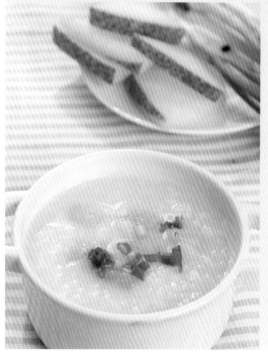

肺癌

补益肺肾
润肺止血

肺癌是指发生于支气管上皮细胞的恶性肿瘤。肺癌扩散转移的方式可归纳为局部浸润、血道转移、淋巴道转移和种植转移四种。肺癌是对人群健康和生命威胁最大的恶性肿瘤之一。几乎2/3的肺癌患者在就诊时已是晚期，95%的患者可有临床检查结果，原发瘤、转移瘤、全身症状或肿瘤伴随症状均可是患者的首诊症状。

☺ 症状表现

肺癌的四大主要症状表现是咳嗽、咯血、发热、胸痛。咳嗽为肺癌必有的症状，并且是大多数患者的首发症状，初起为呛咳、干咳、少痰，后期如果发生感染则痰量增多，且血痰与咯血较常见。

♀ 发病原因

吸烟（有吸烟习惯者肺癌发病率比不吸烟者高10倍）、大气污染（工业发达国家肺癌的发病率高，城市比农村高，厂矿区比居住区高）、职业因素（长期接触铀、镭等放射性物质及其衍化物均可诱发肺癌）、肺部慢性疾病（肺结核、硅肺、尘肺等可与肺癌并存）均可导致肺癌的发生。

☺ 推荐食物

三文鱼	鳝鱼	猪腰	燕麦
黄瓜	藕	菠菜	黑豆

☹ 禁忌食物

忌腥、油腻、辛辣食物，如腊肉、火腿、巧克力、奶油、杏仁等；忌烟、酒。

☺ 推荐中药材

百合	泽泻	麦冬

冬虫夏草洋参茶

主料 冬虫夏草、西洋参片、枸杞各6克。

做法

1. 将冬虫夏草研磨成粉末；将枸杞泡发，洗净备用。
2. 将冬虫夏草粉、西洋参片、枸杞一起放入杯中，冲入约500毫升的沸水。
3. 静置数分钟后即可饮用。

功效解读

此茶具有补虚损、益精气、止咳嗽、补肺肾的功效。

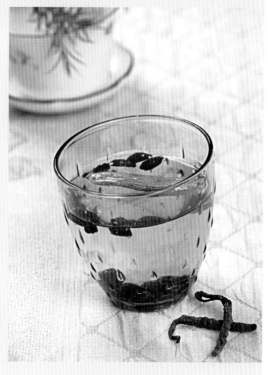

白及玉竹饮

主料 燕窝6克，白及、玉竹各5克。

配料 冰糖适量。

做法

1. 将燕窝、玉竹分别泡发；白及略洗。
2. 瓦锅洗净，置于火上，将燕窝、白及、玉竹一同放入瓦锅中，用小火炖烂，加适量冰糖再略炖。
3. 每日早晚各服一次即可。

功效解读

此品具有补益肺肾、润肺止血的功效。

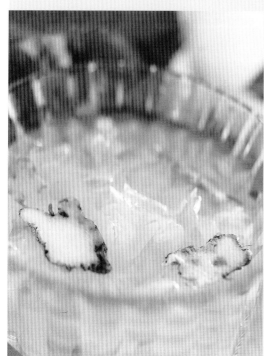

第五章

润肺益气的药膳食疗

哮喘是由多种细胞参与的慢性气道炎症，此种炎症常引起气道反应性增高，导致反复发作的喘息、气促、胸闷、咳嗽等症状，多在夜间和凌晨发生。此类症状常伴有广泛而多变的气流阻塞，可以自行或通过治疗而逆转。哮喘可分为内源性哮喘和外源性哮喘两种。

泻肺平喘
清热止咳

⊙ 症状表现

外源性哮喘常伴有发作先兆的症状表现，如发作前会出现鼻痒、咽痒、流泪、打喷嚏、干咳等，发作期会出现喘息、胸闷、气短、平卧困难等；内源性哮喘一般先有呼吸道感染的症状表现，如咳嗽、吐痰、低热等，之后逐渐会出现喘息、胸闷、气短等，且多数病程较长，缓解较慢。

⊙ 发病原因

猫狗的皮垢、霉菌等过敏源的侵入、微生物感染、过度疲劳、情绪波动大、气候寒冷、天气突然变化或气压降低均可导致哮喘的发生。

☺ 推荐食物

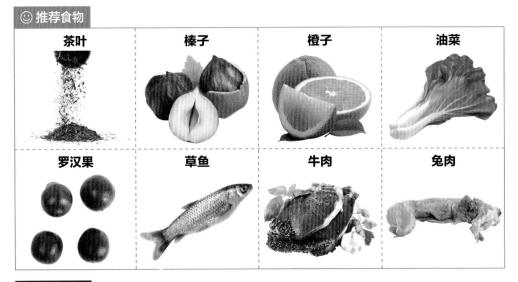

| 茶叶 | 榛子 | 橙子 | 油菜 |
| 罗汉果 | 草鱼 | 牛肉 | 兔肉 |

☹ 禁忌食物

忌过甜、过咸、油腻、易产气、辛辣刺激性的食物，如猪大肠、猪小排、奶油等。

☺ 推荐中药材

| 佛手 | 紫菀 | 防风 |

麻黄陈皮瘦肉汤

主料 猪瘦肉200克，麻黄10克，射干15克，陈皮3克。

配料 食用油、盐各适量。

做法

1. 陈皮、猪瘦肉分别洗净切片；射干、麻黄均洗净，一同煎药汁去渣备用。
2. 锅中放少许食用油，烧热后，放入猪肉片，煸炒片刻。
3. 加入陈皮、药汁，加少量清水煮熟，再放入盐调味即可。

功效解读

此汤具有泻肺平喘、理气化痰的功效。

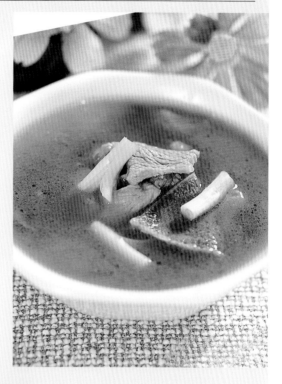

菊花桔梗雪梨汤

主料 甘菊5朵，桔梗5克，雪梨1个。

配料 冰糖5克。

做法

1. 将甘菊、桔梗分别用清水冲洗干净，一同放入锅中，注入1200毫升清水以大火煮开，转小火继续煮10分钟成甘菊水，去渣留汁备用。
2. 加入冰糖，搅拌均匀，直至冰糖全部溶掉，盛出待凉；雪梨洗净削皮，梨肉切丁，放入已凉的甘菊水中即可。

功效解读

本汤具有开宣肺气、清热止咳的功效。

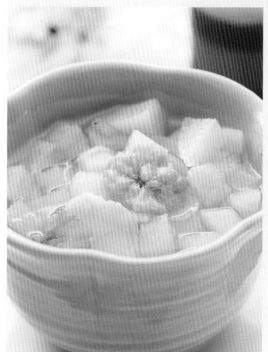

第五章

润肺益气的药膳食疗

慢性支气管炎

益气补肺
止咳化痰

慢性支气管炎是由于感染或非感染因素引起的气管、支气管黏膜及其周围组织的慢性非特异性炎症。患有慢性支气管炎且伴有发热、气促、剧咳症状的患者，要适当卧床休息。

⊕ 症状表现

主要表现为连续两年以上，且每次持续三个月以上的咳嗽、咳痰或气喘等症状。

⊘ 发病原因

化学气体（如氯、氧化氮、二氧化硫等对支气管黏膜有刺激和细胞毒性作用）、冷空气、吸烟、病毒感染（流感病毒、鼻病毒、腺病毒等）、细菌感染（肺炎链球菌、流感嗜血杆菌、卡他摩拉菌、葡萄球菌等）、支原体感染、全身或呼吸道局部免疫功能减退，均可导致慢性支气管炎的发生。

☺ 推荐食物

杏仁	梨	柚子	花生
银杏	山药	红糖	无花果

☹ 禁忌食物

忌食油腥黏糯、助湿生痰、性寒生冷、辛辣刺激、过咸的食物。

☺ 推荐中药材

知母	枇杷叶	川贝母

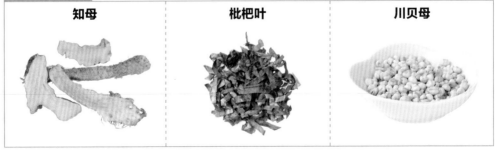

杏仁无花果煲排骨

主料 排骨200克，南、北杏仁各10克，无花果适量。

配料 盐3克，鸡精4克。

做法

1. 将排骨洗净，切块；将南、北杏仁与无花果均洗净。
2. 将排骨放沸水中汆去血渍，捞出洗净。
3. 锅中加适量水烧沸，放入排骨、无花果和南、北杏仁，用大火煲沸后改小火煲2小时，加盐、鸡精调味即可。

功效解读

本品具有止咳化痰、益气补虚、润肠通便的功效。

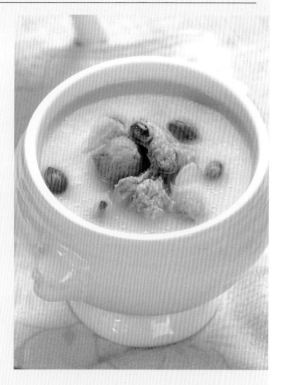

杏仁菜胆猪肺汤

主料 菜胆50克，杏仁20克，猪肺750克，黑枣5颗。

配料 盐适量。

做法

1. 全部材料均洗净；将猪肺注水，挤压多次，直至猪肺变白，再切块，汆烫。
2. 起油锅，将猪肺爆炒5分钟左右。
3. 锅中加入2000毫升水，煮沸后加入剩余所有材料，以大火煲开后，改小火煲3小时，加盐调味即可。

功效解读

此汤具有益气补肺、止咳化痰的功效。

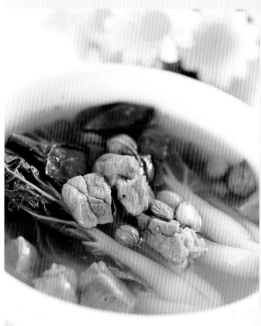

抑郁症

**养心安神
解郁助眠**

抑郁症又称"抑郁障碍"，以显著而持久的心境低落为主要临床特征，是心境障碍的主要类型。抑郁症每次发作持续至少2周以上，长者甚或数年，多数病例有反复发作的倾向。每次发作大多数可以缓解，部分可有残留症状或转为慢性。

症状表现

表现有情绪低落、思维迟缓、意志活动减退，并伴有失眠、食欲减退、月经不调等症状，严重者可出现幻觉和自杀行为。

发病原因

抑郁症的发生是生物、心理、社会因素相互作用的结果（生物因素指的是遗传因素，而心理、社会因素是指在人们的生活中突然发生了重大事件，或者长期持续着不愉快的状态）。有家族遗传史、环境恶劣、长期服用药物、患有慢性疾病、个性自卑悲观、饮食不规律等因素，均可导致抑郁症的发生。

☺ 推荐食物

菠萝	芦笋	苹果	橘子
香蕉	小米	黄豆	鸡蛋

☹ 禁忌食物

忌食富含饱和脂肪酸的食物，如猪肉等；忌食油炸食物、辛辣腌熏食物等。

☺ 推荐中药材

柏子仁	合欢皮	朱砂

柏子仁大米羹

主料 柏子仁适量，大米80克。

配料 枸杞、葱花、盐各适量。

做法

1. 大米泡发洗净；柏子仁、枸杞均洗净。
2. 锅置火上，倒入清水，放入大米，以大火煮至米粒开花。
3. 加入柏子仁、枸杞、葱花，以小火煮至呈浓稠状，调入盐拌匀即可。

功效解读

此品具有养心安神、解郁助眠的功效。柏子仁性平而不寒不燥，是养心安神的佳品。

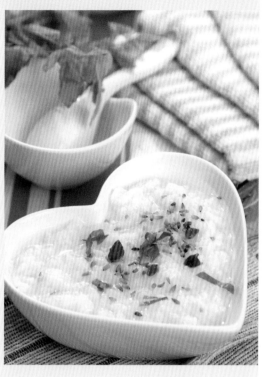

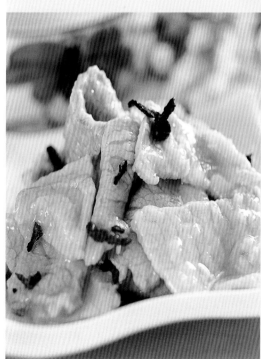

香附陈皮炒肉

主料 猪瘦肉200克，香附10克，陈皮3克。

配料 盐3克。

做法

1. 将香附、陈皮分别洗净；陈皮切丝备用；猪瘦肉洗净，切片备用。
2. 锅中放少许油，烧热后，放入肉片，煸炒片刻。
3. 加适量清水烧至猪肉熟，放入陈皮、香附及盐一同煸炒几下即可。

功效解读

本品具有舒肝解郁、行气止痛的功效。

第五章

润肺益气的药膳食疗

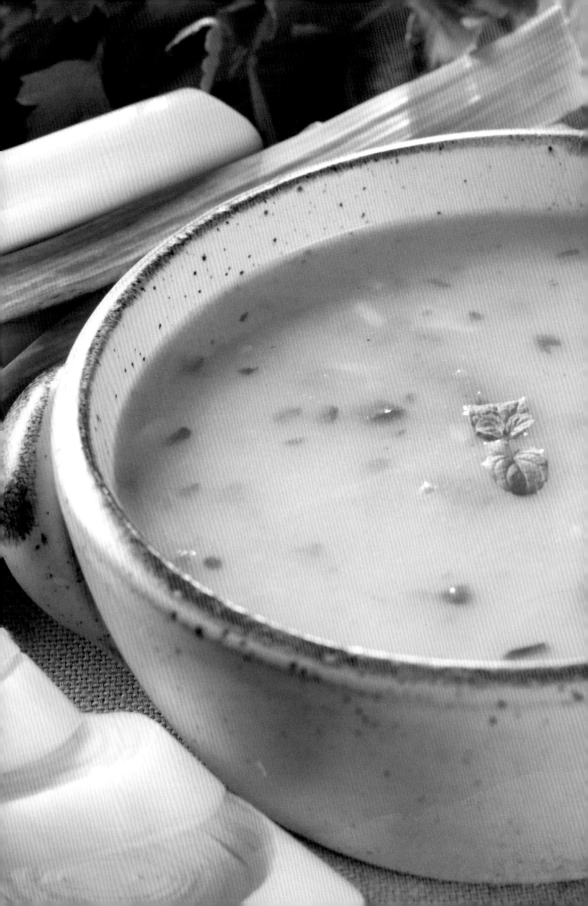

第六章

温补肾脏的
药膳食疗

中医认为，肾为先天之本，是人体生命活动的原动力。肾气足，则人体健康、延年益寿；肾虚，则百病丛生、短命早衰。肾脏所藏之精来源于先天，而充实于后天，所以我们一定要好好养护自己的肾脏。本章集中介绍了在日常生活中具有养护肾脏功效的药材和食材，以及一些对肾脏有益的药膳方，以供读者通过药膳更好地调理肾脏和防治一些常见的泌尿、生殖系统疾病。

"肾者，作强之官，技巧出焉。"中医学认为，肾是人体生命活动的原动力，是我们身体的"老本"。肾主藏精，肾的精气盛衰关系到生殖和生长发育的能力。肾足则人体健康、延年益寿；肾虚，则百病丛生、短命早衰，因此养肾是我们身体健康的根本。肾脏所藏之精来源于先天，充实于后天，人到中年后，肾脏功能开始逐渐衰退，进入老年期，肾气加快丧失，因此我们一定要养护好肾脏。

🔍 肾脏的主要生理功能

肾主水液代谢
中医学认为，人体水液代谢主要与肺、脾、肾有关，其中肾最为关键。

肾藏精
肾主要是藏先天的精气。肾还主管一个人的生殖之精，是主生殖能力和生育能力的，肾气的强盛可以决定生殖能力的强弱。

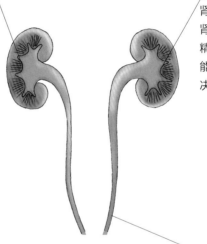

肾主纳气
纳气也就是接收气。气是从口鼻吸入到肺，所以肺主气。肺主的是呼气，肾主的是纳气，肺所接收的气最后都要下达到肾。

🔍 肾脏养护常识面面观

肾脏俗称"腰子"，作为人体一个重要的器官，是人体赖以调节神经、内分泌、免疫等系统的物质基础。肾是人体的调节中心，人体的生命之源，主管着生长发育、衰老死亡的全过程。中医有"五色归五脏"的说法，黑色食物大多对肾脏具有滋补的作用，民间有"逢黑必补"之说，比如黑米、黑豆、黑芝麻、黑枣等，另外核桃、羊肉、狗肉、韭菜等也是滋养肾脏的佳品。

☺ 推荐药材、食物

黑米	核桃	黑豆	韭菜
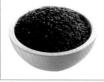	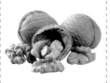		

🔎 **肾脏异常的具体表现**

　　肾脏功能异常的早期没有任何症状，随着其功能的下降，可以表现出不同程度的水肿、夜尿增多、食欲下降、恶心呕吐、呼吸困难、心悸、乏力等症状。肾虚是肾脏精气不足的表现，肾虚可分为肾阳虚和肾阴虚，分别有不同的症状表现，具体如下：

❶ 肾阳虚主要表现为畏寒怕冷、腹泻，常伴有精神不振、腰膝酸软冷痛、面色黧黑、小便清长等症状。男性会出现阳痿、早泄、滑精等问题；女性则表现为白带清稀、宫寒不孕等

❷ 肾阴虚以上火为主要特征，肾阴是阴液的根本，对人体起滋养濡润作用。肾阴虚导致水亏，人体便会出现类似上火的症状，主要表现为口干舌燥、五心烦热、面部发红、盗汗、大便干结、小便短赤等症状。男性会出现阳强易举、遗精早泄的问题；女性则表现为经少、闭经或崩漏等症状

　　肾脏疾病通常没有明显的症状，如果有以下表现，需提高警觉，尽快就医确诊：

❶ 眼皮和足踝水肿	❺ 尿路感染
❷ 血压升高	❻ 小便不利、赤痛
❸ 腰腹疼痛	❼ 尿量增多或减少及夜尿增多
❹ 血尿、蛋白尿	❽ 小便排出小沙石

🔎 **肾脏保养要点**

限钾 不吃含钾量高的食物，如冬菇、紫菜等；含钾量中等的食物需浸泡30分钟后再煮食，如丝瓜、苦瓜、蘑菇等。

低磷 不宜多吃含磷高的食物，如麦片、冬菇、动物内脏等，肉类需切成片煮后食用。

减钠 少吃含钠高的调味品，比如盐、味精、酱制品等；多吃低钠的调味品，比如醋、胡椒、葱、生姜、大蒜等。

☺ 推荐药材、食物

醋	胡椒	生姜	大蒜
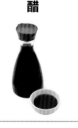	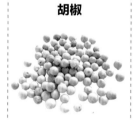	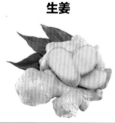	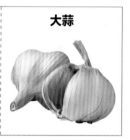

不乱吃药 按医嘱服用药物，俗话说，"是药三分毒"，服用药物，尤其是抗生素，会加大肾脏的负荷，给肾脏造成压力。所以，不乱用药、不盲目用药有利于肾脏的养护。

控制营养摄入量 摄入过多的蛋白质和盐分，会加重肾脏负担；运动饮料中电解质与盐分的含量较高，肾病患者需谨慎饮用。

控制血糖血压 肾脏是由数百万个微血管球组成的，高血压、高血糖会造成血管硬化，可加速肾脏的老化。

适当按摩运动 腰为肾之府，常按摩腰眼，可有效防治因肾亏所致的腰肌劳损、腰酸背痛等症。还可多做一些刺激脚心的按摩。中医认为，脚心的涌泉穴是浊气下降的地方，《黄帝内经》中记载"肾出于涌泉，涌泉者足心也"。涌泉穴是肾经的首穴，肾经之气犹如源泉之水，来源于足下，涌出灌溉周身四肢各处。经常按摩涌泉穴，可益精补肾、强身健体，并能舒肝明目、促进睡眠、增进食欲。坚持做一些适合自身体质的强肾健身操，也能有效地补肾固精、延缓衰老。

温补肾脏的药膳食疗

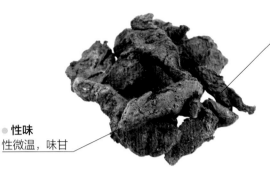

养护肾脏的20种特效本草

熟地

补血滋阴
益精填髓

● **归经**
归肝、肾经

● **性味**
性微温，味甘

🔎 定义

熟地是生地黄加上黄酒拌蒸或直接蒸至黑润而成。

🔎 主要成分

含有梓醇、地黄素、甘露醇、维生素A类物质、糖类、氨基酸等。

⊕ 功效主治

熟地具有补血滋润、益精填髓的功效。

主治血虚萎黄、眩晕心悸、月经不调、血崩不止、肝肾阴亏、潮热盗汗、遗精阳痿、不育不孕、腰膝酸软、耳鸣耳聋、头目昏花、须发早白、消渴、便秘、肾虚喘促等症。

♡ 选购与保存

选购熟地时，以体重肥大、质地柔软、断面乌黑油亮、味甜、黏性大者为佳。应将熟地置于通风干燥处密封保存，且防霉、防蛀。

健康药膳

熟地羊肉当归汤

原料 熟地、当归各10克，羊肉175克，洋葱50克，盐5克，香菜3克。

做法 ❶将羊肉洗净、切片，洋葱洗净、切块备用；❷汤锅上火倒入水，下入羊肉、洋葱、熟地、当归，调入盐煲至熟；❸最后撒上香菜即可。

功效解读 此汤可补肾，有助阳气生发之功效，是为一道非常不错的春季进补药膳。

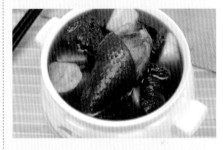

地黄乌鸡汤

原料 山药15克，熟地、山茱萸、丹皮、茯苓、泽泻、桔梗各10克，车前子、牛膝各7.5克，附子5克，乌鸡腿1只，盐适量。

做法 ❶将乌鸡腿洗净剁块，入沸水汆去血水。全部药材洗净，备用；❷将鸡腿及所有的药材放入煮锅中，加水至没过所有材料，以大火煮沸，转小火煮40分钟，加盐调味即可。

功效解读 此汤具有温中健脾、补益气血的功效。

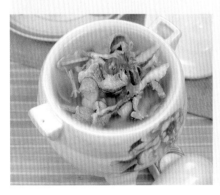

杜仲

降血压
补肝肾

● **归经**
归肝、肾经

● **性味**
性温，味甘

定义

杜仲是杜仲科落叶乔木植物杜仲的树皮。

主要成分

含有木脂素、维生素C、杜仲胶、杜仲醇、杜仲苷、松脂醇二葡萄糖苷、锌、铜、铁、钙、磷、钾、镁等。

功效主治

杜仲具有降血压、补肝肾、强筋骨、安胎气等功效。可用于治疗腰脊酸疼、足膝痿弱、小便余沥、阴下湿痒、筋骨无力、妊娠漏血、胎漏欲堕、胎动不安、高血压等。还可增强血液循环、促进新陈代谢、增强人体免疫力等。

选购与保存

选购杜仲时，以皮厚而大、糙皮刮净、外面黄棕色、里面黑褐色而光、折断时白丝多者为佳。应将杜仲置于干燥处保存，防霉变。

健康药膳

龟板杜仲猪尾汤

原料 龟板25克，炒杜仲5克，猪尾600克，盐适量。

做法 ①猪尾剁段洗净，氽烫捞起，再冲净1次；②龟板、炒杜仲均冲净；③将上述材料盛入炖锅，加适量的水以大火煮开，转小火炖40分钟，加盐调味，即可食用。

功效解读 此汤具有益肾健骨、壮腰强筋的功效。能增强身体平衡能力、提高免疫力、缓和持续发热症状。

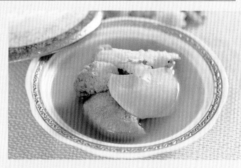

杜仲羊肉萝卜汤

原料 杜仲5克，羊肉200克，白萝卜50克，羊骨汤400毫升，盐、味精、料酒、胡椒粉、姜片、辣椒油各适量。

做法 ①羊肉洗净切块，氽去血水。白萝卜洗净，切成滚刀块；②将杜仲用纱布袋包好，同羊肉、羊骨汤、白萝卜、料酒、胡椒粉、姜片一起下锅，加水烧沸后以小火炖1小时，加盐、味精、辣椒油调味即可。

功效解读 此汤具有补肝肾、强筋骨、安胎的功效。

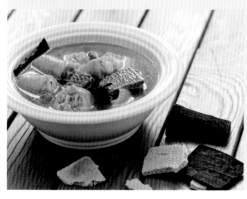

补骨脂

补肾助阳
温脾止泻

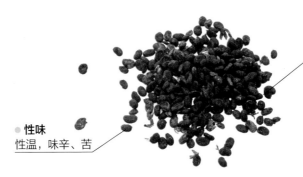

● 性味
性温，味辛、苦

● 归经
归肾、心包、脾、胃、肺经

● 定义

补骨脂是豆科植物补骨脂的果实。

● 主要成分

含有挥发油、皂苷、树脂、香豆精衍生物、黄酮类化合物、香豆精类补骨脂素、异补骨脂素、补骨脂粉等。

● 功效主治

补骨脂具有补肾助阳、纳气平喘、温脾止泻的功效。主治肾阳不足、下元虚冷、腰膝冷痛、阳痿遗精、尿频、遗尿、肾不纳气、虚喘不止、脾肾两虚、大便久泻等症。外用可治白癜风、斑秃、银屑病等。

● 选购与保存

选购补骨脂时，以身干、颗粒饱满均匀、色黑褐、纯净无杂质者为佳。应将补骨脂置于干燥处保存，防蛀，防霉。

健康药膳

补骨脂芡实鸭汤

原料 鸭肉300克，补骨脂15克，芡实50克，盐适量。

做法 ①鸭肉洗净，入沸水汆烫去血水，捞出洗净。芡实淘洗干净；②将芡实与补骨脂、鸭肉一同放入锅中，加7碗水；③以大火煮沸，再转小火续炖约30分钟，调入盐即可。

功效解读 此品具有大补虚劳、固肾涩精的功效。

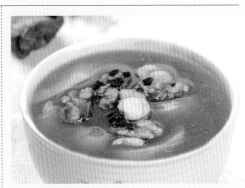

莲子补骨脂猪腰汤

原料 补骨脂15克，猪腰1个，莲子、核桃各40克，姜片适量，盐2克。

做法 ①将补骨脂、莲子、核桃分别洗净，浸泡。将猪腰剖开除去白色筋膜，加盐揉洗，以水冲净；②将所有材料放入砂煲中，注入清水，大火煲沸后转小火煲煮2小时；③加盐调味即可。

功效解读 此汤具有补肾助阳、驻颜美容的功效。

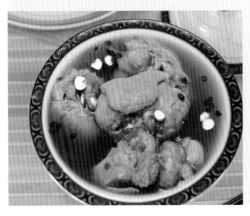

牛膝

**补肝肾
强筋骨**

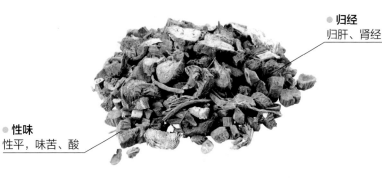

● **归经**
归肝、肾经

● **性味**
性平，味苦、酸

🔍 定义

牛膝是苋科植物牛膝和川牛膝等的根。

🔍 主要成分

含有甾酮、皂苷、甘氨酸、谷氨酸、门冬氨酸、丝氨酸、生物碱等。

⊕ 功效主治

牛膝具有活血通经、补肝肾、强筋骨、利尿通淋、引火下行的功效。常用于治疗淤血阻滞导致的经闭、痛经、月经不调、产后腹痛等妇科病，肾虚导致的腰膝酸痛、下肢无力、尿血，小便不利，火热上炎引起的头痛、眩晕、吐血、衄血等症。还可用来治疗扁桃体炎，小便带血等症。

♡ 选购与保存

牛膝以根长、肉肥、皮细、色黄白者为佳。将牛膝置于阴凉干燥处保存，防潮。

健康药膳

威灵仙牛膝茶

原料 威灵仙、牛膝各10克，黑芝麻500克，茶、白糖各适量。

做法 ❶将威灵仙和牛膝分别洗净，拍碎，备用；❷杯中倒入茶，将黑芝麻、威灵仙和牛膝一起放进茶水里，加盖焖15分钟左右；❸去渣留汁，加白糖调味即可。

功效解读 本品具有祛风湿、通经络、强筋骨之功效。

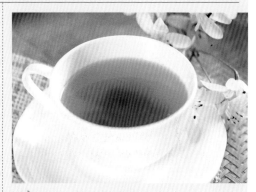

薏仁牛膝酒

原料 薏仁50克，牛膝、生地各30克，黄芩、当归、川芎、吴茱萸各20克，枳壳15克，白酒2.5升。

做法 ❶将以上所有药材共捣粗末，装入纱布袋，扎紧袋口；❷将纱布袋置于干净容器中，倒入白酒浸泡，封口，置阴凉干燥处保存。7日后开取，过滤去渣即可饮用；❸每日2次，每次30毫升，饭前饮用。

功效解读 本品具有补益肝肾的功效。

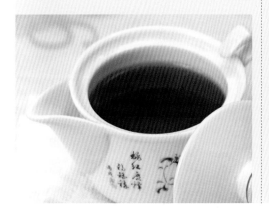

芡实

**固肾涩精
补脾止泻**

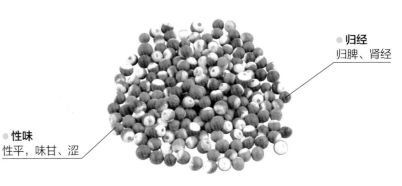

● **归经**
归脾、肾经

● **性味**
性平，味甘、涩

🔍 **定义**

芡实是睡莲科植物芡的成熟种仁。

🔍 **主要成分**

含有蛋白质、脂肪、碳水化合物、膳食纤维、尼克酸、核黄素、硫胺素、钙、磷、铁、抗坏血酸、胡萝卜素等。

⊕ **功效主治**

芡实具有补中益气、滋养强身、固肾涩精、健脾止泻的功效。可治遗精、带下、小便不禁、大便泄泻等症。其还能令耳目聪明、解暑热酒毒。

💧 **选购与保存**

芡实以颗粒饱满均匀、断面粉性足、无碎末及皮壳者为佳。应于暴晒后，将芡实带热密封保存，并置于通风干燥的地方，防蛀，防鼠食。

健康药膳

芡实莲子薏仁汤

原料 芡实15克，茯苓、山药各50克，薏仁、干品莲子各100克，猪小肠500克，盐适量，米酒30毫升。

做法 ❶将猪小肠处理干净，入沸水汆烫，捞出剪成小段；❷将芡实、茯苓、山药、莲子、薏仁均洗净，与小肠一起入锅，加水至没过所有材料，煮沸后用小火炖约30分钟，快熟时加盐调味，淋上米酒即可。

功效解读 本品可养心益肾、补脾止泻。

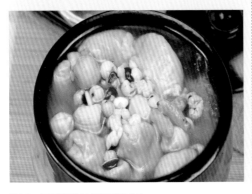

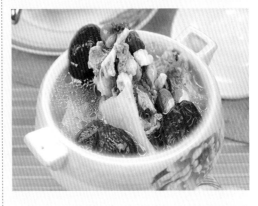

甲鱼芡实汤

原料 芡实15克，枸杞5克，红枣4颗，甲鱼300克，盐6克，姜2克。

做法 ❶将甲鱼收拾干净，斩件，并汆水；❷芡实、枸杞、红枣分别洗净备用；❸净锅上火倒入水，放入盐、姜片，下入甲鱼、芡实、枸杞、红枣煲至熟即可。

功效解读 此汤具有滋阴壮阳、强筋壮骨、补益体虚、软坚散结、延年益寿的功效。

黄精

养阴益气
益肾养肝

● 归经
归脾、肺、肾经

● 性味
性平，味甘

🔍 定义

黄精是百合科植物滇黄精、黄精或多花黄精的干燥根茎。

🔍 主要成分

含有黏液质、淀粉、糖分、氨基酸、烟酸、蒽醌类化合物、锌、铜、铁等。

⊕ 功效主治

黄精具有养阴益气、健脾润肺、益肾养肝的功效。可用于治疗虚损寒热、脾胃虚弱、体倦乏力、口干食少、肺虚燥咳、肺阴不足、精血不足、内热消渴、病后体虚、筋骨软弱、风湿疼痛等症。

♡ 选购与保存

黄精以块大、肥润、色黄、断面透明者为佳，味苦的不能药用。将黄精置于通风干燥处保存，防霉，防蛀。

健康药膳

山药黄精炖鸡

原料 黄精10克，山药100克，鸡肉1000克，盐4克。

做法 ❶将鸡肉洗净，切块。黄精、山药均洗净备用；❷把鸡肉、黄精、山药一起放入炖盅；❸隔水炖熟，加盐调味即可。

功效解读 本品具有补中益气、滋阴润燥的功效，还能降血糖、血脂，温中补脾。适用于脾胃虚弱、便秘、消瘦、纳差、带下等症。

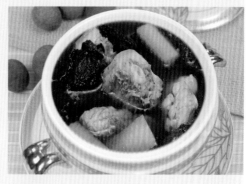

黄精骶骨汤

原料 肉苁蓉、黄精各10克，猪尾骶骨1副，胡萝卜1根，白果粉、盐各适量。

做法 ❶猪尾骶骨洗净，入沸水氽去血水备用。胡萝卜冲洗干净，削皮，切块备用。肉苁蓉、黄精均洗净备用；❷将肉苁蓉、黄精、猪尾骶骨、胡萝卜一起放入锅中，加水至没过所有材料；❸以大火煮沸，再转小火续煮约30分钟，然后加入白果粉煮5分钟，加盐调味即可。

功效解读 此汤可补肾健脾、益气强精。

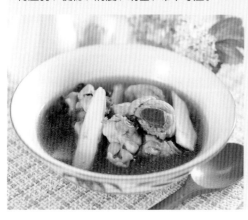

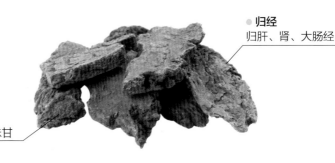

锁阳

**补肾虚
润肠燥**

● **性味**
性温，味甘

● **归经**
归肝、肾、大肠经

🔍 **定义**

锁阳是锁阳科多年生肉质寄生草本植物锁阳的全草。

🔍 **主要成分**

含有花色苷、鞣质、胡萝卜甙、熊果酸、儿茶素、没食子酸、棕榈酸、油酸等。

⬆ **功效主治**

锁阳具有平肝补肾、益精养血、润肠通便的功效。可治阳痿早泄、尿血、血枯便秘、腰膝痿弱等症。其他像消化不良、胃痛、胃溃疡、心脏病、泌尿系统感染、子宫下垂等亦可用锁阳入药治疗。

💚 **选购与保存**

锁阳以个大、色红、坚实、断面粉性、不显筋脉者为佳。应将锁阳置于阴凉干燥处保存，防霉，防虫蛀。

健康药膳

锁阳羊肉汤

原料 锁阳10克，生姜3片，羊肉250克，香菇5朵、盐适量。

做法 ❶将羊肉洗净切块，入沸水汆烫，捞出备用。香菇洗净，切丝。锁阳、生姜均洗净备用；❷将上述材料放入锅中，加适量清水，以大火煮沸，再用小火慢慢炖煮至软烂；❸起锅前，加盐调味即可。

功效解读 此汤具有补肾、益精血、润燥的功效。

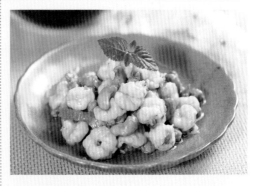

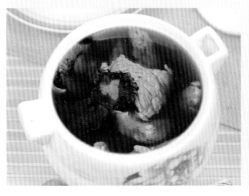

锁阳炒虾仁

原料 锁阳、山楂、葱各10克，核桃仁15克，虾仁100克，姜、盐各5克。

做法 ❶锁阳、核桃仁、虾仁均洗净。山楂洗净，去核，切片。姜切片。葱切段；❷锅置火上，加入油烧热，加入核桃仁，以小火炸香，捞出备用。锁阳、山楂煮汁备用；❸姜、葱入锅爆香，下入虾仁、盐、药汁，再加入已炸香的核桃仁，炒匀即可。

功效解读 本品可补肾壮阳、强腰壮骨。

肉桂

补益五脏
散寒止痛

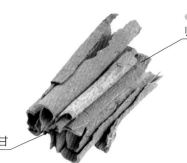

● **归经**
归肾、脾、心、肝经

● **性味**
性大热，味辛、甘

● **定义**

肉桂是樟科植物肉桂的干燥枝皮或干皮。

● **主要成分**

含有桂皮酸钠、桂皮醛、桂皮油、香豆素、肉桂油、肉桂酸钠等。

● **功效主治**

肉桂具有补元阳、暖脾胃、除积冷、通血脉的功效。可治疗命门火衰、肢冷脉微、亡阳虚脱、腹痛泄泻、寒疝奔豚、腰膝冷痛、经闭症瘕、阴疽流注、虚阳浮越、上热下寒等症。

● **选购与保存**

肉桂以皮细肉厚，外皮灰褐色，断面平整、紫红色，油性大，香味浓，味甜微辛，嚼之少渣者为佳。密封后，将肉桂置于阴凉干燥处保存，防潮，防蛀。

健康药膳

肉桂米粥

原料 肉桂5克，大米100克，白糖3克，葱花适量。

做法 ❶将大米泡发半小时后捞出，沥干水分备用。将肉桂洗净，水煮，取汁备用；❷锅置火上，加入适量清水，放入大米，以大火煮开，再倒入肉桂汁；❸以小火煮至浓稠状，调入白糖拌匀，再撒上葱花即可。

功效解读 此粥具有温补元阳、健脾养胃的功效。

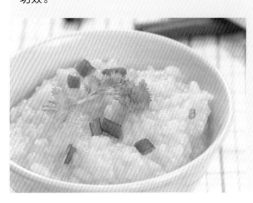

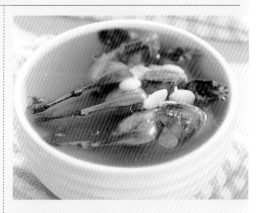

肉桂茴香炖小鸡

原料 小鸡3只，肉桂、胡椒各5克，小茴香20克，杏仁15克，盐少许。

做法 ❶小鸡去毛，去内脏，去脚爪，洗净。肉桂、小茴香、胡椒、杏仁分别洗净备用；❷将小鸡放入煲中，加适量水煮沸，再加入肉桂、杏仁以小火炖2小时；❸最后加入小茴香、胡椒，焖煮10分钟，加盐调味即可。

功效解读 本品能补肾壮阳、暖宫散寒。

巴戟天

补肾助阳
祛风除湿

● **性味**
性微温，味辛、甘

● **归经**
归肝、肾经

🔍 定义

巴戟天是指双子叶植物茜草科巴戟天的干燥根。

🔍 主要成分

含有苷类、单糖、多糖、氨基酸、有机酸、钾、钙、镁等。

⊕ 功效主治

巴戟天具有补肾助阳、祛风除湿、强筋壮骨的功效。主治肾虚阳痿、遗精早泄、小腹冷痛、小便不禁、月经不调、宫冷不孕、风寒湿痹、腰膝酸软、风湿肢气、盘骨萎软等症。

❤ 选购与保存

巴戟天以条粗壮、连珠状、肉厚、色紫、质软、内心细者为佳。贮藏时要避免受潮发霉，如有发霉，不可用水洗，宜将其放在阳光下晒后，用毛刷刷霉。夏天应经常检查和翻晒。

健康药膳

巴戟黑豆鸡汤

原料 巴戟天、胡椒粒各15克，黑豆100克，鸡腿150克，盐5克。

做法 ❶鸡腿剁块，入沸水汆烫，捞出洗净；❷黑豆淘净，和鸡腿、巴戟天、胡椒粒一同放入锅中，加水至没过材料；❸以大火煮开，再转小火续炖40分钟，加盐调味即可。

功效解读 此汤具有补肾益阳、强筋壮骨的功效。

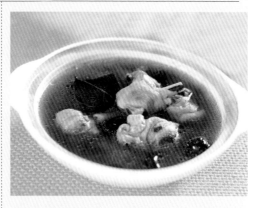

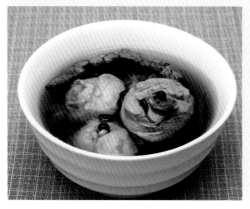

巴戟羊藿鸡汤

原料 巴戟天、淫羊藿各15克，红枣8颗，鸡腿1只，料酒5毫升，盐适量。

做法 ❶鸡腿剁块，汆烫后捞出冲净；❷所有材料盛入煲中，加水以大火煮开，转小火续炖30分钟；❸最后加料酒、盐调味即可。

功效解读 本品具有滋补肾阳、强壮筋骨、祛风湿痹痛的功效。可用于治疗阳痿遗精、筋骨痿软、风湿痹痛、麻木拘挛、高血压等症。

肉苁蓉

补肾阳
益精血

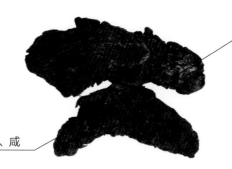

● **归经**
归肾、大肠经

● **性味**
性温，味甘、咸

定义

肉苁蓉属列当科濒危种，是一种寄生在梭梭、红柳根部的寄生植物。

主要成分

含有生物碱、氨基酸、微量元素、维生素等。

功效主治

肉苁蓉具有补肾阳、益精血、润肠通便的功效。主治肾阳虚衰、精血亏损、阳痿、遗精、腰膝冷痛、耳鸣目花、带浊、尿频、月经不调、崩漏、不孕不育、肠燥便秘等症。

选购与保存

肉苁蓉有淡苁蓉和咸苁蓉两种，淡苁蓉以个大身肥、鳞细、颜色灰褐色至黑褐色、油性大、茎肉质而软者为佳；咸苁蓉以色黑质糯、细鳞粗条、体扁圆形者为佳。炮制好并晒干的肉苁蓉，用塑料袋装好，挂在阴凉通风处，可保存一年之久。期间可拿出来晒一两次。

健康药膳

苁蓉羊肉粥

原料 肉苁蓉5克，羊肉60克，大米100克，姜3片，盐适量。

做法 ❶将肉苁蓉洗净，放入锅中，加入适量的水，煎煮成汤汁，去渣备用；❷将羊肉洗净，余去血水，洗净切丝。将大米淘洗干净；❸向肉苁蓉汁中加入备好的羊肉、大米同煮，煮沸后再加入姜、盐调味即可。

功效解读 此粥可补肾助阳、健脾养胃、润肠通便，对精血亏损、体质虚弱、肾阳虚衰均有食疗作用。

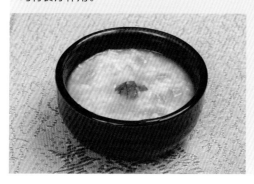

当归苁蓉炖瘦肉

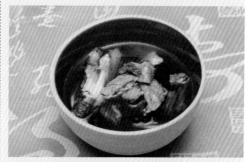

原料 核桃、肉苁蓉、桂枝各5克，黑枣6颗，猪瘦肉250克，当归10克，山药25克，盐适量，姜3片，米酒少许。

做法 ❶猪瘦肉洗净，余烫；❷核桃、肉苁蓉、桂枝、当归、山药、黑枣均洗净放入锅中，猪瘦肉置于药材上方，再加入少量米酒和适量水，水量没过材料即可；❸以大火煮滚后，转小火炖40分钟，加入姜片及盐调味即可。

功效解读 本品可改善肾亏、阳痿、遗精等症状，对不孕不育症有很好的治疗效果。

第六章 温补肾脏的 药膳食疗

菟丝子

滋补肝肾
固精缩尿

● 归经
归肝、肾、脾经

● 性味
性微温，味辛、甘

🔎 定义

菟丝子是双子叶植物药旋花科植物菟丝子、南方菟丝子、金灯藤等的种子。

🔎 主要成分

含有生物碱、蒽醌、香豆素、黄酮、苷类、甾醇、鞣酸、糖类、多种氨基酸、钙、镁、铁、锰、锌、铜、维生素A、蒲公英黄质、叶黄素及β-胡萝卜素等。

⊕ 功效主治

菟丝子具有滋补肝肾、固精缩尿、安胎、明目、止泻的功效。可用于治疗腰膝酸软、目昏耳鸣、肾虚胎漏、胎动不安、脾肾虚泻、遗精、消渴、尿有余沥、目暗等症。

♡ 选购与保存

菟丝子以粒大、表面棕色、质硬、味淡者为佳。应将其置于通风干燥处保存，防蛀，防霉。

健康药膳

菟丝子苁蓉饮

原料 菟丝子、肉苁蓉各10克，枸杞20粒，冰糖适量。

做法 ❶将菟丝子、肉苁蓉、枸杞分别洗净备用；❷将所有材料一起放入锅中，加适量水煲20分钟；❸将煮好的茶倒入壶中即可饮用。

功效解读 此饮具有补肝肾、益精髓、安胎的功效。主治腰痛耳鸣、阳痿遗精、消渴、不育、遗尿失禁、淋浊带下、头目昏暗、食少泄泻、胎动不安。

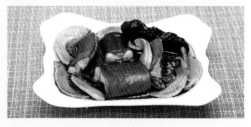

菟丝子烩鳝鱼

原料 菟丝子10克，干地黄12克，净鳝鱼250克，净笋50克，水发木耳10克，酱油、味精、盐、淀粉、米酒、胡椒粉、姜末、蒜末、香油、蛋清各适量。

做法 ❶将菟丝子、干地黄分别洗净，煎煮，去渣取汁。净笋、木耳均洗净备用；❷净鳝鱼切片，加水、淀粉、蛋清、盐煨好放入碗内；❸炒锅入油，放入净笋、木耳，倒入步骤❶所制的药汁，放入鳝鱼划开，待鱼片泛起即捞出，加盐、酱油、姜末、蒜末、米酒、胡椒粉、香油调味即可。

功效解读 本品可滋补肝肾、固精缩尿。

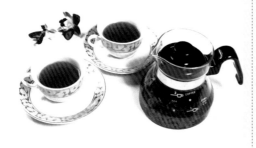

冬虫夏草

**益肾壮阳
补肺平喘**

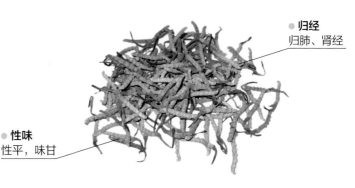

● **归经**
归肺、肾经

● **性味**
性平，味甘

定义

冬虫夏草即冬虫夏草菌的子实体与僵虫菌核（蝙蛾幼虫尸体）构成的复合体。

主要成分

含有天冬氨酸、苏氨酸、丝氨酸、谷氨酸、脯氨酸、铜、锌、锰、铬等。

功效主治

冬虫夏草具有益肾壮阳、补肺平喘、止血化痰的功效。适用于肾虚腰痛、阳痿遗精、肺虚或肺肾两虚导致的久咳虚喘、劳嗽痰血，病后体虚不复、自汗畏寒等症。

选购与保存

冬虫夏草以虫体粗、形态丰满、外表黄亮、子座短小、闻起来有一股清香的草菇气味者为佳。可将冬虫夏草与花椒一同放入密闭干燥的玻璃瓶，置冰箱中冷藏，随用随取。若发现虫草受潮后，应立即暴晒。

健康药膳

虫草红枣炖甲鱼

原料 甲鱼1只，冬虫夏草5克，红枣、紫苏各10克，料酒、盐、葱、姜各适量。

做法 ❶甲鱼收拾干净切块，姜洗净、切片，葱切段，冬虫夏草、红枣、紫苏分别洗净备用；❷将甲鱼放入砂锅中，上面放虫草、紫苏、红枣，再加料酒、盐、葱段、姜片炖2小时即可。

功效解读 本品具有益气补虚、养肺补心的功效。

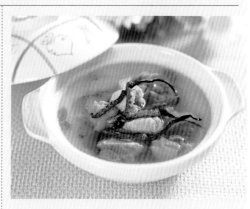

虫草炖雄鸭

原料 冬虫夏草5克，雄鸭1只，姜片、葱花、陈皮末、胡椒粉、盐、味精各适量。

做法 ❶将冬虫夏草用温水洗净；❷将鸭收拾干净，切块，氽去血水，捞出；❸将鸭块与虫草用大火煮开，再用小火炖软后加入姜片、葱花、陈皮末、胡椒粉、盐、味精调味即可。

功效解读 本品具有益气补虚、补肾强身的作用。

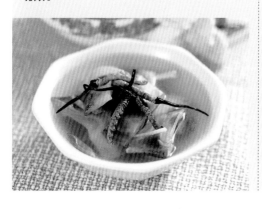

何首乌

补血益精
生发乌发

● **归经**
归肝、心、肾经

● **性味**
性温，味甘、苦、涩

🔍 定义

何首乌是蓼科植物何首乌的块根。

🔍 主要成分

含有大黄酚、大黄素、大黄酸、大黄素甲醚、卵磷脂、大黄酚蒽酮、白藜芦醇、没食子酸、右旋儿茶精等。

⊕ 功效主治

何首乌具有补肝益肾、养血祛风的功效。常用来治疗肝肾阴亏、发须早白、血虚头晕、腰膝软弱、筋骨酸痛、遗精、崩带、久疟久痢、慢性肝炎、痈肿、瘰疬、肠风、痔疾等症。其润肠通便效果显著。

♡ 选购与保存

选购何首乌时，以表面棕红或红褐色、质地坚实、显粉性、味微甘而带苦涩者为佳。应将何首乌置于阴凉通风干燥处保存。

健康药膳

首乌黄精肝片汤

原料 何首乌10克，黄精5克，猪肝200克，胡萝卜、葱各1根，鲍鱼菇6片，姜1小块，蒜薹2~3根，盐适量。

做法 ❶将以上原料均洗净。胡萝卜切块。猪肝切片。蒜薹、葱切段。将何首乌、黄精一同煎水，去渣留汁；❷将猪肝片用开水氽去血水；❸将药汁煮开，将其余所有食材放入锅中，加盐煮熟即可。

功效解读 此汤可补肾养肝、乌发防脱、补益精血。

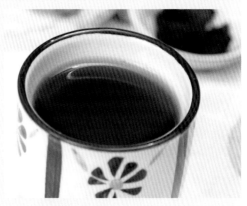

何首乌茶

原料 何首乌、泽泻、丹参各10克，绿茶适量。

做法 ❶将何首乌、泽泻、丹参均洗净，备用；❷将所有原料一同放入锅内，加水共煎15分钟；❸滤去渣后即可饮用。

功效解读 此茶具有补肝益肾、补血活血、乌发明目、利水渗湿的功效。主治肝肾精血不足、腰膝酸软、遗精耳鸣、头晕目眩等症。

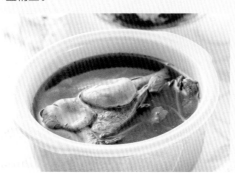

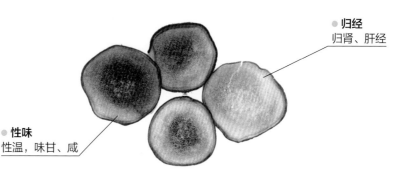

鹿茸

**补肾壮阳
益精生血**

● **性味**
性温，味甘、咸

● **归经**
归肾、肝经

🔍 定义

鹿茸是指梅花鹿或马鹿的雄鹿未骨化而带茸毛的幼角。

🔍 主要成分

含有氨基酸、葡萄糖、半乳糖胺、骨胶质、脑素、酸性黏多糖、脂肪酸、维生素A、蛋白质等。

⊕ 功效主治

鹿茸具有补肾壮阳、益精生血、强筋壮骨的功效。适用于肾阳不足，精血虚亏，阳痿早泄，宫寒不孕，头晕耳鸣，腰膝酸软，四肢冷，神疲体倦，筋骨痿软，小儿发育不良、囟门不合、行迟齿迟，虚寒性崩漏，带下，溃疡等症。

♥ 选购与保存

鹿茸以梅花鹿茸较优。以粗壮、主支圆、顶端丰满、"回头"明显、毛细、皮色红棕、较少骨钉或棱线、有光泽者为佳。宜将鹿茸放入密闭的樟木箱内，置于阴凉干燥处保存。

健康药膳

茸杞红枣鹌鹑汤

原料 鹿茸3克，枸杞30克，红枣5颗，鹌鹑2只，盐适量。

做法 ❶鹿茸、枸杞均洗净，红枣浸软、洗净、去核；❷将鹌鹑宰杀，去毛及内脏，洗净斩大件，汆水；❸将全部材料放入炖盅内，加适量清水，隔水以小火炖2小时，加盐调味即可。

功效解读 此汤具有补肾养巢、延年益寿的功效。

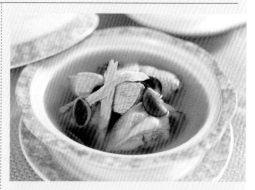

鹿芪煲鸡汤

原料 鸡肉500克，猪瘦肉300克，鹿茸、盐各5克，黄芪20克，生姜10克，味精3克。

做法 ❶将鹿茸放置清水中洗净，黄芪洗净，生姜去皮、切片，猪瘦肉切成厚块；❷将鸡肉洗净，切块，入沸水中汆去血水后捞出；❸锅内注入适量水，下入备好的材料以大火煲沸，再改小火煲3小时，调入盐、味精即可。

功效解读 此汤具有补肾益气、养血固精的功效。

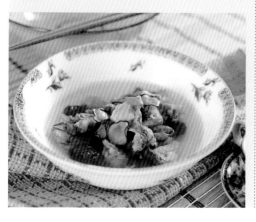

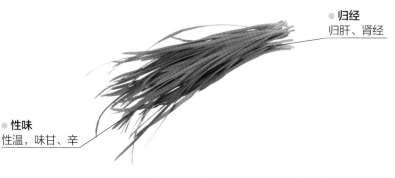

韭菜

温肾助阳
益脾健胃

● **归经**
归肝、肾经

● **性味**
性温，味甘、辛

🔍 **定义**

韭菜属百合科多年生草本植物，以种子和叶等入药。

🔍 **主要成分**

含有蛋白质、脂肪、糖类、维生素A、维生素B$_1$、维生素B$_2$、维生素C、膳食纤维等。

⊕ **功效主治**

韭菜具有温肾助阳、益脾健胃、行气理血的功效。多吃韭菜，可养肝、增强脾胃之气。韭菜中的含硫化合物具有降血脂及扩张血脉管的作用，适用于治疗心脑血管疾病。

♡ **选购与保存**

选购韭菜时，以叶直、鲜嫩翠绿者为佳。将新鲜的韭菜洗净后切成段，沥干水分，装入塑料袋后，再放入冰箱，其鲜味可保存两个月。

健康药膳

枸杞韭菜炒虾仁

原料 枸杞10克，虾仁200克，韭菜250克，盐5克，味精3克，料酒、淀粉各适量。

做法 ❶将虾仁洗净，韭菜洗净切段，枸杞洗净泡发；❷将虾仁放入淀粉、盐、料酒中，腌渍5分钟；❸锅置火上放油烧热，下入虾仁、韭菜、枸杞炒至熟，调入盐和味精即可。

功效解读 本品具有补肾壮阳、通乳、滋阴健胃的功效。

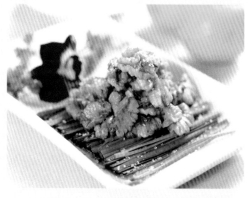

核桃仁拌韭菜

原料 核桃仁300克，韭菜150克，白糖10克，白醋3毫升，盐5克，香油8毫升。

做法 ❶将韭菜洗净，焯熟，切段；❷锅内放入油，待油烧至五成热，下入核桃仁炸成浅黄色捞出；❸在碗中放入韭菜、白糖、白醋、盐、香油拌匀，和核桃仁一起装盘即成。

功效解读 本品具有促进胃肠蠕动、预防便秘的功效。

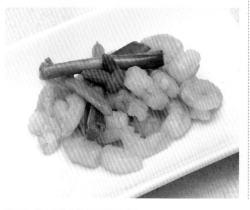

黑米

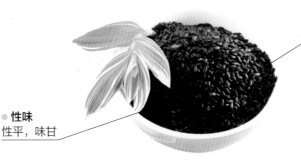

**滋阴补肾
益气强身**

● **性味**
性平，味甘

● **归经**
归脾、胃经

● 定义

黑米是稻米的一种，形状比普通大米略扁，是中国稻米中的珍品。

● 主要成分

含有B族维生素、蛋白质、脂肪、钙、磷、铁、锌等。

● 功效主治

黑米具有健脾开胃、补肝明目、滋阴补肾、益气强身、养精固肾的功效。对于脱发、白发、贫血、流感、咳嗽、气管炎、肝病、肾病患者均有食疗保健作用。

● 选购与保存

优质的黑米粒大饱满，黏性强，富有光泽，很少有碎米和爆腰（米粒上有裂纹），不含杂质和虫蛀。如果取几粒黑米品尝，优质黑米味甜，没有异味。黑米要保存在通风、阴凉处。

健康药膳

莲子黑米粥

原料 韭菜子10克，桂圆肉40克，红枣5颗，黑米100克，莲子25克，白糖适量。

做法 ❶莲子洗净、去心，黑米洗净后以热水泡1小时；❷红枣泡发、洗净，韭菜子洗净备用；❸砂锅洗净，倒入泡发的黑米，加4碗水，以中火煮滚转小火，再放入莲子、红枣、桂圆肉、韭菜子，续煮40~50分钟，直至粥变黏稠，最后加入白糖调味即可。

功效解读 此汤具有助阳固精、滋补肝肾、补血养血之功效。

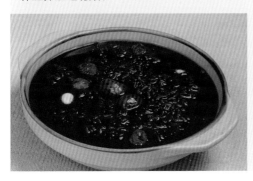

黑米赤小豆茉莉粥

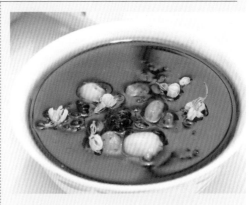

原料 黑米50克，赤小豆30克，茉莉花适量，莲子、花生仁各20克，白糖5克。

做法 ❶黑米、赤小豆均泡发洗净，莲子、花生仁、茉莉花均洗净；❷锅置火上，倒入清水，放入黑米、赤小豆、莲子、花生仁煮开；❸加入茉莉花同煮至浓稠状，调入白糖拌匀即可。

功效解读 此粥具有滋阴补肾、利水除湿的功效。

第六章

温补肾脏的 药膳食疗

黑芝麻

补肝肾
润五脏

归经
归肝、肾、肺、脾经

性味
性平，味甘

定义

黑芝麻是胡麻科脂麻的黑色种子。

主要成分

含有脂肪、蛋白质、糖类、维生素A、维生素E、卵磷脂、钙、铁、铬等。

功效主治

黑芝麻具有润肠、通乳、补肝、益肾、养发、强身、抗衰老等功效。黑芝麻对于肝肾不足所致的视物不清、腰酸腿软、耳鸣耳聋、发枯发落、眩晕、眼花、头发早白等症食疗效果显著。

选购与保存

优质黑芝麻的色泽鲜亮、纯净，外观黑色，大而饱满，皮薄，嘴尖而小；次质黑芝麻的色泽发暗，外观不饱满或萎缩，嘴尖过长，有虫蛀粒、破损粒。应将黑芝麻存放于干燥的罐子里，盖起来，放在通风避光的地方。

健康药膳

黑芝麻乌鸡汤

原料 乌骨鸡300克，红枣4颗，黑芝麻50克，盐适量。

做法 ①将乌骨鸡洗净，切块，氽烫后捞起备用。红枣洗净；②将乌骨鸡、红枣、黑芝麻和水一同入锅，以小火煲约2小时；③待熟后加盐调味即可。

功效解读 此汤具有滋阴清热、补肝益肾的功效。

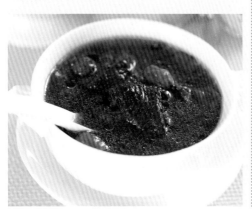

黑芝麻山药糊

原料 山药、何首乌、黑芝麻各250克，白糖适量。

做法 ①黑芝麻、山药、何首乌均洗净，沥干，炒熟，再研成细粉，分别装瓶备用；②将三种粉末一同盛入碗内，加入开水和匀。可根据个人口味，调成黏状或是稍微稀一些的糊状；③最后调入白糖，和匀即可。

功效解读 本品具有滋补肝肾、健脾黑发的功效。

猪腰

补肾气
止消渴

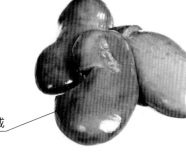

- **性味**
  性平，味甘、咸

- **归经**
  归肾经

定义

猪腰是猪的肾脏。

主要成分

含有蛋白质、脂肪、碳水化合物、多种维生素、钙、磷、铁等。

功效主治

猪腰具有补肾气、通膀胱、消积滞、止消渴的功效。可治疗肾虚腰痛、水肿、耳聋等症。

选购与保存

挑选猪腰，首先看表面有无出血点，有则不正常；其次看形体是否比一般猪腰大和厚，如果是又大又厚，应仔细检查是否有肾红肿。购买猪腰后要趁鲜制作菜肴，短时间内可将其放保鲜室内保鲜。如果必须放冰箱内冷冻，解冻后的猪腰不宜用来制作腰花菜肴，可把猪腰切成丝或片，再用来制作菜肴。

健康药膳

核桃仁杜仲猪腰汤

原料 核桃仁50克，猪腰100克，杜仲10克，盐3克。

做法 ❶猪腰洗净，切小块。杜仲洗净；❷将核桃仁、杜仲放入炖盅内，再放入猪腰，加入清水；❸将炖盅放置炖锅中，炖90分钟，调入盐即可食用。

功效解读 本品可补肾强腰、强筋壮骨，对肾虚所致的腰椎间盘突出等症有食疗作用。

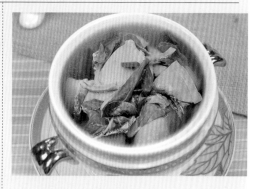

韭菜子猪腰汤

原料 猪腰250克，韭菜子100克，红甜椒10克，盐、味精、青菜叶、姜片、米醋各适量。

做法 ❶将猪腰洗净，切片，氽水。韭菜子洗净。红甜椒洗净，切片备用；❷净锅上火倒入油，将姜片爆香，倒入水，调入盐、味精、米醋，放入猪腰、韭菜子、甜椒片、青菜叶，以小火煲至熟即可食用。

功效解读 此汤具有补肾强腰、活血化淤的功效。

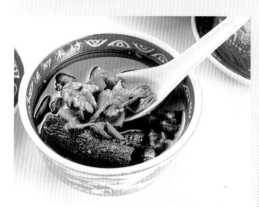

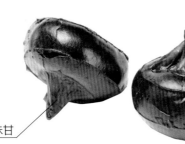

荸荠

**清热解毒
凉血生津**

● **归经**
归肺、胃、大肠经

● **性味**
性微凉，味甘

🔍 定义

荸荠属于莎草科荸荠属浅水性宿根草本，以球茎作蔬菜食用。

🔍 主要成分

含有蛋白质、糖类、脂肪、维生素、钙、磷、铁等。

⊕ 功效主治

荸荠具有清热解毒、凉血生津、利尿通便、化湿祛痰、消食除胀的功效。对黄疸、痢疾、小儿麻痹、便秘等疾病有食疗作用。另外，其含有一种抗菌成分，对降低血压、预防癌症均有一定的效果。

♡ 选购与保存

选购荸荠时，应选择个体大的、外皮呈深紫色而且芽短粗的。不宜将荸荠置于塑料袋内，而应将其置于通风的竹箩筐内存放。

健康药膳

胡萝卜荸荠煲猪骨肉

原料 荸荠100克，胡萝卜80克，猪骨肉300克，姜10克，盐6克，味精3克，胡椒粉2克，料酒5毫升，高汤适量。

做法 ❶胡萝卜洗净，切滚刀块。姜去皮，切片。猪骨肉斩件。荸荠洗净；❷锅中注水烧开，放入猪骨肉氽烫去血水，捞出沥干水分；❸将高汤倒入煲中，加入以上所有材料煲1小时，调入盐、味精、胡椒粉和料酒即可。

功效解读 本品可清热解毒、凉血生津。

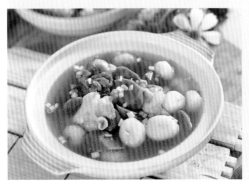

银耳荸荠糖水

原料 银耳150克，荸荠12颗，冰糖200克，枸杞少许。

做法 ❶将银耳放入冷水中泡发，洗净，撕成小朵；❷锅中加水烧开，放入银耳、荸荠煲30分钟；❸待熟后，再加入枸杞，最后放入冰糖烧至溶化即可。

功效解读 此品具有滋阴润燥、清热利湿的功效。

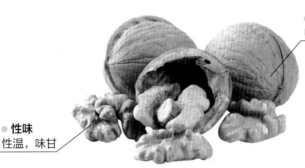

核桃

益智补脑
养足肾气

● 性味
性温，味甘

● 归经
归肺、胃、大肠经

🔍 定义

核桃为胡桃科胡桃属植物核桃的果实。

🔍 主要成分

含有蛋白质、脂肪、膳食纤维、钾、钠、钙、铁、磷等。

⊕ 功效主治

核桃具有滋补肝肾、强健筋骨的功效。还有润肌肤、乌须发、润肺强肾、降低血脂的作用。主治因肝肾亏虚引起的腰腿酸软、筋骨疼痛、牙齿松动，须发早白，虚劳咳嗽，小便清冷，妇女月经和白带过多等症。

♡ 选购与保存

核桃以个大、外形圆整、干燥、壳薄、色泽白净、表面光洁、壳纹浅而少者为佳。带壳核桃风干后较易保存，核桃仁要用有盖的容器密封装好，放在阴凉干燥处存放，避免潮湿。

健康药膳

腰果核桃牛肉汤

原料 核桃100克，牛肉210克，腰果50克，盐6克，鸡精2克，葱花8克。

做法 ❶将牛肉洗净，切块，汆水。核桃、腰果分别洗净备用；❷汤锅上火倒入水，放入牛肉、核桃、腰果，调入盐、鸡精，煲至熟，撒上葱花即可。

功效解读 此汤具有补润五脏、养心安神的功效。经常食用腰果可以提高人体抗病能力，增强食欲，易于增肥。

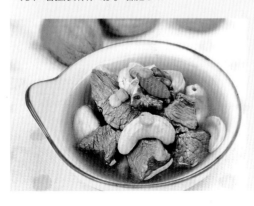

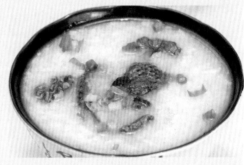

核桃乌鸡粥

原料 乌鸡肉200克，核桃100克，大米80克，枸杞30克，姜末5克，鲜汤150毫升，盐3克，葱花4克。

做法 ❶核桃去壳、取肉，大米淘净，枸杞洗净，乌鸡肉洗净、切块；❷油锅烧热，爆香姜末，放入乌鸡肉过油后，倒入鲜汤，再放入大米烧沸，下核桃肉和枸杞，以小火继续熬煮；❸待粥熬煮熟后，加盐、撒上葱花即可。

功效解读 此粥具有健脾益肾、强身健体的功效。

慢性肾小球肾炎

利尿消肿
益气补虚

慢性肾小球肾炎简称"慢性肾炎"，是的一种肾小球病变，以蛋白尿、血尿、高血压、水肿为基本临床表现，病情迁延，病变缓慢进展，最终可发展为慢性肾衰竭。

症状表现

❶水肿，程度可轻可重，轻者仅早晨起床后发现眼眶周围、面部肿胀或午后双下肢踝部出现水肿。严重者可出现全身性水肿；❷高血压，有些患者是以高血压症状来医院求治的，化验小便后，才知道是慢性肾炎引起的血压升高；❸尿异常改变，尿异常几乎是慢性肾炎患者必有的现象。

发病原因

肾小球疾病大部分属于原发性，小部分为继发性，如糖尿病、过敏性紫癜、系统性红斑狼疮等均可导致慢性肾小球肾炎的发生。

推荐食物

黄花菜	竹笋	冬瓜	黄瓜
玉米	薏仁	紫菜	海带

禁忌食物

忌食霉变、油煎、肥腻、辛辣刺激性食物；忌饮兴奋性饮料等。

推荐中药材

赤小豆	茯苓	泽泻

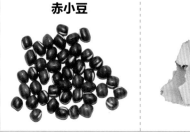
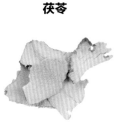
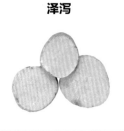

西瓜翠衣煲

主料 肉鸡400克，西瓜皮200克，鲜蘑菇40克。

配料 盐6克，葱、姜各4克，胡椒粉、味精各3克。

做法

1. 将肉鸡洗净，切成块，氽水；西瓜皮洗净，去除硬皮，切块；鲜蘑菇洗净，撕成条。
2. 净锅上火倒油，将葱、姜爆香，下入鸡块煸炒，再下入西瓜皮、鲜蘑菇，同炒2分钟，加适量清水略煮，调入盐、味精、胡椒粉即可。

功效解读

本品具有清热利尿、益气补虚的功效。

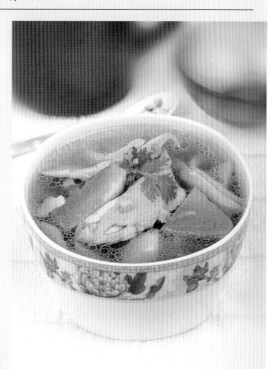

车前子荷叶茶

主料 荷叶干品、车前子、枸杞各5克。

做法

1. 将荷叶干品、车前子、枸杞分别洗净备用。
2. 将荷叶干品、车前子、枸杞一同放入锅中，加水煮沸后熄火，加盖焖约10～15分钟。
3. 滤出茶渣后即可饮用。

功效解读

本品可清热解暑、利尿消肿，对小便不通、咳嗽多痰、目赤障翳有食疗作用。

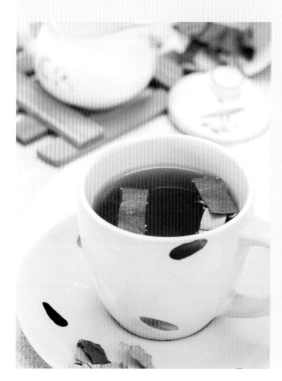

肾结核

益肺补肾
滋阴补气

肾结核属泌尿系统结核最主要的一种，是继发于其他部位的结核病症，甚至可蔓延至整个泌尿系统。结核杆菌侵入肾脏，首先侵入双肾毛细血管丛，不产生临床症状，且由于人体抵抗力增强而痊愈，此时称为病理性肾结核；如侵入肾脏的结核分枝杆菌数量多、毒性强、人体抵抗力低下，则可侵入肾髓质及肾乳头，产生临床症状，此时称为临床肾结核。

☺ 症状表现

肾结核的临床表现与病变侵犯的部位以及组织损害的程度有关，主要表现有尿频、尿急、尿痛、不能排尿等膀胱刺激症；还会出现血尿，多为终末血尿，严重时有血块，是由于膀胱结核性炎症，溃疡在排尿时膀胱收缩所致出血；还会出现脓尿，严重者呈米汤样；晚期结核性脓肾会出现腰痛等症状。

🔍 发病原因

结核杆菌感染可导致肾结核的发生，其病原菌可来自于肺结核，也可来自骨关节结核、肠结核等，通过血行播散、尿路感染、淋巴感染、直接蔓延等传播至肾脏。

☺ 推荐食物

葱白	牛奶	梨	荠菜
鸡蛋	虾	草菇	瘦肉

☹ 禁忌食物

忌食油煎、肥腻、辛辣刺激性食物；服用抗结核药时，少吃或不吃茄子。

☺ 推荐中药材

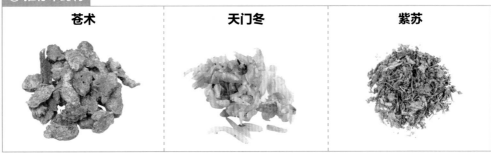

苍术	天门冬	紫苏

党参麦冬瘦肉汤

主料 瘦肉300克，党参15克，麦冬10克，山药适量。

配料 盐4克，鸡精3克，生姜适量。

做法

1. 瘦肉洗净切块；党参、麦冬分别洗净；山药、生姜分别洗净去皮，切片。

2. 将瘦肉入沸水氽去血污，洗净后沥干。

3. 锅中注水，烧沸，放入瘦肉、党参、麦冬、山药、生姜，用大火炖，待山药变软后改小火炖至熟烂，加入盐和鸡精调味即可。

功效解读

本品具有益肺补肾、滋阴补气的功效。

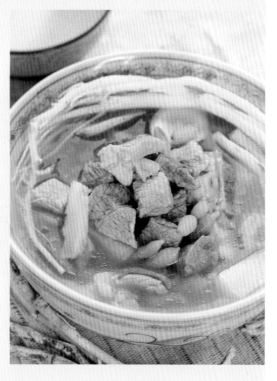

荠菜四鲜宝

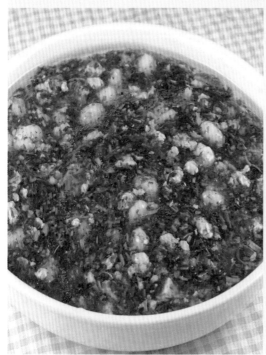

主料 荠菜、鸡蛋、虾仁、鸡丁、草菇各适量。

配料 盐10克，鸡精、淀粉各5克，料酒3毫升。

做法

1. 将鸡蛋蒸成水蛋；荠菜、草菇分别洗净切丁；虾仁洗净；将虾仁、鸡丁用盐、鸡精、料酒、淀粉上浆后，入四成热油中滑油备用。

2. 锅中放入清水、虾仁、鸡丁、草菇丁、荠菜，烧沸后勾芡，浇在水蛋上即可。

功效解读

本品具有增强体质、杀菌抗炎的功效。

第六章

温补肾脏的药膳食疗

尿路感染

杀菌抑菌
通利小便

尿路感染是指尿道黏膜或组织受到病原体的侵犯而引发的炎症，根据感染部位可分为肾盂肾炎、膀胱炎等。易患有此病的男女比例约为1：8，好发于育龄女性。

☺ 症状表现

肾盂肾炎主要表现为寒战、发热、头痛、恶心、呕吐、食欲不振等全身症状，尿频、尿急、尿痛等膀胱刺激症，腰痛或下腹部痛；膀胱炎主要表现为尿频、尿急、尿痛、白细胞尿、血尿等尿路刺激症状，少数患者也可出现腰痛、低热等。

🔍 发病原因

大肠埃希杆菌可导致尿路感染的发生。即多见于糖尿病及使用糖皮质激素和免疫抑制药患者的白色念珠菌、新型隐球菌可导致尿路感染的发生；多见于皮肤创伤及菌血症和败血症的金黄色葡萄球菌可导致尿路感染的发生。

☺ 推荐食物

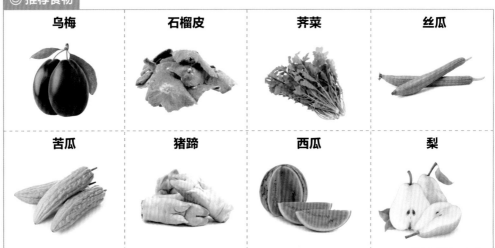

| 乌梅 | 石榴皮 | 荠菜 | 丝瓜 |
| 苦瓜 | 猪蹄 | 西瓜 | 梨 |

☹ 禁忌食物

忌食容易胀气、助长湿热的食物；忌食辛辣刺激性、酸性、高糖的食物。

☺ 推荐中药材

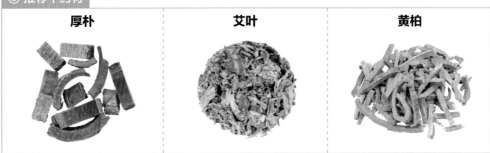

| 厚朴 | 艾叶 | 黄柏 |

通草车前子茶

主料 通草、车前子、玉米须各5克。

配料 砂糖15克。

做法

1. 将通草、车前子、玉米须分别用清水洗净，一起放入洗净的锅中，加350毫升水煮沸。
2. 转小火续煮15分钟。
3. 最后加入砂糖，搅拌均匀即成。

功效解读

本品可清泄湿热、通利小便，对治尿道炎，小便涩痛、困难、短赤均有食疗作用。

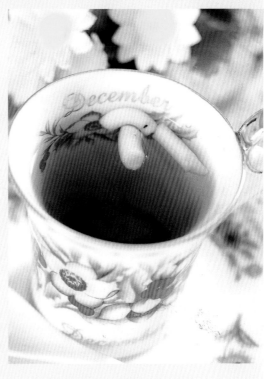

乌梅甘草汁

主料 乌梅、甘草、山楂各适量。

配料 冰糖适量。

做法

1. 将乌梅、甘草、山楂分别洗净，备用。
2. 将乌梅、甘草、山楂一同放入锅中，加适量水，煮至沸腾。
3. 加入冰糖，煮至溶化即可。

功效解读

本品可杀菌抑菌、生津止咳，对尿路感染（尿频、尿急、尿痛）、久泻、便血、尿血均有食疗作用。

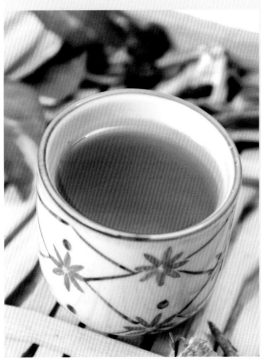

第六章 温补肾脏的药膳食疗

阳痿

阳痿是指男性阴茎勃起功能障碍，即男性在有性欲的情况下，阴茎不能勃起或能勃起但不坚硬，从而不能顺利完成正常的性生活。有些患者于清晨或自慰时阴茎可以勃起并可维持一段时间。

补肾壮阳
益气补虚

⊕ 症状表现

主要表现为阴茎不能完全勃起或勃起不坚，部分患者常有神疲乏力、腰膝酸软、自汗盗汗、性欲低下、畏寒肢冷等身体虚弱的伴随症状。当病情较重时，性欲消失，无论刺激性敏感区还是手淫，阴茎均无勃起反应。

⊕ 发病原因

因某些原因产生紧张心情；手淫成习或性交次数过多，使勃起中枢经常处于紧张状态；阴茎勃起中枢发生异常；一些重要器官患严重疾病以及患脑垂体疾病；睾丸因损伤或疾病被切除；患肾上腺功能不全或糖尿病等，以上因素均可导致阳痿的发生。

☺ 推荐食物

韭菜	洋葱	羊肉	鳝鱼
荔枝	海参	椰子	白扁豆

☹ 禁忌食物

忌吃生冷、辛辣、厚味的食物。

☺ 推荐中药材

淫羊藿	人参	鹿茸

当归牛尾虫草汤

主料 当归30克，虫草3克，牛尾1条。

配料 生姜片、盐、食用油各适量。

做法

1. 将牛尾洗净、切块。

2. 将当归、虫草分别洗净备用。

3. 净锅上火倒入适量水，调入食用油、生姜片、盐，下入牛尾、当归、虫草，煲至熟透即可。

功效解读

此汤可补血和血、益气补肾，对月经不调、肺肾两虚、精气不足、阳痿遗精均有食疗作用。

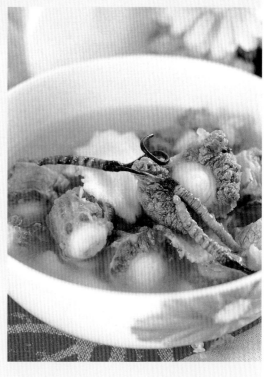

红枣鹿茸羊肉汤

主料 鹿茸5克，红枣5颗，羊肉300克。

配料 盐、生姜片、食用油各适量。

做法

1. 将羊肉洗净，切片。

2. 将鹿茸、红枣分别洗净备用。

3. 净锅上火倒入适量水，调入食用油、生姜片、盐，放入羊肉、鹿茸、红枣，煲至熟透即可。

功效解读

本品具有补肾壮阳、益气补虚的功效，对肾阳不足、精血亏虚所致的畏寒肢冷、阳痿早泄、宫冷不孕、尿频遗尿均有食疗作用。

第六章

温补肾脏的药膳食疗

早泄

**补肾固精
止遗止泻**

早泄是指男子在阴茎勃起之后，未进入阴道之前或正当纳入而尚未抽动时便已射精，阴茎也随之疲软的症状。早泄可简单的分为原发性早泄和继发性早泄，原发性早泄是指患者从有性经验开始一直存在早泄的问题；而继发性早泄是指患者之前曾有成功的性经验，且一般来说，继发性早泄容易找到原因并加以治疗。

⊕ 症状表现

表现为性交时未接触或刚接触到女方外阴，或者插入阴道时间短暂，尚未达到性高潮便射精，随后阴茎疲软，双方达不到性满足即泄精而萎软。同时，患者伴随精神抑郁、焦虑或头晕、神疲乏力、记忆力减退等症状。

🔍 发病原因

大脑皮层抑制过程的减弱、高级性中枢兴奋性过高、对脊髓初级射精中枢的抑制过程减弱以及骶髓射精中枢兴奋性过高均可导致早泄的发生。

☺ 推荐食物

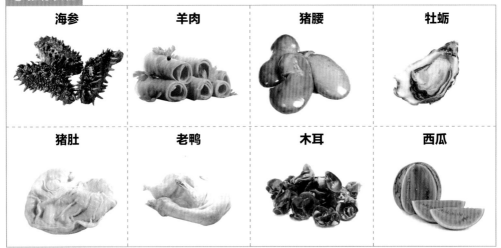

| 海参 | 羊肉 | 猪腰 | 牡蛎 |
| 猪肚 | 老鸭 | 木耳 | 西瓜 |

☹ 禁忌食物

忌食生冷、辛辣、厚味的食物，如螃蟹、鳗鱼等。

☺ 推荐中药材

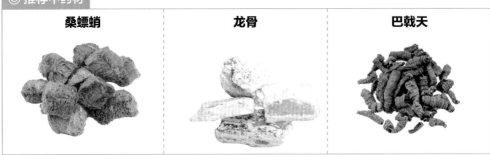

| 桑螵蛸 | 龙骨 | 巴戟天 |

黄芪枸杞炖乳鸽

主料 黄芪、枸杞各30克，乳鸽200克。

配料 盐适量。

做法

1. 先将乳鸽去毛及内脏，洗净，斩件；黄芪、枸杞分别洗净，备用。
2. 将乳鸽与黄芪、枸杞同放炖盅内，加适量水，隔水炖熟。
3. 加盐调味即可。

功效解读

本品可补心益脾、固摄精气，对遗精、早泄、滑精、腰膝酸软均有食疗作用。

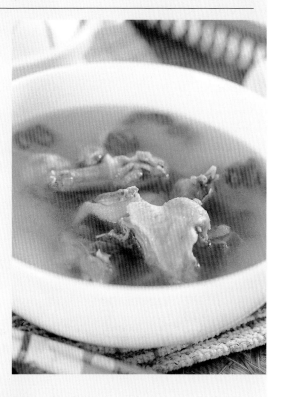

芡实莲须鸭汤

主料 鸭肉1000克，芡实50克，蒺藜子、猪骨肉、牡蛎各10克，莲须、鲜莲子各100克。

配料 盐8克。

做法

1. 将蒺藜子、莲须、猪骨肉、牡蛎均洗净，放入棉布袋中，扎紧袋口，制成药袋；将鸭肉放入沸水中汆烫，捞出洗净；将莲子、芡实分别洗净，沥干。
2. 将莲子、芡实、鸭肉及药袋放入锅中，加适量的水以大火煮开，转小火续炖40分钟，加盐调味即成。

功效解读

本品具有补肾固精、止遗止泻的功效，对改善阳痿、早泄、精滑不禁等症均有良好的功效。

遗精

益肾固精
补虚健体

遗精是指男性在没有性交的情况下精液自行泻出的现象。在睡眠做梦中发生的遗精称为"梦遗"；在清醒状态下发生的遗精叫作"滑精"。有梦而遗往往是清醒滑精的初起阶段，梦遗、滑精是遗精轻重不同的两种证候。遗精是没有规律可言的。进入中年的男性，几乎不会再发生该种状况。

☺ 症状表现

❶梦遗，是指睡眠过程中，在睡梦中遗精；❷滑精，又称"滑泄"，是指夜间无梦而遗或清醒时精液自动滑出的症状；❸生理性遗精，是指未婚青年或婚后分居，无性交的射精，一般2周或更长时间遗精1次，阴茎勃起功能正常，可以无梦而遗，也可有梦而遗。

🔍 发病原因

遗精多由肾虚精关不固，或心肾不交，或湿热下注所致。常见病机有肾气不固、肾精不足而导致肾虚不藏。也可由劳心过度、妄想不遂造成。

☺ 推荐食物

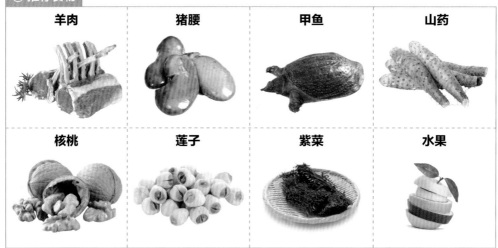

| 羊肉 | 猪腰 | 甲鱼 | 山药 |
| 核桃 | 莲子 | 紫菜 | 水果 |

☹ 禁忌食物

忌食过于辛辣之物，以及含有咖啡因和茶碱的饮品。

☺ 推荐中药材

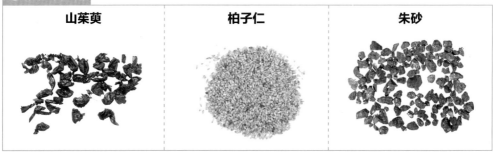

| 山茱萸 | 柏子仁 | 朱砂 |

三味鸡蛋汤

主料 鸡蛋1个，莲子（去心）、芡实、山药各9克。

配料 冰糖适量。

做法

1. 将芡实、山药、莲子分别洗净，备用。
2. 将莲子、芡实、山药放入锅中，加入适量清水熬成药汤。
3. 再加入鸡蛋继续煮至蛋熟，加入冰糖融化入味即可。

功效解读

本品可补脾益肾、固精安神，对遗精、早泄、心悸失眠、烦躁、盗汗有食疗作用。

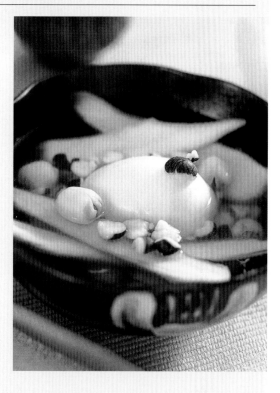

五子下水汤

主料 鸡内脏1份，菟蔚子、蒺藜子、覆盆子、车前子、菟丝子各10克。

配料 姜2片，葱1棵，盐5克。

做法

1. 将鸡内脏洗净，切片；姜洗净，切丝；葱洗净，切丝。将剩余所有药材均洗净，一同放入棉布袋内，扎紧袋口，制成药袋，并放入锅中，加水煎汁。
2. 捞起药袋丢弃，转中火，放入鸡内脏、姜丝、葱丝共煮至熟，加盐调味即可。

功效解读

本品具有益肾固精、补虚健体的功效，适合肾虚阳痿、早泄滑精等患者食用。

第六章 温补肾脏的药膳食疗

前列腺炎

**健脾利水
消肿止痛**

前列腺炎是泌尿外科的常见病，为前列腺特异性和非特异性感染所致的急慢性炎症，并可引起全身或局部的一系列症状。前列腺炎可分为急性细菌性前列腺炎、慢性细菌性前列腺炎、慢性非细菌性前列腺炎、前列腺痛等4种。

😊 症状表现

主要症状表现有排尿不适，后尿道、会阴、肛门处坠胀不适，下腰痛，性欲减退，射精痛，射精过早，甚至可出现神经衰弱等。

🔍 发病原因

前列腺结石或前列腺增生、淋菌性尿道炎、前列腺充血、前列腺活检等疾病，经常性受凉，邻近器官炎性病变，支原体、衣原体、脲原体、滴虫等非细菌性感染，长期大量饮酒，吃刺激性食物，长时间固定坐姿，均可导致前列腺炎的发生。

☺ 推荐食物

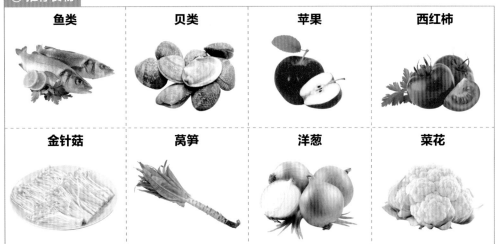

鱼类	贝类	苹果	西红柿
金针菇	莴笋	洋葱	菜花

☹ 禁忌食物

忌食辛辣刺激、油腻性食物。

☺ 推荐中药材

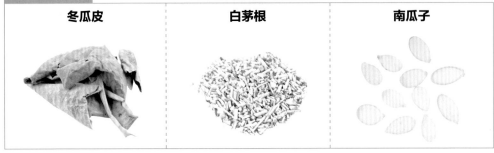

冬瓜皮	白茅根	南瓜子

茯苓西瓜汤

主料 茯苓30克，薏仁20克，西瓜、冬瓜各500克，蜜枣5颗。

配料 盐适量。

做法

1. 将冬瓜、西瓜分别洗净，切成块；将蜜枣、茯苓、薏仁分别洗净。

2. 将清水2000毫升放入瓦煲内，煮沸后加入茯苓、薏仁、西瓜、冬瓜、蜜枣，以大火煲开后，改用小火煲3小时，加盐调味即可。

功效解读

本品具有渗湿利水、益脾和胃的功效，对小便不利、泄泻、遗精、健忘等症有食疗作用。

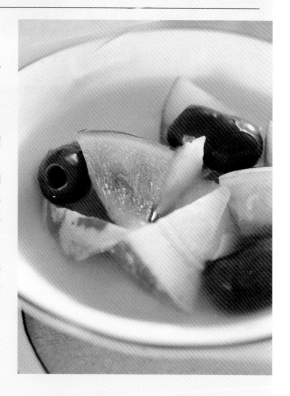

马齿苋荠菜汁

主料 萆薢10克，鲜马齿苋、鲜荠菜各50克。

配料 冰糖适量。

做法

1. 把马齿苋、荠菜均洗净，放入温水中浸泡30分钟，取出后连根切碎，一同放到榨汁机中，榨成汁。

2. 把榨后的马齿苋、荠菜渣及萆薢用温开水浸泡10分钟，重复绞榨取汁，合并两次榨取的汁，过滤一下，放入锅中，用小火煮沸即可。

功效解读

本品具有健脾利水、消肿止痛的功效。

食在好健康

台湾累计畅销600000册

送给家人朋友最好的健康礼物书

■《常见病慢性病，这样吃就对了》■《胃酸胃痛老胃病，这样吃就对了》

■《排毒养瘦，这样吃就对了》■《更年期调理，这样吃就对了》■《家常菜秘诀，这样做最好吃》

■《全家人的养生蔬果汁》■《便秘腹泻肠不好，这样吃就对了》■《喝对蔬果汁，健康百分百》

■《五脏养生这样吃就对了》■《杂粮养生粥这样喝最健康》■《怀孕280天，这样吃就对了》

■《吃对素食健康满分》■《防癌抗癌，这样吃就对了》■《提升免疫力，这样吃就对了》

■《营养配对健康加分》■《婴幼儿饮食，这样吃最健康》■《老年人养生这样吃就对了》

■《男人养生这样吃就对了》■《女人养生这样吃就对了》■《四季养生这样吃就对了》

看好书，享美味，健康过好每一天！

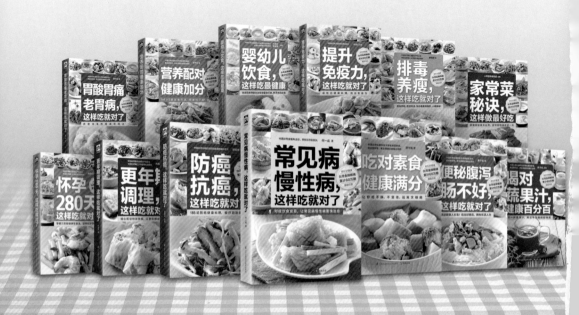

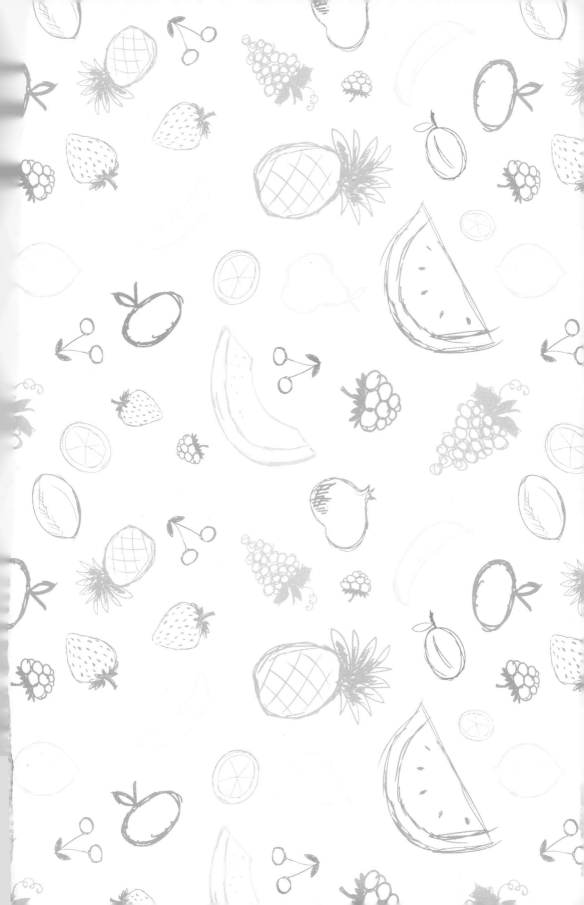

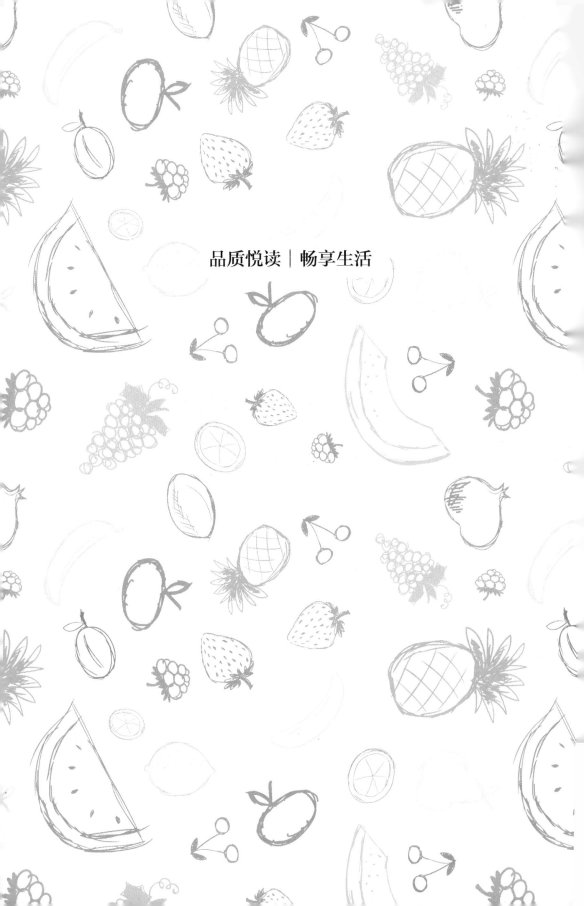

品质悦读｜畅享生活